FISIOTERAPIA CARDIORRESPIRATÓRIA NA UNIDADE DE TERAPIA INTENSIVA CARDIOLÓGICA

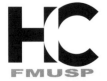
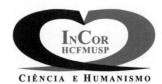

Maria Ignêz Zanetti Feltrim
Emilia Nozawa
Ana Maria Pereira Rodrigues da Silva
(organizadoras)

FISIOTERAPIA CARDIORRESPIRATÓRIA NA UNIDADE DE TERAPIA INTENSIVA CARDIOLÓGICA

Fisioterapia Cardiorrespiratória na Unidade de Terapia Intensiva Cardiológica

© 2015 Maria Ignêz Zanetti Feltrim, Emilia Nozawa e
Ana Maria Pereira Rodrigues da Silva (organizadoras)

1ª Edição – 2015

Editora Edgard Blücher Ltda.

Revisor técnico: Rafael de Moraes Ianotti

Blucher

Rua Pedroso Alvarenga, 1245, 4° andar
04531-934 – São Paulo – SP – Brasil
Tel 55 11 3078-5366
contato@blucher.com.br
www.blucher.com.br

Segundo Novo Acordo Ortográfico, conforme 5. ed.
do *Vocabulário Ortográfico da Língua Portuguesa*,
Academia Brasileira de Letras, março de 2009.

É proibida a reprodução total ou parcial por quaisquer
meios, sem autorização escrita da Editora.

Todos os direitos reservados pela Editora
Edgard Blücher Ltda.

FICHA CATALOGRÁFICA

Fisioterapia Cardiorrespiratória na Unidade de
Terapia Intensiva Cardiológica: Maria Ignêz Zanetti
Feltrim, Emilia Nozawa, Ana Maria Pereira Rodrigues
da Silva (orgs.). – São Paulo: Blucher, 2015.

ISBN 978-85-212-0885-3

1. Sistema cardiopulmonar – Fisioterapia   2.
Unidade de tratamento intensivo   I. Feltrim, Maria
Ignêz Zanetti   II. Nozawa, Emilia   III. Silva, Ana Maria
Pereira Rodrigues da

14-0815   CDD 616.1062

Índice para catálogo sistemático:
1. Sistema cardiovascular – Doenças – Tratamento

Conteúdo

LISTA DE SIGLAS E ABREVIATURAS **17**

PREFÁCIOS

Prof. Dr. Roberto Kalil Filho 23

Prof. Dr. Fabio Biscegli Jatene 24

SEÇÃO 1 – VENTILAÇÃO MECÂNICA: ESTRATÉGIAS VENTILATÓRIAS E SUA APLICAÇÃO

1. O SISTEMA VENTILADOR **27**

1. Introdução 28

2. O Sistema ventilador e seus ajustes 31

2.1. Sistemas de umidificação artificiais, aquecimento e filtragem 35

2.2. Circuitos dos ventiladores mecânicos 37

2. MODOS VENTILATÓRIOS BÁSICOS E AVANÇADOS 41

1. Introdução 42
2. Modos ventilatórios 42
    2.1. Ventilação mecânica controlada (CMV) 42
    2.2. Ventilação mecânica assistida controlada (A/CMV) 43
    2.3. Ventilação mandatória intermitente sincronizada (SIMV) ... 43
    2.4. Ventilação com pressão positiva contínua nas vias aéreas (CPAP) 44
3. Avanços nos modos ventilatórios 45
    3.1. Ventilação com pressão de suporte (PSV) 45
    3.2. Ventilação com liberação de pressão nas vias aéreas (APRV) 46
    3.3. Ventilação com volume assegurado com pressão de suporte (VAPS) .. 47
    3.4. Ventilação com pressão controlada (PCV) 48
    3.5. Ventilação com volume controlado regulado por pressão (PRVC) . 49
    3.6. Ventilação com volume suporte (VS) 50
    3.7. Ventilação de suporte adaptativo (ASV) 51

3. INTERRUPÇÃO E DESMAME DO SUPORTE VENTILATÓRIO. 57

1. Introdução 58
2. Métodos de desmame da ventilação mecânica 58
3. Critérios para o início do desmame da ventilação mecânica 60
4. Fatores que facilitam e que dificultam o desmame da ventilação mecânica ... 62
5. Procedimento de desmame e extubação 62

4. REPERCUSSÕES RESPIRATÓRIAS E CARDIOVASCULARES DA VENTILAÇÃO MECÂNICA 65

1. Introdução 66
2. Equilíbrio pressórico do sistema respiratório 66
3. Função cardíaca 66
4. Efeitos fisiológicos da pressão positiva 68
5. Conclusão 69

5. OTIMIZAÇÃO DA VENTILAÇÃO MECÂNICA: ESTRATÉGIA PROTETORA EM CARDIOPATAS............... 73

1. Introdução 74
2. Resposta inflamatória pulmonar no pós-operatório de cirurgia cardíaca.... 74
3. A estratégia protetora de ventilação mecânica................................ 76
   3.1. Princípios da estratégia protetora 76
   3.2. Efeitos da estratégia protetora 76
4. Outras estratégias para otimizar o suporte ventilatório mecânico 78

6. USO DO ÓXIDO NÍTRICO EM CARDIOPATAS 81

1. Introdução 82
2. Toxicidade do NO 82
3. Mecanismo de ação 83
4. Métodos de administração de NO 84
   4.1. Indicações 85
   4.2. Dosagem 85
   4.3. Contraindicações.. 86
   4.4. Efeitos adversos.. 86
   4.5. Procedimento de instalação do NO 86

7. SINCRONIA ENTRE O PACIENTE E O VENTILADOR ... 89

1. Introdução 90
2. Causas de assincronia 91
3. Melhorando a assincronia.. 95

8. RECOMENDAÇÕES NO MANUSEIO DO VENTILADOR ... 99

1. Introdução 100
2. Montagem do ventilador 100
3. Calibração e testes mínimos.. 101
4. Cuidados de higiene e desinfecção 102
5. Detecções de defeitos 103
6. Conclusão.. 107

9. VENTILAÇÃO MECÂNICA E DESMAME EM PACIENTES COM INSUFICIÊNCIA CARDÍACA DESCOMPENSADA .. 109

1. Introdução 110
2. Indicação da ventilação mecânica invasiva 110
   2.1. Como ventilar o paciente 110
   2.2. Fatores que dificultam o desmame da ventilação mecânica invasiva .. 111
   2.3. Variáveis para avaliação da descontinuidade da ventilação mecânica invasiva 112
   2.4. Método para descontinuidade da ventilação mecânica invasiva ... 112
3. Indicação da ventilação não invasiva após descontinuidade da ventilação mecânica invasiva 114

10. VENTILAÇÃO MECÂNICA E DESMAME NO PÓS-OPERATÓRIO IMEDIATO DE CIRURGIA CARDÍACA 117

1. Introdução 118
2. Rotina de recebimento do paciente na UTI 118
3. Avaliação inicial do paciente na UTI 118
4. Condutas para otimização da ventilação mecânica no POI ... 119
5. Desmame da ventilação mecânica 120

11. VENTILAÇÃO MECÂNICA PROLONGADA E DESMAME NO PÓS-OPERATÓRIO DE CIRURGIA CARDÍACA 123

1. Introdução 124
2. Incidência 124
3. Causas da ventilação mecânica prolongada 124
4. Etapas do desmame de paciente em ventilação mecânica prolongada. 125
5. Consequências da ventilação mecânica prolongada: fraqueza muscular induzida pela ventilação mecânica 126
6. Estratégias terapêuticas para otimizar o desmame 127
   6.1. Utilização da posição sentada 127
   6.2. Avaliação e treinamento da musculatura respiratória ... 127
7. Traqueostomia 128
   7.1. Protocolo de desmame em pacientes traqueostomizados 129
   7.2. A traqueostomia e a comunicação 129

Conteúdo

7.3. Fatores que podem retardar ou impedir o desmame da traqueostomia 130

7.4. Particularidades da traqueostomia 130

8. Decanulação da traqueostomia 131

8.1. Cânula plástica 131

8.2. Decanulação plástica e inserção da cânula metálica.... 132

8.3. Retirada da cânula e oclusão do estoma 133

9. Complicações da traqueostomia 134

10. Determinantes de morbimortalidade após longo tempo de ventilação mecânica 135

12. VENTILAÇÃO MECÂNICA E DESMAME NOS CARDIOPATAS COM ALTERAÇÕES NEUROLÓGICAS ... 139

1. Introdução 140

2. Indicação da ventilação mecânica 140

3. Incidência 140

4. Fatores de risco 140

5. Interação entre a circulação cerebral e a ventilação mecânica 141

6. Estratégia ventilatória 142

7. Supressão da ventilação mecânica 144

13. APLICAÇÃO DA VENTILAÇÃO NÃO INVASIVA EM CARDIOPATAS 149

1. Introdução 150

2. Conceito e definição 150

3. Equipamentos e modos para a aplicação da VNI 150

4. Interfaces 151

5. Indicações 152

5.1. Exacerbação da doença pulmonar obstrutiva crônica 152

5.2. Exacerbação da asma 152

5.3. Insuficiência respiratória hipoxêmica 152

5.4. Edema pulmonar cardiogênico 153

5.5. Insuficiência respiratória pós-extubação 154

5.6. Insuficiência cardíaca congestiva (ICC) 155

6. Contraindicações 156

SEÇÃO 2 – ASSISTÊNCIA FISIOTERAPÊUTICA AO PACIENTE CARDIOPATA CRÍTICO

1. CARACTERIZAÇÃO DE UNIDADE DE TERAPIA INTENSIVA CARDIOLÓGICA **163**

1. Introdução 164

2. Estrutura física 165

   2.1. Recursos tecnológicos necessários para a assistência respiratória de alta complexidade em cardiologia 167

   2.2. Recursos tecnológicos necessários para a assistência cardiocirculatória de alta complexidade em cardiologia 169

   2.3. Recursos tecnológicos necessários para a assistência nefrológica intensiva de alta complexidade em cardiologia 170

3. Aparelhos e materiais específicos da Fisioterapia 171

4. Equipe multiprofisssional 171

5. Humanização 172

2. AVALIAÇÃO FISIOTERAPÊUTICA NO PACIENTE CRÍTICO . **175**

1. Introdução 176

2. Avaliação respiratória 176

3. Monitorização do sistema respiratório 177

   3.1. Índices de oxigenação e ventilação 177

   3.2. Medidas de mecânica respiratória 179

4. Avaliação hemodinâmica 181

5. Avaliação neurológica 182

6. Avaliação renal 188

   6.1. Alteração do débito urinário 188

   6.2. Ureia e creatinina plasmáticas 188

   6.3. Formas de diálise 189

7. Avaliação musculoesquelética 190

8. Avaliação nutricional 192

9. Avaliação infecciosa 193

3. AVALIAÇÃO DA ASSISTÊNCIA FISIOTERAPÊUTICA POR MEIO DE ESCORE 197

1. Introdução 198
2. Competência profissional 198
3. Sistema de avaliação e classificação 199
4. Conclusão e perspectivas 205

4. PARTICULARIDADES DAS TÉCNICAS DE EXPANSÃO PULMONAR NO PACIENTE CARDIOPATA GRAVE 207

1. Introdução 208
2. Pacientes em respiração espontânea 210
   2.1. Conceito: diminuição da pressão pleural 210
   2.2. Conceito: aumento da pressão alveolar 213
3. Efeitos da pressão positiva no sistema cardiovascular – interação cardiopulmonar 214
4. Técnicas aplicadas em pacientes em ventilação mecânica invasiva 216
   4.1. Conceito: diminuição da pressão pleural 216
   4.2. Conceito: aumento da pressão alveolar 217

5. PECULIARIDADES DAS TÉCNICAS DE REMOÇÃO DE SECREÇÃO BRÔNQUICA 223

1. Introdução 224
2. Pacientes em ventilação mecânica invasiva 225
3. Pacientes extubados 231

6. MOBILIZAÇÃO NO PACIENTE CRÍTICO 237

1. Introdução 238
2. Fatores que levam à imobilização 239
3. Efeitos da imobilização nos diversos sistemas 239
4. Mobilização no paciente crítico 242
   4.1. Objetivos 242
   4.2. Aspectos da mobilização 243
5. Técnicas para mobilização 244
   5.1. Exercícios passivos 245

5.2. Exercícios ativo-assistidos 246

5.3. Exercícios ativos.. 246

5.4. Estimulação elétrica neuromuscular (EENM)............. 248

5.5. Terapia rotacional contínua...................................... 249

5.6. Elevador vertical e transferências (*SIT-TO-STAND*) ... 249

6. Conclusão.. 250

7. ADOÇÃO DE POSTURAS CORPORAIS NO PACIENTE CRÍTICO 253

1. Introdução 254

2. Estratégias para um posicionamento adequado.................. 254

3. Posicionamento.. 255

3.1. Posição supina 255

3.2. Posição sentada 257

3.3. Decúbito lateral... 260

3.4. Posição ortostática 261

3.5. Posição de Trendelemburg....................................... 262

3.6. Posição prona.. 262

8. FISIOTERAPIA APLICADA NO PACIENTE CRÍTICO COM INSUFICIÊNCIA CARDÍACA CONGESTIVA 267

1. Introdução 268

2. Definição e fisiopatologia 268

3. Manifestações clínicas.. 268

4. Classificação da IC... 269

5. Tratamento da IC.. 270

6. Insuficiência cardíaca e função renal 271

7. Insuficiência cardíaca e exercício físico 272

7.1. Micro-hemodinâmica e exercício............................. 272

8. Atuação da fisioterapia 273

8.1. Avaliação fisioterapêutica 273

8.2. Fisioterapia respiratória 275

8.3. Fisioterapia motora 277

8.4. Exercício e dosagem de drogas inotrópicas e vasoativas 280

9. Considerações finais... 281

9. FISIOTERAPIA EM PACIENTES SOB ASSISTÊNCIA CIRCULATÓRIA MECÂNICA 283

1. Introdução 284
2. Balão intra-aórtico (BIA) 285
3. *Bio pump* 288
4. Ventrículo artificial 290
5. Oxigenação por membrana extracorpórea (ECMO – *Extracorporeal Membrane Oxygenation*) 291
6. Aspectos fisioterapêuticos em pacientes com assistência circulatória mecânica 294

10. ABORDAGEM FISIOTERAPÊUTICA NO CARDIOPATA GRAVE COM ALTERAÇÕES RENAIS 297

1. Introdução 298
2. Fisiopatologia 299
3. Disfunção dos órgãos 299
4. Tratamento 301
   4.1. Tratamento clínico 301
   4.2. Tratamento dialítico 301
5. Hemodiálise e hipoxemia 303
6. Ventilação mecânica 304
7. Atuação fisioterapêutica durante a diálise 304
   7.1. Tipos de exercícios motores 305
   7.2. Manobras de remoção de secreção brônquica 305
   7.3. Manobras de expansão pulmonar 306

11. TRATAMENTO FISIOTERAPÊUTICO NO PACIENTE CARDIOPATA COM DISFUNÇÃO NEUROLÓGICA 309

1. Introdução 310
2. Avaliação fisioterapêutica no paciente cardiopata 312
   2.1. Avaliação do nível de consciência 312
   2.2. Avaliação do reflexo pupilar e da motricidade ocular ... 313
   2.3. Avaliação dos padrões respiratórios 314
   2.4. Avaliação do tônus, motricidade e força muscular 315
3. Avaliação dos reflexos musculares 318

4. Avaliação da sensibilidade 319

5. Avaliação da coordenação motora, equilíbrio e marcha 320

    5.1. Coordenação motora 320

6. Tratamento fisioterapêutico 322

    6.1. Neuroplasticidade 322

    6.2. Posicionamentos e transferências 324

    6.3. Exercício para amplitude de movimento, passivo,
        ativo-assistido e ativo 327

    6.4. Treino de equilíbrio estático e transferência 329

7. Treino funcional de membros superiores 333

8. Treino funcional de membros inferiores e marcha 334

12. SEPSE: CONCEITOS E ATUALIZAÇÃO 339

1. Introdução 340

2. Fisiopatologia 341

3. Escore de prognóstico 342

4. Disfunção dos órgãos 343

    4.1. Sistema cardiovascular 343

    4.2. Sistema respiratório 343

5. Tratamento 344

13. AVALIAÇÃO E TRATAMENTO FISIOTERAPÊUTICO DA POLINEUROPATIA E MIOPATIA DO PACIENTE CRÍTICO .. 349

1. Polineuropatia do paciente crítico 350

    1.1. Introdução 350

    1.2. Fisiopatologia 350

    1.3. Sinais e sintomas 351

    1.4. Exames complementares 351

    1.5. Prognóstico 351

2. Miopatia do paciente crítico 351

    2.1. Introdução 351

    2.2. Fisiopatologia 352

    2.3. Sinais e sintomas 352

    2.4. Prognóstico 352

Conteúdo **15**

3. Complicações da polineuropatia e miopatia..................................... 353

4. Tratamento da polineuropatia e miopatia 353

5. Fisioterapia: avaliação e tratamento... 354

    5.1. Avaliação.. 354

    5.2. Fisioterapia respiratória 356

    5.3. Fisioterapia motora 357

14. DISFUNÇÃO DIAFRAGMÁTICA 365

1. Disfunção diafragmática no paciente em pós-operatório de cirurgia cardíaca 366

2. Disfunção diafragmática induzida pela ventilação mecânica 368

    2.1. Mecanismo de lesão 368

3. Tratamento e prevenção... 370

    3.1. Treinamento muscular respiratório 370

4. Conclusão.. 371

15. MEDIASTINITE E INSTABILIDADE TORÁCICA APÓS CIRURGIA CARDÍACA 373

1. Mediastinite.. 374

    1.1. Introdução 374

    1.2. Quadro clínico 375

    1.3. Tratamento 376

2. Instabilidade esternal 377

    2.1. Introdução 377

    2.2. Quadro clínico 377

    2.3. Diagnóstico 377

    2.4. Tratamento 378

3. Tratamento fisioterapêutico 378

16. CUIDADOS PALIATIVOS 383

1. Introdução 384

2. Indicações para cuidados paliativos 385

3. Avaliação funcional... 385

4. Fisioterapia 387

5. Conclusão.. 389

17. DOR, SEDAÇÃO, ANALGESIA: ASPECTOS RELEVANTES À ATUAÇÃO DA FISIOTERAPIA 391

1. Introdução 392

2. Dor 392

   2.1. Avaliação e controle da dor 393

   2.2. Fatores desencadeantes da dor 395

   2.3. Recursos de Fisioterapia para alívio da dor 396

3. Sedação 399

4. Analgesia 402

5. Fisioterapia e interações medicamentosas......................... 403

SOBRE OS AUTORES 409

Lista de siglas e abreviaturas

A/CMV Ventilação mecânica assistida controlada (Assist/controlled mechanical ventilation)

AARC American Association for Respiratory Care

ACC/AHA American Cardiac College/American Heart Association

ADM Amplitude de movimento articular

ADQI Acute Dialisys Quality Initiative

AFE Aumento do fluxo expiratório

AKIN Acute Kidney Injury Network

ANVISA Agência Nacional de Vigilância Sanitária

APACHE Acute Physiology and Chronic Health Disease Classification System

APRV Ventilação com liberação de pressão nas vias aéreas (Airway pressure release ventilation)

APV Ventilação com pressão adaptativa (Adaptive pressure ventilation)

ARDS Sindrome do desconforto respiratório agudo (Acute respiratory distress syndrome)

ASV Ventilação com suporte adaptativo (Adaptive support ventilation)

ATC Compensação automática do tubo (Automatic tube compensation)

AVDs Atividades de vida diária

AVE Acidente vascular encefálico

BIA Balão intra-aórtico

BNP Peptídeo natriurético cerebral (Brain natriuretic peptide)

BPS Behavioral Pain Scale
BS Bag Squeezing

cc Centímetro cúbico
CCIH Comissão de Controle de Infecção Hospitalar
CDC Centro de Controle de Doenças
CDI Cardiodesfibrilador interno
Cdyn Complacência pulmonar dinâmica (Dynamic lung compliance)
CEC Circulação extracorpórea
Cest Complacência pulmonar estática
CI Capacidade inspiratória
CIVD Coagulação intravascular disseminada
cm Centímetro
cmH$_2$O Centímetro de água
cmH$_2$O/L/seg Centímetro de água por litros por segundo
CMV Ventilação mecânica controlada (Controlled mechanical ventilation)
CO$_2$ Dióxido de carbono
CPAP Pressão positiva contínua nas vias aéreas (Continuous positive airway pressure)
CPO Cardiac power output
CPOT Critical care pain observation tool
CPT Capacidade pulmonar total
Cpulm Complacência pulmonar
CRF Capacidade residual funcional
CT Constante de tempo (Time constant)
CV Capacidade vital
CVF Capacidade vital forçada

D(a-v)O$_2$ Diferença arterio-venosa de oxigênio
DC Débito cardíaco
DO$_2$ Oferta de oxigênio (Oxygen delivery)
DPOC Doença pulmonar obstrutiva crônica
DU Débito urinário

EAP Edema agudo pulmonar
EC Estertores crepitantes
ECG Eletrocardiograma
EEG Eletroencefalograma
EENM Estimulação elétrica neuromuscular
EPAP Pressão positiva expiratória nas vias aéreas (End-positive airway pressure)
ERO$_2$ Extração de oxigênio periférico
ESC Estertores subcriptantes

Lista de siglas e abreviaturas

EVA Escala analógica visual

f Frequência respiratória
FA Fibrilação atrial
FC Frequência cardíaca
FeVE Fração de ejeção do ventrículo esquerdo
F$_I$O$_2$ Fração inspirada de oxigênio
FSC Fluxo sanguíneo cerebral

GH Hormônio do crescimento (Growth hormone)

Hb Hemoglobina plasmática
HM Hiperinsuflação manual
HME Trocador de calor e humidade (Heat and moisture exchanger)
HP Hipertensão pulmonar
HPPRN Hipertensão pulmonar persistente do recém-nascido

IAM Infarto agudo do miocárdio
IASP Associação Internacional para o Estudo da Dor (International Association for the Study of Pain)
I:E Relação entre o tempo inspiratório e expiratório
IC Insuficiência cardíaca
ICC Insuficiência cardíaca congestiva
IL Interleucina
IOT Intubação orotraqueal
IPAP Pressão positiva inspiratória nas vias aéreas (Inspiratory positive airway pressure)
IRA Insuficiência renal aguda
IRpA Insuficiência respiratória aguda
irpm Incursões respiratórias por minuto

L/min Litros por minuto
L/seg Litros por segundo
LPA Lesão pulmonar aguda
LRA Lesão renal aguda

Kg Quilograma

m^2 Metro quadrado
μg/Kg/min Micrograma por quilograma por minuto
mEg/litro Miliequivalente por litro
min Minuto

mg/dL Miligrama por decilitro

mL Mililitro

mL/Kg Mililitro por quilograma

mL/Kg/min Mililitro por quilograma por minuto

mm³ Milímetro cúbico

mmHg Milímetro de mercúrio

MMV Ventilação com volume minuto mandatário (Mandatory minute ventilation)

M$_{PAW}$ Pressão média de via aérea (Mean airway pressure)

MRA Manobra de recrutamento alveolar

MRC Medical Research Council

NaHCO$_3$ Bicarbonato de sódio

NO Óxido nítrico (Nitric oxide)

NO$_2$ Dióxido de nitrogênio (Nitrogen dioxide)

NVPS Escala não verbal (Nonverbal pain scale)

NYHA New York Heart Association

O$_2$ Oxigênio

P0,1 Pressão de oclusão nas vias aéreas nos primeiros 100 milissegundos da inspiração

P(A-a)O$_2$ Gradiente alvéolo-arterial de oxigênio

PA Pressão arterial

PACO$_2$ Pressão parcial de dióxido de carbono no ar alveolar

PaCO$_2$ Pressão parcial de dióxido de carbono no sangue arterial

PAD Pressão arterial diastólica

Palv Pressão alveolar

PAM Pressão arterial média

PAO$_2$ Pressão parcial de oxigênio no ar alveolar

PaO$_2$ Pressão parcial de oxigênio no sangue arterial

PaO$_2$ / F$_I$O$_2$ Relação PaO$_2$ / F$_I$O$_2$

PAP Pressão da artéria pulmonar

PAS Pressão arterial sistólica

PAV Ventilação proporcional assistida (Proportional assist ventilation)

PCA Analgesia controlada pelo paciente (Patient controlled analgesia)

PCR Parada cardiorrespiratória

PCV Ventilação com pressão controlada (Pressure control ventilation)

P-CMV Ventilação mecânica controlada por pressão (Pressure controlled mechanical ventilation)

PEEP Pressão positiva no final da expiração (Positive-end expiratory pressure)

P$_E$max Pressão muscular expiratória máxima

PEP Pressão expiratória positiva (Positive-end expiratory)

PetCO$_2$ Pressão expiratória final de dióxido de carbono (Partial end-tidal carbon dioxide pressure)

Lista de siglas e abreviaturas

pH Potencial de hidrogênio

PI Pressão inspiratória

PIC Pressão intracraniana

P$_I$max Pressão muscular inspiratória máxima

PO Pós-operatório

PoAP Pressão de oclusão da artéria pulmonar

POI Pós-operatório imediato

Pp Pressão transpulmonar

PPC Pressão de percussão cerebral

PPS Palliative performance scale

PIP Pressão inspiratória de pico (Peek inspiratory pressure)

Ppl Pressão pleural

P$_{PLAT}$ Pressão de platô (Plateau pressure)

ppm Partes por milhão

PRVC Volume controlado regulado por pressão (Pressure regulated volume controlled)

P-SIMV Ventilação mecânica intermitente sincronizada controlada por pressão (Pressure controlled synchronized intermittent mandatory ventilation)

PSV Ventilação com pressão de suporte (Pressure support ventilation)

P$_{tm}$ Pressão transmural

PVC Pressão venosa central

PEEP-ZEEP Manobra PEEP-ZEEP

Raw Resistência das vias aéreas (Airway resistence)

RFG Ritmo de filtração glomerular

RIFLE Risk, injury, failure, loss and end-stage renal failure

RM Revascularização do miocárdio

RNM Ressonância nuclear magnética

RPM Rotações por minuto

RPPI Respiração com pressão positiva intermitente

RVC Resistência vascular cerebral

RVP Resistência vascular pulmonar

RVS Resistência vascular sistémica

SaO$_2$ Saturação da hemoglobina no sangue arterial

SIMV Ventilação mecânica intermitente sincronizada (Synchronized intermittent mandatory ventilation)

SIRS Síndrome da resposta inflamatória sistêmica (Systemic inflammatory response syndrome)

SNC Sistema nervoso central

SNP Sistema nervoso periférico

SOFA Sequential Organ Failure Assesment

SpO$_2$ Saturação arterial da hemoglobina medida por oximetria de pulso

SvO$_2$ Saturação da hemoglobina no sangue venoso

SUS Sistema Único de Saúde

TC Tomografia computadorizada

T$_E$ Tempo expiratório

TEF Técnica de expiração forçada

TENS Transcutaneous electrical stimulation

T$_I$ Tempo inspiratório

TOC Tubo orotraqueal

TQT Traqueostomia

TRE Teste de respiração espontânea

TRS Terapia renal substitutiva

TV Taquicardia ventricular

TVP Trombose venosa profunda

UTI Unidade de terapia intensiva

V'/ Q' Relação ventilação perfusão

VAC Fechamento de feriada à vácuo (Vacuum assisted closure)

VAPS Volume assegurado com pressão de suporte (Volume-assured pressure support)

VAS Vias aéreas superiores

VC Volume corrente

VCexal Volume corrente exalado

V'CO$_2$ Volume de dióxido de carbono produzido por minuto

VD Ventrículo direito

VDF Volume diastólico final

VE Ventrículo esquerdo

VEF$_1$ Volume expiatório forçado no primeiro segundo

VERT Tempo de recuperação do volume minuto (Minute volume recovery time)

VIDD Disfunção diafragmática induzida pelo ventilador (Ventilator-induced diaphragmatic dysfunction)

VILI Injúria pulmonar induzida pela ventilação (Ventilation-induced lung injury)

VM Volume minuto

VMI Ventilação mandatória intermitente

VNI Ventilação mecânica não invasiva

V'O$_2$ Volume de oxigênio consumido por minuto

VR Volume residual

VRE Volume de reserva expiratório

VSV Ventilação com volume de suporte (Volume support ventilation)

ZEEP Pressão expiratória final igual a zero (Zero end-expiratory pressure)

Prefácios

É com imensa satisfação que escrevo o prefácio deste livro realizado pela equipe de Fisioterapia do Instituto do Coração (InCor) do HCFMUSP.

O Serviço de Fisioterapia do InCor tem realizado um trabalho exemplar ao longo de décadas no trinômio Ensino-Pesquisa-Assistência. Nesse sentido, é parte essencial do modelo de cuidado do paciente cardiopata, e suas ações são responsáveis por melhores desfechos.

Este livro traz o modelo da experiência adquirida pela equipe, em todos estes anos, no acompanhamento fisioterapêutico de pacientes cardiopatas complexos, como os submetidos a procedimentos cirúrgicos e invasivos cardiovasculares.

Com certeza, a obra será referência na área, difundindo o modelo InCor de Fisioterapia cardiovascular para outras instituições do nosso país.

Prof. Dr. Roberto Kalil Filho
Professor Titular do Departamento de Cardiopneumologia da FMUSP
Diretor da Divisão de Cardiologia Clínica do InCor
Presidente do Conselho Diretor do InCor

Tenho sido solicitado a escrever, nos últimos anos, alguns prefácios para livros de áreas de trabalho que apresentam relação e interação com a minha especialidade, a cirurgia cardiovascular. Procuro atender a essas solicitações na medida do possível, embora em algumas oportunidades a minha ligação seja muito mais com o tema do livro que propriamente com os autores da obra. Quando fui convidado pelas Dras. Maria Ignêz Zanetti Feltrim, Emilia Nozawa e Ana Maria Pereira Rodrigues da Silva a escrever estas palavras introdutórias para o livro organizado tive grande satisfação em fazê-lo.

Acompanho o trabalho das organizadoras deste livro há mais de duas décadas no Instituto do Coração (InCor). Sou testemunha do enorme esforço que fazem no dia a dia para tratar dos pacientes em nossa Instituição, no desenvolvimento de novas técnicas, na padronização dos cuidados e na implantação de modernos conceitos da Fisioterapia aplicada à cardiologia e à cirurgia cardiovascular. Posso afirmar, sem medo nenhum de errar, que o grupo em questão é um dos mais experientes e produtivos do mundo na área.

A Fisioterapia Cardiorrespiratória vem ocupando cada vez mais destaque no cuidado aos pacientes cardiopatas. Além de colaborar para melhora do quadro clínico geral do paciente, atuar na prevenção e no tratamento de complicações pulmonares, a intervenção fisioterapêutica auxilia na reabilitação global dos doentes. Particularmente no pós-operatório da cirurgia cardiovascular, vários estudos têm demonstrado que, mais do que reduzir os efeitos deletérios provenientes da cirurgia e da restrição ao leito, a atuação do fisioterapeuta tem impacto na diminuição do tempo de permanência na unidade de terapia intensiva e de internação hospitalar.

O conteúdo desta obra está dividido em 30 capítulos, apresentado com esmero e profundidade ao longo de mais de 400 páginas, ricamente ilustradas, que proporcionarão aos leitores um panorama do "estado da arte" da Fisioterapia Cardiorrespiratória.

É um privilégio para os leitores que ainda existam pessoas com a seriedade das autoras, que compartilham com grande clareza a experiência acumulada durante tantos anos, resultado de muito investimento na busca pela melhor assistência ao paciente cardiopata. As autoras aliam ao conhecimento e ao talento a paixão pela especialidade. Trata-se de uma compilação primorosa de técnicas e abordagens da Fisioterapia Cardiorrespiratória que, com certeza, permitirá ao leitor encontrar ferramentas adequadas para aperfeiçoar sua prática assistencial.

Prof. Dr. Fabio Biscegli Jatene
Professor Titular do Departamento de Cardiopneumologia da FMUSP
Diretor da Divisão de Cirurgia Cardiovascular do InCor
Hospital das Clínicas da Faculdade de Medicina da Universidade de São Paulo

Seção 1
VENTILAÇÃO MECÂNICA: ESTRATÉGIAS VENTILATÓRIAS E SUA APLICAÇÃO

CAPÍTULO 1

O sistema ventilador

Andressa Campos
Marcus Vinicius Herbst Rodrigues

OBJETIVOS

- Trazer ao leitor um breve histórico sobre ventilação mecânica.
- Fornecer informações sobre o atual conhecimento acerca dos sistemas tecnológico e operacional dos ventiladores.
- Fornecer subsídios à compreensão das variáveis de mecânica respiratória e dos principais parâmetros de ajuste do ventilador mecânico.
- Expor as principais interfaces paciente/ventilador.

PALAVRAS-CHAVE

- Ventilação mecânica, ciclo respiratório, ciclagem, disparo, parâmetros ventilatórios, interface paciente/ventilador.

1. INTRODUÇÃO

A ideia de se ventilar os pulmões artificialmente, bem como o fascínio pelo controle da vida, não é um fato recente.

Hipócrates, no *Tratado do Ar*, descreveu a função e o tratamento para situações de sufocamento por meio de um tubo passado na traqueia ao longo do osso mandibular, tendo sido esta, possivelmente, a primeira descrição de intubação orotraqueal[1].

Aristóteles concluiu, ao colocar animais dentro de caixas fechadas, que o ar fresco era essencial para a sobrevivência, pois os animais morriam ao permanecer muito tempo dentro dessas caixas[1,2].

Paracelsus, em 1443, iniciou estudos inserindo tubos na boca de pacientes para ajudar a ventilação. Esta foi a primeira forma de ventilação artificial descrita. Em 1541, Vesalius[3] introduziu na traqueia de um animal que estava morrendo um "cano" para permitir a entrada de ar e, por meio dessa ventilação, o animal retomou seus batimentos cardíacos[1].

Robert Hooke, realizando estudos em animais, percebeu que era possível manter os pulmões insuflados por meio de um fole conectado a um tubo inserido na traqueia através de um orifício abaixo do pescoço. Nos primeiros resultados, achou que eram os movimentos torácicos os responsáveis por manter a vida; porém, no decorrer do estudo, quando liberou um fluxo constante de ar por meio do tubo, ele notou que os pulmões se mantinham expandidos. Desta forma, pôde verificar que era o ar fresco o componente essencial para a sustentação da vida, e não os movimentos do tórax[1,4].

Kite, em 1786, criou o primeiro dispositivo limitado à volume, quando inventou um mecanismo que usava vários foles. Mais tarde, em 1790, foi Courtois que utilizou um pistão e um cilindro juntamente com um balão para realizar a ventilação pulmonar[1].

Trendelenburg, em 1869, em uma cirurgia de retirada de tumor de vias aéreas superiores, criou um balonete adaptado a um tubo, permitindo vedar totalmente a luz traqueal, de forma a se evitar a aspiração de sangue durante a cirurgia[6].

Ferdinand Sauerbruck, em 1904, tentou, por meio de máscaras faciais, evitar o colapso pulmonar em cirurgias torácicas quando da abertura da cavidade torácica. Ele deu início ao que hoje conhecemos como ventilação não invasiva, porém, naquela época, o método foi abandonado, por ser considerado não fisiológico e provocar grande distenção abdominal devido à aerofagia[5]. Também no início do século XX, Rudolph Matas modificou o sistema de fole para o de pressão positiva no controle da ventilação durante procedimentos de cirurgia torácica[7].

A partir de 1920, a tecnologia presente nos aparelhos para ventilação mecânica se desenvolveu de forma vertiginosa. Em 1934, compreendeu-se que o controle da ventilação pulmonar em humanos poderia ser realizado por meio da

O sistema ventilador

compressão manual intermitente da bolsa de anestesia, mantendo-se o paciente em apneia durante o processo cirúrgico[8]. Frenkner, nesse mesmo ano, inventou o *Spiropulsator*, que realizava automaticamente a insuflação pulmonar intermitente; este fato creditou a Frenkner a criação da ventilação mecânica controlada[9].

No Brasil, a aplicação da ventilação mecânica teve início por volta de 1950, por intermédio do Dr. Cabral de Almeida[9], que desenvolveu um ventilador mecânico ao qual foi dado o nome de *pulmoventilator*. Esse equipamento realizava a respiração controlada com baroinversão. Em 1952, ampliaram-se os trabalhos; o Dr. Kentaro Takaoka idealizou e criou o ventilador Takaoka, que permitia a realização de ventilação pulmonar em sistema aberto com oxigênio, intercalando fases de pressão positiva e negativa.

Ainda em 1952, ocorreu o pior surto epidêmico de poliomielite no mundo, deixando mais de 57 mil pessoas mortas ou com sequelas de paralisia. A poliomielite anterior aguda, também chamada de paralisia infantil, causada por um vírus de três tipos imunológicos distintos, acomete principalmente crianças. Quando ocorreram as epidemias, um pequeno número de doentes apresentava sintomas como cefaleia, febre e rigidez na nuca; em uma fase mais avançada, a infecção comprometia a substância cinzenta do sistema nervoso central, e os casos mais graves evoluíam com envolvimento bulbar, afetando os neurônios motores inferiores com comprometimento respiratório, o que levava a maioria dos acometidos a morrer por insuficiência respiratória e afogada em suas próprias secreções devido à dificuldade de deglutição.

Philip Drinker e Louis A. Shaw[10] desenvolveram o primeiro suporte mecânico usado em uma criança acometida pela poliomielite bulbar que deu entrada no Children's Hospital de Boston, no dia 12 de outubro de 1928. A ventilação pulmonar foi obtida criando-se pressão negativa e positiva intermitente em volta do corpo do paciente por meio de uma câmara, mantendo-se, assim, as vias aéreas em contato com a atmosfera. A criança permaneceu neste suporte ventilatório intermitente, chamado de "pulmão de aço", por 122 horas, porém faleceu por broncopneumonia e insuficiência cardíaca. A partir desse evento, ficou estabelecido o princípio de uma ventilação mecânica prolongada externamente assistida[11]. A produção comercial desses aparelhos foi realizada por Warren E. Collins Inc. e, mais tarde, por J. H. Emerson Company (Figura 1.1).

No Brasil, a epidemia chegou primeiramente no interior do Estado de São Paulo, em 1955. Foi nesta mesma época que a Fundação Rockefeller fez a doação de dois pulmões de aço ao Instituto de Ortopedia e Traumatologia da USP. Mais tarde, o Instituto contaria com oito unidades[12].

Morch[13] descreveu o tratamento do tórax flácido com ventilador mecânico tipo pistão utilizando tubos de traqueostomia sem balonete, sendo chamado de tratamento de "estabilização pneumática interna". A aplicação de pressão

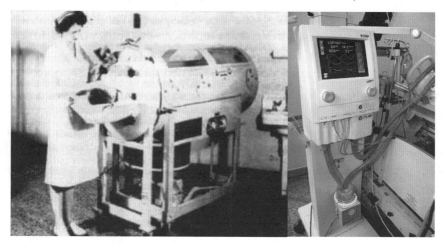

Figura 1.1 Pulmão de aço x ventilador mecânico.

positiva apresentou vantagens em relação ao uso de pressão negativa promovida pelo pulmão de aço, como em casos de complacência pulmonar diminuída ou de aumento da resistência das vias aéreas. Com o surgimento das vacinas contra a poliomielite (Salk e Sabin), a aplicação do pulmão de aço caiu em desuso. Em 1957, foi lançado o ventilador ciclado a pressão, Bird Mark 7, que seguramente foi o ventilador mais vendido em todo o mundo[12].

Na década de 1960, os procedimentos relacionados à ventilação mecânica eram realizadas no próprio quarto do paciente ou em enfermarias, inicialmente em hospitais especializados em doenças infecciosas e, mais tarde, nos demais hospitais.

A década de 1970 foi caracterizada por unidades especializadas em problemas respiratórios, com os profissionais tendo um treinamento específico em ventilação mecânica. É dessa década a introdução do modo ventilatório denominado ventilação mandatória intermitente (VMI)[12]. Segundo esse conceito, o paciente poderia ter respirações espontâneas enquanto o aparelho promoveria um número predeterminado de ciclos ventilatórios[14].

Os ventiladores microprocessados surgiram em meados da década de 1980, trazendo a possibilidade de se selecionar diversos modos ventilatórios, formas e tipos de fluxos inspiratórios, incluindo novas modalidades, como a ventilação com pressão controlada (PCV), e um modo específico para auxiliar o desmame ventilatório denominado ventilação com pressão de suporte (PSV)[14].

Nos anos 1990, iniciou-se o uso de ventilação mecânica não invasiva, método em que máscaras faciais ou nasais eram utilizadas como interface com o aparelho, evitando-se, assim, a intubação orotraqueal[15].

Atualmente, os ventiladores mecânicos são chamados de "inteligentes", porque, além de monitorizarem fluxo, pressão e volume, possuem a capacidade de alterar os parâmetros, baseados em informações por eles monitorizadas e em

O sistema ventilador

informações prévias fornecidas pelo operador. A integração dessas informações possibilita uma ventilação mais segura e com menos necessidade de intervenção do operador para ajustes de parâmetros[16].

2. O SISTEMA VENTILADOR E SEUS AJUSTES

Quando o ar entra e sai dos pulmões, ocorre alterações de volume, fluxo e pressão no sistema respiratório. Para um melhor entendimento da ventilação mecânica, é necessário entender estes três elementos básicos: volume, pressão e fluxo[16].

O volume (L) é a quantidade de espaço ocupada por um corpo; é definido como a parte integral do fluxo em relação ao tempo e é representado por unidades cúbicas (cm^3, m^3, in^3). A pressão (cmH_2O) é o efeito da aplicação de força sobre uma superfície. O fluxo é caracterizado pelo deslocamento de um volume de gás num determinado período de tempo, ou seja, relaciona-se com a velocidade de entrada ou saída do ar no sistema respiratório[17,18].

O fluxo é obtido por meio da divisão do volume pelo tempo, e sua unidade é representada em litros por minuto (L/min) ou litros por segundo (L/seg)[12].

Ventiladores mecânicos são equipamentos que transportam os gases através das vias aéreas, insuflando os pulmões por meio de um determinado volume de ar. O volume de ar flui pela diferença de pressão entre a via aérea superior e os alvéolos. A magnitude deste fluxo e sua duração são determinadas pelo operador. O gradiente de pressão necessário para ventilar é aquele capaz de vencer a soma das pressões resistivas (movimento do gás) e das pressões elásticas (pressões para enchimento e distensão dos alvéolos)[19].

O oxigênio e o ar são derivados de cilindros ou de reservatórios de parede; a pressão do gás é reduzida, e a mistura ocorre conforme a prescrição da quantidade de oxigênio.

A fração inspirada de oxigênio (F_IO_2) é a tensão de O_2 derivada ao paciente, que pode variar de 0,21 a 1,0[11].

Convencionalmente, a inspiração é ativa e a expiração é passiva; a troca gasosa ocorre em ambas as fases. Quando acionado, o ventilador deflagra o enchimento dos pulmões, no instante do primeiro segundo, por meio de um fluxo inspiratório; neste momento, há o fechamento da válvula de fluxo; o esvaziamento dos pulmões inicia-se com a abertura da válvula exalatória, com o volume corrente retornando a zero[12].

No início do fluxo inspiratório, no primeiro segundo, ocorre aumento rápido da pressão na via aérea (pressão necessária para movimentar os gases através das vias aéreas); à medida que o volume pulmonar aumenta, ocorre expansão dos pulmões e há um aumento proporcional de pressão, que é necessário para vencer as forças viscoelásticas[12,19]. Na fase de exalação, a pressão retorna ao seu valor inicial.

De acordo com o Consenso Brasileiro de Ventilação Mecânica, deve-se respeitar o valor máximo de 35 cmH_2O para a pressão de platô e 45 cmH_2O para pressão de pico[12,20].

Quando a válvula de fluxo (fluxo inspiratório) e/ou a saída da válvula de exalação (fluxo expiratório) é aberta no primeiro segundo – início da fase inspiratória –, o fluxo atinge o valor de 30 L/min. O valor positivo indica que o fluxo é inspiratório, sendo este mantido constante até 2 segundos; nesse instante, a válvula de fluxo é fechada, diminuindo o fluxo a zero. Concomitantemente, a válvula expiratória é aberta, dando início à fase expiratória, que ocorre de forma passiva[12]. Nesse momento, o fluxo atinge o valor máximo de -40 L/min (o valor negativo indica que o fluxo é expiratório).

Para melhor entendimento do funcionamento do ventilador mecânico, é importante definir o ciclo ventilatório e como este é composto[15].

O ciclo ventilatório é um processo contínuo de entrada e saída de ar dos pulmões interrompido e reiniciado por variáveis ajustadas e predeterminadas pelo operador, a saber: fase inspiratória, ciclagem, fase expiratória e disparo.

Na fase inspiratória, o ventilador envia o ar para os pulmões do paciente, vencendo, assim, as propriedades resistivas e elásticas do sistema respiratório.

A ciclagem é a mudança da fase inspiratória para a fase expiratória. O ventilador interrompe o fornecimento de ar e cessa a fase inspiratória, permitindo, desse modo, o início da expiração. Esta interrupção pode ser por critério de tempo, fluxo, pressão ou volume atingido, de acordo com a programação do operador.

A fase expiratória corresponde ao esvaziamento parcial ou completo do ar dos pulmões de forma passiva, por meio da retração elástica do sistema respiratório. O ventilador pode permitir apenas o esvaziamento parcial dos pulmões, mantendo uma pressão positiva residual no final da fase expiratória que aumenta a CRF, denominada pressão positiva expiratória final (PEEP).

O disparo é a mudança da fase expiratória para uma nova fase inspiratória. O paciente não realiza nenhum esforço e o equipamento será acionado por critério de tempo ou por critério de pressão ou fluxo. Quando a opção for a interação do paciente com o equipamento; sendo assim, os esforços do paciente são detectados por sensores de fluxo ou pressão e, ao vencer a resistência pré-programada, um novo ciclo se iniciará.

A ciclagem é o mecanismo pelo qual o ventilador utiliza a operação programada para interromper a fase inspiratória, permitindo o início da expiração. Existem quatro formas de ciclagem: ciclagem a pressão, a volume, a fluxo e a tempo[21,22].

Os ventiladores mecânicos ciclados a pressão são os mais antigos; fazem parte da primeira geração, formando o grupo dos pneumáticos, e o primeiro foi o Bird Mark 7, lançado em 1957. Nesses ventiladores, o próprio gás que ventila o paciente é o responsável pelo seu funcionamento, não necessitando de energia

O sistema ventilador

elétrica. Nesse tipo de ventilação, a inspiração é interrompida quando a pressão máxima pré-ajustada é atingida. Neste caso, o volume corrente é variável, sendo dependente da pressão aplicada, do tempo inspiratório, da resistência e da complacência do sistema respiratório.

A ventilação com ciclagem a volume permite o controle do volume corrente durante a fase inspiratória, sendo finalizada por critério de volume. Assim, a pressão nas vias aéreas será influenciada pela complacência e resistência do sistema respiratório, bem como do volume instituído. Nesta forma de ciclagem a monitorização e os ajustes dos alarmes são de suma importância, principalmente os da pressão inspiratória máxima, pois, ao atingir seu valor, o ventilador deve abrir a válvula expiratória, aliviando, assim, a pressão do sistema e evitando barotrauma.

A relação inspiração/expiração (I:E) é determinada pelo ajuste do fluxo – quanto maior o fluxo, menor será o tempo inspiratório.

Pode-se ajustar, também, uma pausa inspiratória quando se opta pela ciclagem a volume; a pausa inspiratória é a presença de pressão na via aérea na fase inspiratória quando não há fluxo, mantendo-se um volume de ar constante ao final da inspiração por um determinado tempo. Neste caso, a ciclagem passa a ser a tempo.

A forma de ciclagem a tempo e limitada à pressão é caracterizada por garantir uma pressão constante e predeterminada durante toda a fase inspiratória, sendo interrompida pelo tempo inspiratório predeterminado. O fluxo, neste caso, é sempre livre, independente do volume corrente, que é sempre variável e dependente da pressão instituída, do tempo inspiratório, da complacência e resistência do sistema respiratório.

A grande desvantagem desse tipo de ventilação é que o volume corrente pode sofrer alterações decorrentes das modificações da complacência e resistência do sistema respiratório, podendo ocorrer hipoventilação, hipoxemia e hipercapnia.

Na ventilação com ciclagem a fluxo, o final da fase inspiratória ocorre quando o fluxo inspiratório cai abaixo de níveis críticos, independentemente do tempo transcorrido ou do volume liberado para o paciente. A grande vantagem desse tipo de ciclagem é permitir ao paciente o controle efetivo sobre o tempo e o pico de fluxo inspiratório, e, ainda, sobre o seu volume corrente. Seu funcionamento depende exclusivamente do início do esforço inspiratório do paciente, que deve dispará-lo, a fluxo ou a pressão. Normalmente, o nível de fluxo é de 25% do pico de fluxo ou um valor fixo entre 6 e 10 L/min[23]. Por ser totalmente assistida, apresenta o risco de o paciente ficar sem respirar por algum tempo (apneia), seja pela administração de sedação ou oscilação do comando neural respiratório. Caso o estímulo ventilatório cesse, é necessário o ajuste do alarme de *backup*, que garantirá respirações mandatórias em caso de apneia.

Além desses parâmetros ventilatórios, há outros como a pressão positiva expiratória final (PEEP), que é a pressão positiva instituída no final da fase expiratória, cujo objetivo principal é impedir que a pressão nas vias aéreas se iguale à pressão da atmosfera no final da expiração[24]. A função da PEEP é abrir e manter as pequenas vias aéreas, aumentar a capacidade residual funcional, redistribuir o fluxo de gás, aumentar a área de difusão alvéolo-capilar e reduzir o trauma alveolar induzido pela ventilação artificial[24]. O efeito benéfico da PEEP é a prevenção do colapso alveolar expiratório[13]. Existem várias controvérsias quanto aos valores de PEEP a serem utilizados, porém o melhor valor de PEEP é aquele capaz de promover a melhor oxigenação possível, sem provocar hiperinsuflação alveolar excessiva e distúrbios hemodinâmicos[17,25]. O conceito *open lung* tem sido usado para atenuar a injúria causada pela ventilação mecânica. Ele reduz o estresse cíclico alveolar por repetitiva abertura e fechamento[24]. Essa estratégia é obtida com manobra de recrutamento alveolar e, em seguida, instituindo uma PEEP suficiente para contrabalançar as forças retráteis do alvéolo, reduzindo a liberação de mediadores inflamatórios[26].

A frequência respiratória corresponde ao número de ciclos ventilatórios realizados em 60 segundos. Esta deve ser ajustada para manter os níveis arteriais de $PaCO_2$ e pH dentro dos valores de normalidade, independentemente da forma de ciclagem ou da modalidade ventilatória escolhida[26]. Geralmente, inicia-se a ventilação com uma frequência próxima ao fisiológico, entre 12 e 15 respirações por minuto (irpm), para a maioria dos pacientes estáveis. Quando frequências respiratórias elevadas forem utilizadas, deve-se ficar atento para que não haja aprisionamento de ar nos pulmões e, consequentemente, desenvolvimento do auto-*PEEP*.

Volume corrente é a quantidade de ar que entra ou sai dos pulmões a cada respiração tranquila, ou seja, em repouso. Na ventilação mecânica, ajusta-se o volume corrente utilizando o peso ideal do paciente, para o qual é atribuído entre 8 e 10 mL/Kg para indivíduos sem doença pulmonar, 6 mL/Kg para os indivíduos com doença pulmonar com hiperinsuflação pulmonar e 4 mL/Kg para aqueles com síndrome da angústia respiratória aguda (ARDS). Os demais ajustes subsequentes devem ser realizados para manter níveis adequados de $PaCO_2$[15].

Além disso, durante a ventilação mecânica pode-se aumentar o espaço morto fisiológico, principalmente nos casos de grandes volumes correntes, os quais podem diminuir o retorno venoso e provocar hiperdistensão alveolar, ocasionando compressão dos capilares pulmonares[17].

Em situações específicas como pacientes com DPOC ou asma, recomenda-se que a normalização da $PaCO_2$ não deva ser realizada por ajustes do volume corrente. Esses pacientes necessitam de volumes correntes menores para evitar a hiperdistensão pulmonar e, consequentemente, geração de auto-PEEP[22].

A fração de oxigênio no ar inspirado (F_IO_2) ideal é aquela suficiente para manter a saturação periférica de oxigênio (SpO_2) maior que 95%, sem expor o paciente ao risco de toxicidade causado por altas concentrações de oxigênio. Costuma-se iniciar com uma F_IO_2 mais alta e, gradativamente, reduzir o valor da fração até uma mais segura[11].

A programação dos tempos inspiratório e expiratório (I:E) deve manter relação com os dados fisiológicos. Durante uma respiração normal espontânea, a relação I:E é de 1:2 a 1:3, com tempos inspiratórios que variam de 0,8 a 1,2 segundos. Na ventilação mecânica, a relação depende do volume corrente, da frequência respiratória, do fluxo inspiratório e da pausa inspiratória.

Outro ajuste necessário é o da sensibilidade de disparo, que é o esforço despendido pelo paciente para disparar uma nova inspiração assistida pelo ventilador mecânico. O sistema de disparo por pressão é encontrado na maioria dos ventiladores, sendo recomendado os valores de -0,5 a -2 cmH_2O. O disparo a fluxo pode ser encontrado nos ventiladores microprocessados e parece proporcionar ao paciente melhor interação com o ventilador mecânico. Recomenda-se o valor em torno de 5 L/min[15].

2.1. Sistemas de umidificação artificiais, aquecimento e filtragem

A ventilação mecânica com o uso de tubo orotraqueal, nasotraqueal ou mesmo traqueostomia, leva à perda da umidificação, filtragem e aquecimento fisiológico da via aérea.

Para tentar suprir essa perda, deve-se adicionar ao circuito do ventilador um sistema que, de forma artificial, minimize ou elimine essa deficiência. Esses sistemas são classificados de acordo com a passagem do fluxo de gás, podendo ser sistemas ativos e sistemas passivos.

Entre os sistemas ativos, temos:

Umidificadores de passagem: o gás passa sobre a superfície aquecida da água, onde as moléculas de água se encontram em estado de vapor, sendo carregadas, então, pelo gás (Figura 1.2).

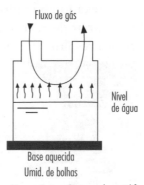

Figura 1.2 Sistema de umidificação ativo de passagem.

Umidificadores de bolhas: o fluxo de gás passa através de um tubo submerso na superfície da água, criando bolhas. Dessa forma, a troca de massa de água ocorre por toda a superfície da bolha, aumentando a eficiência da umidificação.

A maioria dos sistemas é de passagem. O sistema de bolhas apresenta maior resistência ao fluxo comparado ao de passagem (Figura 1.3).

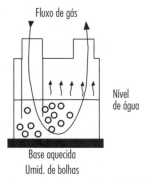

Figura 1.3 Sistema de umidificação ativo de bolhas.

Aquecimento: Outra diferenciação entre os umidificadores refere-se ao controle de temperatura do gás inspirado, sendo classificados em servo controlado e não servo controlado.

O *sistema servo controlado* é um aquecedor que possui um fio aquecido e duplo controle de temperatura, para manter a temperatura constante ao longo do tubo do circuito, evitando a condensação do vapor d'água. É empregado um sensor de temperatura próximo à via aérea do paciente, que monitora a temperatura no aquecedor de forma a manter o valor escolhido. Este sistema apresenta algumas desvantagens, sendo elas o aumento da colonização bacteriana e a possível contaminação da água que fica condensada no reservatório, bem como mal funcionamento e alto custo de manutenção.

O *sistema não servo controlado* é composto por uma base aquecida na qual recebe o copo umidificador; a temperatura se mantém constante no elemento aquecedor, de acordo com o valor ajustado no botão de controle do umidificador. A temperatura do gás inspirado irá variar de acordo com a temperatura ambiente, o fluxo inspirado e o tipo de circuito respiratório, entre outros (Figura 1.4).

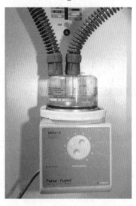

Figura 1.4 Sistema de umidificação não servo controlado.

O sistema ventilador

37

O sistema passivo de umidificação, aquecimento e filtragem, conhecido como nariz artificial, é colocado entre o circuito do ventilador e a prótese artificial, permitindo a retenção de até 70% da umidade e o calor do ar do próprio paciente[19,20,21]. A recomendação dos fabricantes é sua troca a cada 24 horas, mas não há embasamento científico quanto a isso. Estudos mostram que a segurança e a eficácia dos filtros não mudaram após até sete dias de uso consecutivo em pacientes adultos, representando economia sem comprometimento do tratamento[20,19]. O importante é sempre posicionar o filtro de forma que fique acima da cabeça do paciente, evitando refluxo de água condensada e de secreções, que diminuem a vida útil do material e podem permitir obstruções[27,28].

2.2. Circuitos dos ventiladores mecânicos

Esses são itens de fundamental importância para a interface paciente/ventilador. É por meio do circuito que o ar do ventilador chega ao paciente. Existem diferentes classificações para os circuitos considerando diferentes aspectos, como números de tubos, aspectos de superfície, tamanho do paciente a que se destinam, entre outros.

Os circuitos simples são aqueles que possuem somente o ramo inspiratório e a exalação se dá por meio de uma válvula exalatória acoplada na face distal do próprio circuito. Geralmente, esse circuito está presente nos ventiladores de transporte e também é usado no Bird Mark 7.

Os circuitos duplos são aqueles que possuem dois ramos, um inspiratório e outro expiratório, cuja saída e entrada de ar estão conectadas diretamente ao ventilador mecânico.

Os circuitos corrugados são corrugados por fora e lisos na sua parte interna. Esses circuitos são mais seguros em prevenir acotovelamento (Figura 1.5).

Os circuitos lisos atualmente estão quase em desuso. Eles estão presentes nos ventiladores Bird Mark 7. São menos flexíveis, podendo levar a acotovelamento; apresentam desvantagens de acúmulo e deslocamento de líquido no seu interior, alterando as pressões na via aérea.

Os circuitos podem ser de uso adulto e pediátrico. Seu uso é padronizado e deve sempre respeitar as especificações de cada fabricante. Diferenciam-se basicamente pelo diâmetro dos circuitos, com o pediátrico sempre de menor diâmetro.

Há circuitos descartáveis, pediátrico e adulto; estes substituem os circuitos convencionais em aparelhos de anestesia e ventiladores mecânicos. Eles previnem a tração do tubo endotraqueal e da cânula de traqueostomia devido ao seu menor peso, em torno de 169 gramas. O custo é reduzido, pois não há necessidade de reprocessamento, e seu uso otimiza o tempo dos profissionais envolvidos. O paciente utiliza um único circuito durante sua permanência no hospital, sem a necessidade de troca. Ocupa um espaço de, aproximadamente, 11 mL.

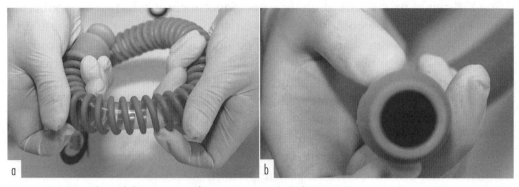

Figura 1.5 Circuito do ventilador mecânico: a) face externa corrugada; b) face interna lisa.

REFERÊNCIAS BIBLIOGRÁFICAS

1. Burke CM, et al. A historical perspective on use of the laryngoscope as a tool in anesthesiology. Anesthesiology. 2004;100(4):1003-1006.

2. Chaikhouni A. History of medicine: the magnificent century of cardiothoracic surgery. Heart Views. 2008;9(1):48-51.

3. Vesalius A. De humani corporis fabrica libri septem. s.l. : Basel, 1543.

4. Hook R. An account of an experiment made by Mr. Hook, of preserving animals alive by blowing through their lungs with bellows. Phil Trans Roy Soc. 2, 1667.

5. Trendelunberg F. Beitrage zur den operation en na den luftwagen 2. Tamponnade der trachea. Arch Klin Chir. 1871;12:121-133.

6. Sauerbruch F. Uber die Ausschaltung der schadli Wirkung des Pneumothorax bei intratorakalen Operationen Zentralbi Chir. [local desconhecido]: Mitteil Grenzgeb Med Chir; 1904.

7. Matas R. Intralaryngeal insufflation. For the relief of acute surgical penumothorax. Its history and methods with a description of latest devices for this purpose. JAMA. 1900;1371(34).

8. Guedel AE, Treweek, DN. Ether apnoeas. Anesth Analg. 13, 1934.

9. Almeida JJC. Fisiopatologia da respiração controlada: fundamento das aplicações clínicas do pulmo-ventilador. Rio de Janeiro: Gráfica Editora; 1964.

10. Meyer JA. A practical mechanical respirator, 1929: The "iron lung". Ann Thorac Surg. 1990;50(3):490:493.

11. Chen K, et al. Mechanical, ventilation: past and present. J Emerg Med. 1998;16(3):453-460.

12. Terzi RGG, Carvalho CRR. Histórico da ventilação mecânica. In: Carvalho CRR. Ventilação mecânica [v. 1, básico]. São Paulo: Atheneu; 2000.

O sistema ventilador

39

13. Kirby RR, Anner MJ, Downs JB (Eds), Morch, ET. History of mechanical ventilation. Edinburg : Churchill Livingstone; 1991.

14. Gordon AS. History and evolution of modern resuscitation techniques. Washington, DC : National Academy of Sciences; 1966.

15. Chatburn RL. Classification of mechanical ventilation. In: Tobin MJ. Principles and practice of mechanical ventilation. Columbus: McGraw Hill; 1994. p. 47-64.

16. Bahns E. It began with the pulmotor: one hundred years of artificial ventilation. Luebeck: Dräger; 2007.

17. Mols G, Priebe HJ, Guttmann J. Alveolar recruitment in acute lung injury. Br J Anaesth. 2006;96(2):156-166.

18. Tromachot L, et al. Randomized clinical trial of extended use of a hydrophobic condenser humidifier: 1 vs. 7 days. Crit Care Med. 2002;30(1):232-237.

19. Mador MJ. Assist-control ventilation. In: Tobin MJ. Principles and practice of mechanical ventilation. Columbus: McGraw Hill; 1994. p. 207-220.

20. II Consenso Brasileiro de Ventilação Mecânica. J Pneumol. 2000;26(supl 2).

21. Vassilakopoulos T, Petrof BJ. Ventilator-induced diaphragmatic dysfunction. Am J Respir Crit Care Med. 2004;169(3):336-341.

22. Raniere VM, Rossi A. Positive end-expiratory pressure. In: Tobin MJ. Principles and practice of mechanical ventilation [v. 10]. Columbus: Mc Graw Hill; 1994. p. 336-341.

23. Tobin MJ. Principles and practice of mechanical ventilation. Columbus: Mc Graw Hill; 1994.

24. Chatburn RL, Priminiano FP Jr. A new system for understanding modes of mechanical ventilation. Respir Care. Jun, 2001;46(6):604-621.

25. Sauerbruch F. Zun pathologie des offenen pneumothorax und die rundlagen meines verfahrens zu seiner ausschaltung. Mitteil Grenzgeb Med Chir. 1904;13:399-482.

26. Lackmann B. Open up the lung and keep the lung open. Intensive Care Med. 1992;18(6):319-321.

27. Astrup P, Severinghaus JW. The history of blood gases, acids and bases. Copenhagem: Munskgaard International Publishers; 1986.

28. Boyer A, Ricard JD. Long-term mechanical ventilation with hygroscopic heat and moisture exchangers used for 48 hours: A prospective clinical, hygrometric, and bacteriologic study. Crit Care Med. 2003;31(3):823-829.

CAPÍTULO **2**

Modos ventilatórios básicos e avançados

Ana Maria Pereira Rodrigues da Silva
Rafael de Moraes Ianotti

OBJETIVOS

- Conhecer os modos ventilatórios mais utilizados.
- Conhecer a evolução da ventilação mecânica baseada no aprimoramento dos modos ventilatórios.
- Compreender as indicações e contraindicações de cada modo ventilatório.

PALAVRAS-CHAVE

- Ventilação mecânica, modos ventilatórios, ventilação mecânica controlada, ventilação com suporte pressórico, ventilação com suporte adaptativo.

1. INTRODUÇÃO

Os avanços tecnológicos no suporte ventilatório artificial nos permitem hoje oferecer melhor assistência e monitorização ventilatória ao paciente crítico.

Antigos ventiladores disparados a pressão e ciclados a pressão ou a volume foram substituídos por máquinas com alta complexidade técnica; já os modos básicos controlados somente a pressão e, posteriormente, a volume foram fundidos em novos modos, denominados de "duplo controle". Essas novas máquinas e modos ventilatórios possuem uma grande variedade de ferramentas não só relacionadas à ventilação, mas também à monitorização, o que permite oferecer a melhor assistência para cada situação clínica encontrada no dia a dia do profissional que atua em terapia intensiva.

2. MODOS VENTILATÓRIOS

Os primeiros modos ventilatórios eram simples e baseados no controle do volume ou da pressão. Estão presentes em todos os equipamentos, sendo possível utilizá-los até os dias de hoje.

2.1. Ventilação mecânica controlada (CMV)

Definição: é o modo utilizado para fornecer suporte ventilatório total por meio de ventilações mandatórias (controladas), com base na frequência respiratória pré-ajustada, acionada pelo critério de tempo[1]. O ventilador realiza todo o trabalho necessário para manter a ventilação, como disparo, ciclagem e controle do ciclo ventilatório.

Indicação: está indicada em situações clínicas nas quais se assiste totalmente à ventilação, mantendo o paciente livre de qualquer participação no trabalho ventilatório. Na prática, é empregada quando há depressão do centro respiratório causada por disfunção do sistema nervoso central, *overdose* de drogas, uso de sedativos durante o ato anestésico, hiperventilação terapêutica, fadiga muscular respiratória, agudização de disfunções neuromusculares, instabilidade torácica pós-trauma e síndrome do desconforto respiratório agudo (ARDS)[1-3].

Vantagens: permite ao usuário ter controle sobre o padrão ventilatório e, consequentemente, sobre as pressões parciais do dióxido de carbono e do oxigênio no sangue arterial[4].

Complicações: são consideradas principalmente as repercussões hemodinâmicas, hipotrofia muscular esquelética e respiratória por desuso e complicações relacionadas à imobilidade, como úlceras de decúbito e íleo paralítico[1,4].

Atualidade: este modo pode ser utilizado com ciclagem a volume, ou seja, ventilação mecânica com volume controlado (CMV); a tempo, ventilação mecânica

Modos ventilatórios básicos e avançados

com pressão controlada (P-CMV); ou com duplo controle, ventilação com pressão regulada e volume controlado (PRVC).

2.2. Ventilação mecânica assistida controlada (A/CMV)

Definição: é o modo no qual o paciente pode realizar o disparo do ciclo ventilatório, sendo a ciclagem e o controle do ciclo realizados pelo ventilador, de acordo com os parâmetros predeterminados.

A teoria baseia-se no controle, pelo paciente, da quantidade de ventilação necessária e, pelo ventilador, da maior parte do trabalho ventilatório. No entanto, para que isso ocorra, os ajustes da sensibilidade e do fluxo inspiratório devem ser realizados criteriosamente, pois estão diretamente relacionados com o trabalho ventilatório, assim como o tempo de resposta do ventilador[2].

Indicação: está indicado no início do processo de supressão da ventilação mecânica[3].

Vantagens: o paciente pode determinar a quantidade de ventilação pela frequência respiratória total (f) e manter ativa a musculatura respiratória, com a garantia de uma frequência respiratória mínima pré-ajustada.

Desvantagens: o paciente não controla parâmetros que possibilitam mais conforto e adaptação à ventilação mecânica, como fluxo, volume e tempo inspiratório (T_1).

Atualidade: é possível ter como alternativa o adjunto do modo ventilação com pressão de suporte (PSV).

2.3. Ventilação mandatória intermitente sincronizada (SIMV)

Definição: é o modo no qual o ventilador gera ciclos mandatórios ou assistidos predeterminados e disponibiliza um sistema de fluxo de demanda para que o paciente possa realizar ventilações espontâneas no intervalo dos ciclos programados, de forma sincronizada.

Indicação: indicado para os pacientes que requerem suporte ventilatório parcial e no processo de desmame da ventilação mecânica.

Contraindicações: pacientes com instabilidade hemodinâmica e que não estejam adequadamente monitorizados e os que necessitam reduzir seu gasto energético[5].

Vantagens: este modo diminui a pressão média nas vias aéreas, a incidência de alcalose respiratória, a necessidade de sedativos e bloqueadores neuromusculares[2,6]. Permite também maior atividade da musculatura respiratória, prevenindo a hipotrofia muscular respiratória[4].

Desvantagens: aumenta o consumo de oxigênio ($V'O_2$) e a produção do volume de gás carbônico ($V'CO_2$). Seu uso prolongado não é capaz de impedir a dissincronia toracoabdominal.

Atualidade: é utilizado em associação com o modo ventilação com pressão de suporte (PSV) com objetivo de otimizar o volume corrente (VC) gerado pelo paciente em suas ventilações espontâneas; reduzir o trabalho muscular respiratório e aumentar o conforto e a sincronia do paciente em relação ao ventilador mecânico[7,8] (Figura 2.1).

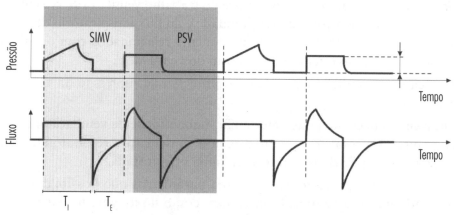

Figura 2.1 Curvas de pressão e fluxo no modo SIMV-PSV. T_I: tempo inspiratório e T_E: tempo expiratório.

2.4. Ventilação com pressão positiva contínua nas vias aéreas (CPAP)

Definição: modo no qual o ventilador gera pressão positiva por meio de um fluxo contínuo ou de demanda, permitindo que o paciente realize incursões respiratórias espontaneamente e controle todo o ciclo ventilatório[9].

Indicação: está indicado na fase final do desmame da ventilação mecânica como alternativa à utilização do tubo T; na realização do teste de respiração espontânea; intercalado a outros modos ventilatórios, por pequenos períodos, visando ativar a musculatura respiratória para recondicioná-la e permitir o processo de desmame da ventilação mecânica.

Vantagem: durante a respiração espontânea, todos os benefícios da PEEP são mantidos, associados à monitorização ventilatória fornecida pelo equipamento.

Atualidade: quando de seu uso associado à PSV, deu origem ao modo ventilação com pressão de suporte. Está disponível nos novos equipamentos com o recurso da ventilação de apneia (*backup*), caso o paciente apresente depressão respiratória.

Modos ventilatórios básicos e avançados

3. AVANÇOS NOS MODOS VENTILATÓRIOS

Com a evolução tecnológica dos ventiladores mecânicos microprocessados e a necessidade de modos ventilatórios que sejam mais adequados às peculiaridades das doenças pulmonares, tornaram-se possíveis o controle simultâneo da pressão e do volume corrente, as variações automáticas entre os diversos modos ventilatórios e o desmame ventilatório automático.

3.1. Ventilação com pressão de suporte (PSV)

Definição: é o modo que facilita a ventilação espontânea iniciada pelo paciente por meio de uma pressão positiva inspiratória predeterminada e constante, no início da fase inspiratória[4,10-12].

Desenvolvimento: as pesquisas iniciais (1980) tiveram dificuldade na obtenção de uma válvula de demanda suficientemente sensível e de resposta rápida, o que foi possível a partir de 1989, tornando o modo PSV eficiente e de ampla utilização.

Princípios: *Ativação*: o aparelho precisa "reconhecer" o início da inspiração espontânea, ou seja, o paciente dispara a liberação da pressão, sendo, portanto, um modo assistido. A PSV pode ser associada aos modos SIMV, CPAP e a outros modos avançados.

Ciclagem: o ventilador assume a ciclagem quando o fluxo inspiratório diminui a 25% do fluxo inspiratório máximo (forma tradicional). Em alguns equipamentos é possível programar a ciclagem em percentuais variáveis do fluxo máximo; em outros, há ciclagem quando o fluxo diminui abaixo de valores pré-ajustados. Neste modo o paciente é capaz de controlar a frequência respiratória (f), a taxa de fluxo e o tempo inspiratório (T_I)[13]. O VC é resultante do valor da PSV ajustada, da complacência e resistência do sistema respiratório, da presença de auto-PEEP e do esforço muscular do paciente[4] (Figura 2.2).

O valor máximo de PSV a ser programado é o que permite ao paciente atingir um VC de 10 a 12 mL/Kg, o que está associado ao consumo de O_2 pelos músculos respiratórios próximo a zero[14]. O valor mínimo recomendado está entre 5 e 7 cm H_2O, o que deve ser suficiente apenas para compensar a resistência imposta pela cânula orotraqueal, circuito do ventilador e sistema de nebulização.

Indicação: está indicado nos casos em que há sobrecarga da musculatura respiratória, como na insuficiência respiratória aguda, e no desmame difícil de variadas etiologias[12,15,16].

Efeitos: reduz o trabalho muscular respiratório, o consumo de oxigênio e melhora a sincronia paciente-ventilador[17,18].

Cuidados: pacientes com possibilidades de variações bruscas da complacência ou resistência do sistema respiratório e anormalidades do controle neural respiratório que interfiram nos valores do VC e no volume minuto (VM)[10,19].

Vantagens: redução da necessidade de sedação devido a melhor sincronia paciente-ventilador, diminuição do risco de fadiga muscular respiratória e facilitação do desmame da ventilação mecânica[20].

Em seu estudo, Brochard et al. (1994) observaram que o uso da PSV resultou em menor taxa de falha no desmame quando comparado ao desmame em ventilação mandatória intermitente sincronizada e ao desmame com períodos progressivos de respiração espontânea em tubo T[21]. No entanto, Esteban et al.[22] obtiveram resultados opostos, com a PSV tendo desempenho inferior ao desmame em tubo T quanto à duração do tempo de aplicação e à taxa de sucesso para a extubação[22].

Em nossa Instituição, o modo PSV é utilizado desde o início da década de 1990, quando recebemos os primeiros ventiladores que dispunham desse modo.

Inicialmente, foi elaborado um protocolo de indicação e desmame utilizando este modo ventilatório para pacientes com quadro de insuficiência respiratória que evoluíam em ventilação mecânica prolongada. Nesse estudo, foram incluídos nove pacientes com tempo médio de ventilação mecânica de 5,7 dias e com dificuldade em serem desmamados pelo método convencional (SIMV). Destes, seis conseguiram ser retirados da ventilação com a utilização do modo PSV[23].

Equipamento: todos os equipamentos comercializados atualmente.

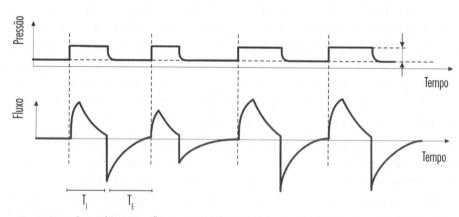

Figura 2.2 Curvas de pressão e fluxo no modo PSV em CPAP. T_I: tempo inspiratório e T_E: tempo expiratório.

3.2. Ventilação com liberação de pressão nas vias aéreas (APRV)

Definição: inicialmente, foi descrita como um modo de aplicação de pressão positiva contínua nas vias aéreas (CPAP) que, transitoriamente, diminui ou libera a pressão predeterminada a um valor mais baixo selecionado ou à pressão atmosférica ambiente, à medida que a válvula de APRV se abre[4,2].

Modos ventilatórios básicos e avançados

Nesse modo, o paciente pode respirar espontaneamente durante o período de pressão elevada e de pressão reduzida.

Indicação: pacientes com redução da capacidade residual funcional (CRF) e da complacência pulmonar (Cpulm) e hipoxemia, com comando neural e atividade da musculatura respiratória preservados.

Variáveis predeterminadas: valores máximos e mínimos de CPAP; tempo de duração de CPAP máximo e mínimo; e, em alguns equipamentos, a frequência de liberação. Atualmente, recebe várias denominações de acordo com o equipamento, tendo também sua indicação modificada. Para pacientes que não têm esforços espontâneos, o modo APRV é semelhante ao modo pressão controlada, distinguindo-se apenas por permitir ciclos espontâneos nos dois níveis de pressão quando o paciente for capaz de dispará-los.

Equipamento e nomenclatura: APRV® – Inter3 (Intermed, Brasil); DuoPAP® – Raphael Color e Galileo (Hamilton Medical, Switzerland); BI Vent® – Servo-I (Maquet, Germany); BiPhasic® – Avea (Cardinal Healths, Dublin) e Bipap® (Dräger, Germany). Devido às várias nomenclaturas, convencionou-se que a diferença entre APRV clássico e os modos bifásicos é o tempo mínimo de CPAP sendo que no APRV esse valor é menor que 1,5 segundo, porém, nos demais essa variável é ajustável[24].

Efeitos: os valores elevados de CPAP visam ao aumento da CRF pelo recrutamento de unidades alveolares, com consequente melhora na oxigenação e aumento da exalação de CO_2 durante a fase de liberação[25].

Vantagens: permite que o paciente respire espontaneamente, tornando desnecessária a sedação ou curarização; reduz o risco de barotrauma e diminui as repercussões hemodinâmicas do uso da pressão positiva.

Cuidados: nos pacientes com obstrução ao fluxo de ar, os ajustes dos tempos de CPAP máxima e mínima devem ser cuidadosos.

Atualidade: uso associado da PSV, que pode ter valores distintos durante as pressões máximas e mínimas de CPAP, conforme o fabricante.

3.3. Ventilação com volume assegurado com pressão de suporte (VAPS)

Definição: é o modo que utiliza a ventilação com pressão de suporte (PSV) nos ciclos volumétricos assistidos e controlados, permitindo a adaptação entre o fluxo desejado pelo paciente e o oferecido pelo ventilador, com garantia de uma ventilação alveolar mínima[10,26].

Características: funciona didaticamente como um sistema de duas vias simultâneas de liberação de fluxo. Pela primeira via, o paciente recebe fluxo livre e desacelerado da PSV, e, pela segunda, o fluxo quadrado e fixo, o que permite a garantia do VC predeterminado do modo A/CMV[4,26].

Parâmetros a regular: VC, fluxo, f, pausa inspiratória, sensibilidade, fração inspirada de O_2 (F_IO_2) e PSV.

Indicação: pacientes com oscilação do nível de comando neural respiratório; alterações rápidas na complacência e resistência do sistema respiratório e necessidade de controle rígido da $PaCO_2$.

Efeitos: assegura ventilação alveolar mínima, reduz a carga sobre os músculos respiratórios e o pico de pressão inspiratória.

Equipamentos: Interplus®, Bird 8400® e Bear 1000®.

Atualidade: na prática, vem sendo substituído pelo modo pressão regulada e volume controlado (PRVC), que apresenta efeitos semelhantes e mais praticidade em sua aplicação.

3.4. Ventilação com pressão controlada (PCV)

Definição: é o modo que utiliza pressão constante e predeterminada durante toda a fase inspiratória, cuja ciclagem é realizada por critério de tempo, independente do VC ou fluxo alcançado. O VC obtido tem relação direta com a complacência e inversa com a resistência do sistema respiratório.

Características: fluxo inspiratório livre e desacelerado, o VC dependente do valor da pressão constante ajustada, do tempo inspiratório (T_I), da complacência e da resistência do sistema respiratório (Figura 2.3).

Indicação: situações clínicas nas quais se assiste totalmente a ventilação, mantendo o paciente livre de qualquer participação no trabalho ventilatório (P-SIMV) ou pacientes que requerem suporte ventilatório parcial e no processo de desmame da ventilação mecânica (P-SIMV).

Efeitos: aumenta a pressão média nas vias aéreas, proporcionando melhor redistribuição do volume corrente, principalmente nas regiões pulmonares dependentes; melhora a complacência e, consequentemente, a ventilação e a oxigenação.

Vantagens: quando comparada aos modos com ciclagem a volume requer menor pico de pressão inspiratória para VC semelhantes, o que reduz o risco de barotrauma, pois o valor da pressão inspiratória é constante e controlado[10].

Em nossa Instituição, estudamos os efeitos hemodinâmicos da PCV comparados aos modos ciclados a volume em pacientes no período pós-operatório imediato de cirurgia cardíaca. Nossos resultados mostraram que os dois modos têm efeitos similares, porém os pacientes ventilados com PCV melhoraram seu índice cardíaco e necessitaram de menor pico de pressão inspiratória para serem ventilados[27].

Equipamento: atualmente, todos os ventiladores mecânicos trazem esse modo.

Atualidade: esta modalidade é a base para modos automatizados como os modos pressão regulada e volume controlado (PRVC), bem como ventilação com suporte adaptativo (ASV).

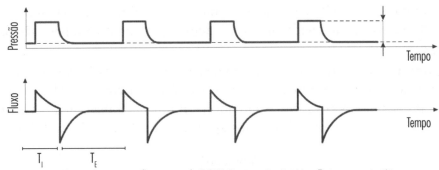

Figura 2.3 Curvas de pressão e fluxo no modo P-CMV. T_I: tempo inspiratório e T_E: tempo expiratório.

3.5. Ventilação com volume controlado regulado por pressão (PRVC)

Definição: é um modo controlado no qual o ventilador automaticamente varia o valor de pressão inspiratória (PI) para atingir o VC pré-programado, de acordo com a complacência e a resistência do sistema respiratório.

Características: idealizado para manter o VC constante durante a ventilação com pressão controlada, a PRVC utiliza fluxo inspiratório desacelerado e a PI se modifica na proporção inversa às mudanças do VC.

Parâmetros regulados pelo profissional: são regulados o VC alvo e o valor de pressão inspiratória máxima (pressão limite) que o ventilador poderá atingir.

Parâmetros regulados pelo aparelho automaticamente: a pressão inspiratória (PI), que pode variar até 3 cmH_2O a cada ciclo controlado, com o objetivo de manter o VC o mais próximo possível do valor ajustado pelo profissional[28] (Figura 2.4).

Indicação: este modo está indicado para os casos de lesão pulmonar aguda, como na ARDS; para os pacientes que necessitam de altos fluxos inspiratórios iniciais, como nos casos de broncoespasmo, em agudização por DPOC ou asma; e naqueles com variações de complacência devido a quadros de congestão pulmonar.

A literatura nos apresenta sua utilização em pacientes no pós-operatório de correções de cardiopatia congênita, na insuficiência respiratória de diversas etiologias e na ARDS. Como a característica do PRVC é oferecer fluxo inspiratório desacelerado e, consequentemente, diminuição de até 19% no pico de PI, este modo deve ser utilizado nas situações clínicas em que se deseja o controle do pico de pressão com a garantia do VC, quando comparado aos modos ventilatórios controlados somente por volume, nos quais o pico de pressão é variável[29-31].

Vantagens: utiliza a menor PI possível para assegurar o VC e, dessa forma, permite menor interferência cardiovascular; ajusta automaticamente o fluxo inspiratório, proporcionando melhor sincronia paciente-ventilador; e proporciona desmame automático da PI.

Desvantagens: em situações de piora da função pulmonar, o VC será mantido com PI cada vez maior, necessitando de acompanhamento e supervisão direta da equipe.

Equipamento: existem diferentes nomenclaturas de acordo com o fabricante: PRVC® no aparelho Servo 300, Servo-I (Maquet, Germany); APV® (ventilação com pressão adaptativa) nos ventiladores Raphael, Galileo e G5 (Hamilton Medical, Switzerland) e Auto-Flow® nos aparelhos da Dräger Medical, Germany.

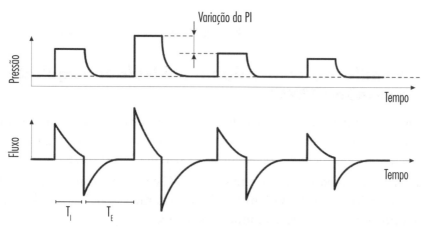

Figura 2.4 Curvas de pressão e fluxo no modo PRVC. T_I: tempo inspiratório e T_E: tempo expiratório.

3.6. Ventilação com volume suporte (VS)

Definição: modo espontâneo em que o volume corrente é continuamente monitorizado, servindo como retroalimentação para um autoajuste da PSV a cada ciclo ventilatório[10].

Características: este modo utiliza fluxo inspiratório desacelerado e a PSV se modifica em proporção inversa às mudanças do VC, decorrentes das variações da complacência, resistência e esforço do paciente[10].

Parâmetro regulado pelo profissional: VC alvo.

Parâmetro regulado pelo aparelho: pressão suporte (PSV) com ajustes até 3 cmH_2O a cada ciclo ventilatório[32].

Indicação: pacientes que requerem variação da PSV por diversas causas; em processo de desmame prolongado; no período pós-operatório com controle neural respiratório intacto e nos casos que requerem suporte ventilatório parcial.

Modos ventilatórios básicos e avançados 51

Vantagens: autodesmame, sendo que nas situações em que o paciente apresente apneia ocorre mudança automática para o modo PRVC, em alguns equipamentos.

Desvantagens: em situações de piora da função pulmonar o VC será mantido com PSV cada vez maior, sendo o acompanhamento profissional imprescindível; permite acomodação do paciente e risco de hipotrofia muscular respiratória pela autorregulagem da PSV com consequente não imposição de sobrecarga à musculatura respiratória[33]. Pacientes com hiperexcitabilidade do centro respiratório, como em situações de acidose metabólica importante, quando o ventilador pode, em resposta ao esforço inspiratório aumentado do paciente, diminuir a PSV e, assim, gerar aumento do trabalho ventilatório ao longo do tempo.

Equipamento: Servo 300, Servo-I (Maquet, Germany).

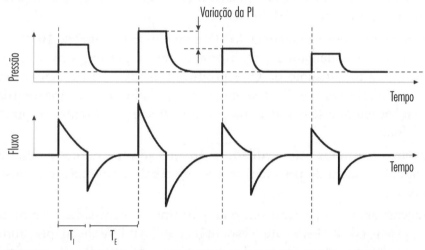

Figura 2.5 Curvas de pressão e fluxo no modo VSV. T_I: tempo inspiratório e T_E: tempo expiratório.

3.7. Ventilação de suporte adaptativo (ASV)

Definição: este modo estabelece uma forma de ventilação minuto baseada em um sistema fechado de controle paciente-ventilador. O volume minuto estabelecido pelo ventilador é atingido por meio da frequência respiratória ideal e da menor PI possível, fornecendo o VC calculado pelo equipamento e otimizando o padrão ventilatório.

Características: o modo tem seu funcionamento baseado nos princípios fisiológicos estabelecidos pela Equação de Otis (1950) e pelo Normograma de Radford (1954).

A aplicação do conceito descrito por Otis permite que o paciente respire com VC e frequências respiratórias capazes de minimizar os efeitos acumulativos das propriedades elásticas e resistivas impostas pelo sistema respiratório (trabalho ventilatório)[34,35].

O Normograma de Radford determina teoricamente o volume de espaço morto anatômico. O cálculo da ventilação por minuto realizado pelo algoritmo do ventilador tem como referência a informação do peso corporal ideal do paciente[35].

Parâmetros ajustados pelo profissional: peso ideal do paciente, PEEP, F_IO_2, tipo de disparo, valor da sensibilidade, PI máxima permitida (o equipamento utilizará até 10 cmH_2O abaixo do valor ajustado no alarme de pressão máxima) e percentual de ventilação minuto (MMV) a ser assegurado pelo ventilador[35].

A porcentagem de MMV varia de 25 a 350%, sendo que cada 1% corresponde a 1 mL/Kg/min de VC, portanto, a ventilação por minuto normal é de 100%, o que equivale a 100 mL/Kg/min. A porcentagem de MMV deve ser ajustada de acordo com as variações de espaço morto, a relação ventilação/perfusão e as mudanças na pressão parcial do CO_2.

Teoricamente, a porcentagem de MMV será ajustada acima de 100% quando houver aumento da demanda ventilatória, como em pacientes em sepse grave que apresentam alto consumo de O_2 e produção de CO_2 ou em acidose metabólica. Ajustes abaixo de 100% devem ocorrer quando houver hiperventilação ou em situações em que se deseja aumentar a sobrecarga muscular respiratória para condicioná-la.

Parâmetros ajustados pelo ventilador: são ajustados os valores da PI, f e VC baseados na informação do peso ideal e nos valores de Cpulm, Raw e constante de tempo (CT).

Vantagens: assiste o paciente em qualquer tipo de necessidade ventilatória, desde o suporte total (P-SIMV) até o espontâneo (CPAP-PSV), e adapta, automaticamente, seu desempenho às demandas do paciente, prevenindo VC insuficientes ou elevados, apneia, taquipneia e auto-PEEP. Este modo pode reduzir o tempo de desmame ventilatório[36,37].

Limitações: inabilidade de recalcular o volume de espaço morto e possibilidade de hipoxemia na fase inicial de adaptação ao modo.

Equipamento: Raphael Color, Galileo e G5 (Hamilton Medical, Switzerland).

Alguns estudos mostraram que durante a fase de desmame, este modo exigiu menor manipulação do ventilador mecânico e apresentou menor número de disparos dos alarmes, principalmente o de alta pressão na via aérea. Foi capaz, também, de fornecer rápido acesso à respiração espontânea, diminuir significativamente o tempo de intubação orotraqueal, melhorar a interação paciente–ventilador, porém não houve mudanças no tempo de internação hospitalar[37-41].

Em nossa Instituição, nosso grupo comparou o modo ventilatório ASV com o modo P-SIMV-PSV em cardiopatas clínicos submetidos à ventilação mecânica prolongada. Verificamos que o modo ASV promoveu maior incentivo à respiração espontânea, o que pode prevenir a hipotrofia por desuso da musculatura

Modos ventilatórios básicos e avançados **53**

respiratória. A aplicação do modo ASV não alterou os valores de normalidade dos parâmetros ventilatórios, de troca gasosa e hemodinâmica, sendo segura sua indicação[42].

Hoje, os ventiladores dispõem de um grande número de modos ventilatórios; cada um deles privilegia determinados aspectos da ventilação. Cabe aos profissionais conhecer detalhadamente esses modos, para realizar a escolha mais benéfica a cada paciente, bem como para ter a percepção de a qual deles o paciente deve se adaptar melhor em um dado momento.

REFERÊNCIAS BIBLIOGRÁFICAS

1. Emmerich JC. Métodos convencionais de ventilação mecânica. In: Carvalho CRR. Ventilação mecânica básica. São Paulo: Atheneu; 2000.

2. Souza RL. Modos de ventilação pulmonar mecânica. In: Carvalho WB, Kopelman BI. Ventilação pulmonar mecânica em neonatologia e pediatria. São Paulo: Lovise; 1995.

3. Oliveira VRC, Coimbra VRM, Auler JOC Jr. Ventilação mandatória controlada e ventilação mandatória assistida. In: Auler JOC Jr, Amaral G. Assistência ventilatória mecânica. São Paulo: Atheneu; 1995.

4. Holt TO. Física e fisiologia do suporte ventilatório. In: Scanilan CL, Wilkins RL, Stoller JK. Fundamentos da terapia respiratória de Egan. São Paulo: Manole; 2000.

5. Mafia ACB. Ventilação mandatória intermitente sincronizada. In: Auler JOC Jr, Amaral G. Assistência ventilatória mecânica. São Paulo: Atheneu; 1995.

6. Burns SM, Clochesy JM, Goodnough Hanneman SK, et al. Weaning from long-term mechanical ventilation. Am J Crit Care. 1995;4(1):4-22.

7. Shelledy DC. Interrupção do suporte ventilatório. In: Scanilan CL, Wilkins RL, Stoller JK. Fundamentos da terapia respiratória de Egan. São Paulo: Manole; 2000.

8. Shelledy DC, Mikles SM. Newer modes of mechanical ventilation part 1: pressure support. Resp Management. 1988 18(4):14-20.

9. Gaspar S, Silva AMPR. Pressão positiva no final da expiração e pressão positiva contínua nas vias aéreas. In: Auler JOC Jr, Amaral G. Assistência ventilatória mecânica. São Paulo: Atheneu; 1995.

10. Pinheiro BV, Holanda MA. Novas modalidades de ventilação mecânica. In: Carvalho CRR. Ventilação mecânica avançada. São Paulo: Atheneu; 2000.

11. Brochard L, Pluskwa F, Lemaire F. Improved efficacy of spontaneous breathing with inspiratory pressure support. Am Rev. Respir. Dis. 1987;136:411-15.

12. MacIntyre N. Pressure support ventilation. Respir Care 1986;31:189-90.

13. Sassoon CSH, Machutte CK. What you need to know about the ventilator in weaning. Resp Care. 1995;40(3):249-256.

14. Annat GJ, Viale JP, Dereymez CP, Bouffard YM, Delafosse BX, Motin JP. Oxygen cost of breathing and diaphragmatic pressure time index, measurements with copd during weaning with pressure support ventilation. Chest. 1990;98(2):411-414.

15. MacIntyre N. Respiratory function during pressure support ventilation. Chest. 1986;89(5):677-683.

16. MacIntyre N. New forms of mechanical ventilation in the adult. Clin. Chest Med. 1988;9(1):47-54.

17. Grande CM, Kahn RC. The effect of pressure support ventilation on ventilatory variables and work of breathing. Anestesiology. 1986;65:84.

18. Ershowsky P, Citres D, Krieger B. Changes in breathing pattern during pressure support ventilation in difficult to wean patients. Respir Care. 1986;31:946.

19. MacIntyre N, Nishimura M, Usada Y, et al. The Nagoya conference on system design and patient-ventilator interactions during pressure support ventilation. Chest. 1990; 97(6):1463-1466.

20. Kacmarek R. Inspiratory pressure support: does it make a clinical difference. Intensive Care Med. 1989;15(6):337-339.

21. Brochard L, Rauss A, Benito S, Conti G, Mancebo J, Rekik N, Gasparetto A, Lemaire F. Comparison of three methods of gradual withdrawal form ventilatory support during weaning from mechanical ventilation. Am J Resp Crit Care Med. 1994;150(4):896-903.

22. Esteban A, Frutos F, Tobin MJ, Aliá I, et al. A comparison of four methods of weaning patients from mechanical ventilation. Spanish Lung Failure Collaborative Group. N Engl J Med. 1995;332(6):345-350.

23. Silva AMPR, Coimbra VRM, Ballem RM, Feltrim MIZ, Auler JOC Jr. Utilização de Pressão de Suporte em pacientes dependentes da ventilação mecânica. Rev Bras Ter Intensiva. 1993;5(3):75-78.

24. Putensen C, Wrigge H. Clinical review: biphasic positive airway pressure and airway pressure release ventilation. Critical Care. 2004;8(6):492-497.

25. Carvalho WB, Kopelman BI, Bonassa J. Ventilação com liberação de pressão das vias aéreas. In: Auler JOC Jr, Amaral G. Assistência ventilatória mecânica. São Paulo: Atheneu; 1995.

26. Bonassa J, Amato MBP. Ventilação volumétrica assistida com pressão suporte – VAPS. In: Auler JOC Jr, Amaral G. Assistência ventilatória mecânica. São Paulo: Atheneu; 1995.

27. Auler JOC, Carmona MJC, Silva MHC, Silva AMPR, Amaral RVG. Haemodynamic effects of pressure-controlled ventilation versus volume-con-

Modos ventilatórios básicos e avançados

trolled ventilation in patients submitted cardiac surgery. Clin Intensive Care. 1995;6(3):100-106.

28. Maquet Critical Care AB. Servo Ventilator 300/300A, Operating Manual 8.1/9.1. Maquet Critical Care AB: Solna; 2000.

29. Kocis KC, Dekeon MK, Rosen HK, Bandy KP, Crowley DC, Bove, EL, Kulik T. Pressure-regulated volume control vs volume control ventilation in infants after surgery for congenital heart disease. Pediatr Cardiol. 2001;22(3): 233-237.

30. Guldager H, Nielsen SL, Carl P, Soerensen MB. A comparison of pressure-regulated volume control ventilation in acute respiratory failure. Crit Care. 1997;1(2):75-77.

31. Riverso P, Bernardi PL, Morra MG, Paganini G, Parigi F. A comparison of ventilation techniques in ARDS. Volume controlled vs pressure-regulated volume control. Minerva Anestesiol. 1998;64(7-8):339-343.

32. Shelledy DC, Lawson RW, Drumheller OJ. A comparison of the ventilatory efficiency of assisted ventilation with fixed inspiratory flow rates to volume supported ventilation with variable inspiratory flow. Resp Care 1996;41(10):954

33. Branson RD, MacIntype NR. Dual-control modes of mechanical ventilation. Respir Care. 1996;41:294.

34. Otis AB, Fenn WO, Rahn H. Mechanics of breathing in man. J Appl Physiol. 1950;2(11):592-607.

35. Hamilton Medical. Hamilton Medical Operator's Manual software [version 3]. Hamilton Medical: Bonaduz; 2004.

36. Gruber PC, Gomersall CD, Joynt GM, Ng SK, Ho KM, Underwood MJ. Randomized controlled trial comparing adaptive-support ventilation with pressure-regulated volume-controlled ventilation with automode in weaning patients after cardiac surgery. Anesthesiology. 2008;109(1):81-87.

37. Sulzer CF, Chioléro R, Chassot PG, Mueller XM, Revelly JP. Adaptive support ventilation for fast tracheal extubation after cardiac surgery: a randomized controlled study. Anesthesiology. 2001;95(6):1339-1350.

38. Cassina T, Chioléro R, Mauri R, Revelly JP. Clinical experience with adaptive support ventilation for fast-track cardiac surgery. Cardiothorac Vasc Anesth. 2003;17(5):571-575.

39. Petter AH, Chioléro RL, Cassina T, Chassot PG, Müller XM, Revelly JP. Automatic "respirator/weaning" with adaptive support ventilation: the effect on duration of endotracheal intubation and patient management. Anesth Analg. 2003;97(6):1743-1750.

40. Tassaux D, Dalmas E, Gratadour P, Jolliet P. Patient-ventilator interactions during partial ventilatory support: a preliminary study comparing the effects of

adaptive support ventilation with synchronized intermittent mandatory ventilation plus inspiratory pressure support. Crit Care Med 2002;30(4):801-807.

41. Mireles-Cabodevila E, Diaz-Guzman E, Heresi G, Chatburn RL. Alternative modes of mechanical ventilation: a review for the hospitalist. Cleve Clin J Med. 2009;76(7):417-429.

42. Silva AMPR, Santos R, YU F, Saavedra M, Feltrim MIZ. Estudo comparativo das modalidades ASV e PCV-SIMV-PSV em cardiopatas sob ventilação mecânica prolongada. Simpósio Internacional de Fisioterapia Respiratória XIII; 2006; Curitiba. São Paulo: Assobrafir; 2006.

CAPÍTULO 3

Interrupção e desmame do suporte ventilatório

Tatiana Satie Kawauchi

OBJETIVOS

- Compreender os métodos de desmame mais utilizados.
- Identificar os critérios necessários para a realização do desmame.
- Aprender, na teoria, como se realiza o procedimento de desmame e extubação.

PALAVRAS-CHAVE

- Desmame, ventilação mecânica, cardiopata.

1. INTRODUÇÃO

A maioria dos pacientes submetidos ao suporte ventilatório mecânico pode ser fácil e rapidamente retirada do ventilador assim que a condição crítica responsável pela instituição da ventilação artificial seja tratada, como nos casos dos pacientes submetidos a procedimentos cirúrgicos quando se aguarda apenas a recuperação anestésica para se prosseguir a retirada do suporte ventilatório[1]. Nessas condições, o processo de retirada do suporte ventilatório é denominado interrupção ou supressão do suporte ventilatório.

O termo desmame é utilizado quando se tem a retirada programada do suporte ventilatório por meio da redução progressiva dos parâmetros do ventilador mecânico. O objetivo do processo de desmame é diminuir o nível de assistência dado pelo ventilador, o que faz com que o paciente assuma uma maior proporção do trabalho ventilatório, favorecendo sua autonomia e diminuindo os riscos da assistência ventilatória invasiva prolongada[2].

Cerca de 5 a 30% dos pacientes apresentam dificuldade de desmame do ventilador mecânico, não sendo removidos do ventilador em uma primeira ou segunda tentativa consecutiva[1]. Os casos de desmame difícil muitas vezes se devem aos aspectos fisiopatológicos da doença de base e das doenças associadas ou por outros fatores, como o desenvolvimento de polineuromiopatia do paciente crítico e uso prolongado de drogas sedativas[3]. A causa fundamental do insucesso do desmame geralmente é o desequilíbrio entre a capacidade ventilatória diminuída e a demanda ventilatória aumentada presente nesses indivíduos[1].

2. MÉTODOS DE DESMAME DA VENTILAÇÃO MECÂNICA

Existem basicamente três métodos reconhecidos e bem estabelecidos na literatura para o desmame, que são: o teste de respiração espontânea, a ventilação com pressão de suporte (PSV) e a ventilação mandatória intermitente sincronizada (SIMV)[2].

O teste de respiração espontânea, também conhecido como teste do tubo T, é o método mais antigo de desmame empregado. O tubo T, por se tratar de um sistema desprovido de válvula, faz com que o trabalho respiratório seja aquele imposto pela resistência do tubo orotraqueal, da ventilação minuto e do fluxo ventilatório. A vantagem desse método é a sua simplicidade e reprodutibilidade, uma vez que não requer ventiladores mecânicos mais sofisticados[4]. Em sua versão tradicional, o paciente é removido do ventilador mecânico e conectado ao tubo T que, por sua vez, é enriquecido de oxigênio por um sistema umidificado[2].

A duração do teste de respiração espontânea foi inicialmente escolhida como sendo de 120 minutos. Brochard[5] e Esteban[6] demonstraram que um teste de duas horas de ventilação espontânea em tubo T foi útil para selecionar os pacientes

Interrupção e desmame do suporte ventilatório

prontos para a extubação. Porém, vários estudos demonstraram que o paciente que falha e retorna à ventilação mecânica apresenta sinais de fadiga mais precocemente[4]. Esteban et al.[7] conduziram um estudo com 526 pacientes em ventilação mecânica aptos para o desmame, com a finalidade de verificar o tempo necessário (30 ou 120 minutos) para um teste em ventilação espontânea prévio à extubação. O percentual de pacientes que permaneceram extubados por 48 horas após o teste foi igual para os dois grupos (75,9% para o grupo de 30 minutos e 73% para 120 minutos, p = 0,43)[4]. Portanto, nos dias de hoje, utilizamos o teste de respiração espontânea com duração de 30 minutos – tempo suficiente para verificar a autonomia ventilatória do paciente, permitindo a progressão para a extubação.

O teste de respiração espontânea está indicado para todos os tipos de paciente, exceto aqueles com grave acometimento pulmonar ou sistêmico e que tenham, portanto, maior predisposição a apresentar sinais de intolerância ao trabalho imposto pelo sistema[2].

O desmame por ventilação com pressão de suporte, ou PSV, é uma modalidade de ajuda à ventilação espontânea, iniciada pelo paciente por meio de uma pressão positiva inspiratória predeterminada e constante. O desmame do nível de pressão de suporte deve ser feito de acordo com a tolerância do paciente até um valor mínimo de 5 a 7 cmH$_2$O. Essa pressão é considerada a mínima necessária para vencer a resistência imposta pelo circuito do ventilador mecânico, válvula de demanda e tubo orotraqueal[4].

Na modalidade SIMV, períodos de ventilação espontânea são intercalados com ventilação assisto-controlada do ventilador mecânico. O desmame por meio dessa modalidade consiste apenas na diminuição gradual da frequência respiratória mandatória do ventilador mecânico, o que favorece o início do trabalho da musculatura respiratória, transferindo, assim, o trabalho do equipamento para o paciente[4]. Entretanto, diversos estudos consideram esse método o menos adequado, induzindo maior tempo de ventilação mecânica[4,5]. Porém, quando associado à PSV, ocorre diminuição significativa do trabalho ventilatório, facilitando o processo de desmame.

Quando essas três principais formas de desmame foram comparadas, em estudos como o de Brochard[5], não se observou diferença no tempo de desmame dos pacientes do grupo SIMV e do grupo tubo T; menor tempo de desmame ocorreu nos pacientes com progressiva redução nos níveis de PSV.

Em outro estudo clássico sobre desmame da ventilação mecânica, Esteban et al.[6] concluíram que pacientes que realizaram teste único de respiração espontânea progrediram para extubação três vezes mais rapidamente que aqueles que foram desmamados em SIMV, e duas vezes mais rápido que os desmamados em PSV. Os testes múltiplos de respiração espontânea apresentaram resultados semelhantes ao teste único de respiração espontânea.

A eleição do método de desmame varia conforme as características dos pacientes, e as rotinas de cada unidade de terapia intensiva, bem como a avaliação contínua por profissionais habilitados e a disponibilidade de recursos técnicos são determinantes na escolha do melhor método para cada paciente. Em caso de falha, recomenda-se respeitar um período de descanso muscular de 24 horas; planejar estratégias nos casos de desmame difícil; evitar reações de pânico nas situações de reintubação e manter a família do paciente informada. O julgamento da retirada total da ventilação mecânica é clínico e deve ser baseado no tempo prévio de ventilação assistida e na reserva cardiorrespiratória do paciente[4].

3. CRITÉRIOS PARA O INÍCIO DO DESMAME DA VENTILAÇÃO MECÂNICA

Para iniciar o processo de desmame é necessário avaliar se a causa da intubação foi solucionada. Uma revisão sistêmica orgânica de cada paciente deve ser realizada avaliando-se o nível de consciência e de descurarização do paciente, temperatura corporal, diurese e função renal, estabilidade hemodinâmica, equilíbrio ácido-básico, oxigenação, radiografia de tórax e dados da mecânica ventilatória[8].

O paciente deve apresentar um estado mental adequado (escala de Glasgow > 13). Nos casos de pós-operatório de cirurgias, o paciente deve ser capaz de abrir os olhos ao comando e estar responsivo ao estímulo verbal (escala de Ramsay ≤ 3)[8,9]. Um teste realizado com frequência na prática clínica para avaliar a descurarização do paciente consiste em solicitar a manutenção da flexão cervical por 5 segundos.

Com relação à temperatura corporal, deve-se aceitar uma temperatura entre 35,5°C e 38°C como parâmetro para extubação. Os pacientes não podem estar hipotérmicos nem apresentar estados febris, uma vez que a temperatura é um fator que altera a curva de dissociação da hemoglobina, modificando sua afinidade pelo oxigênio[9].

O volume de diurese também é um fator que deve ser observado, pois situações de oligúria ou anúria podem indicar comprometimento da função renal e, nos casos de difícil reversão, necessidade de hemodiálise[8].

A estabilidade hemodinâmica deve ser avaliada por meio da monitoração contínua, observando-se valores de frequência cardíaca (FC < 120-140 bpm), ritmo cardíaco (sinusal), pressão arterial sistólica (PAS < 180-190 mmHg) e diastólica (PAD > 90 mmHg com aumento menor que 20%). Avalia-se a necessidade de drogas vasoativas para a manutenção da estabilidade hemodinâmica, pois o ajuste das drogas inotrópicas e vasoativas pode interferir no desmame da ventilação mecânica[9].

A gasometria arterial fornece dados essenciais para a avaliação de possíveis distúrbios ácido-básicos. Quando o paciente apresenta algum distúrbio

Interrupção e desmame do suporte ventilatório

ventilatório caracterizado por aumento na $PaCO_2$ e, possivelmente, acidose respiratória, é necessário alterar os parâmetros ventilatórios no intuito de aumentar a ventilação minuto para reduzir o CO_2. Nos casos de distúrbios metabólicos, torna-se necessária a reposição volêmica ou de bicarbonato. A oxigenação é outro dado avaliado, quando se espera uma PaO_2 entre 80 e 100 mmHg e relação $PaO_2/F_1O_2 > 200$. Quando utilizada apenas a monitoração não invasiva, valores de SpO_2 devem estar acima de 92%[9]. A radiografia de tórax deve ser analisada antes do desmame/extubação na busca de alterações cardiogênicas, broncopulmonares, infecciosas ou iatrogênicas que possam contraindicar o procedimento[8].

A análise da mecânica ventilatória nos permite detectar possíveis riscos para o desmame e, diante deles, introduzir condutas apropriadas para sua reversão. Para um desmame adequado, deve-se objetivar frequência respiratória (f) menor que 30 irpm e volume corrente expirado espontâneo (VCexal) maior que 5 mL/Kg de peso do paciente. Com esses dois parâmetros, podemos calcular o índice de respiração rápida e superficial, também conhecido como índice de Tobin, que estabelece a relação entre a f e o VC (em litros), e deve ser menor que 60 a 105[9]. Caso esses parâmetros estejam alterados, o paciente deve ser reorientado, e deve-se otimizar a analgesia e a sedação e readequar os parâmetros do ventilador.

A resistência das vias aéreas (Raw) identifica possível obstrução ao fluxo de ar. Os valores aceitáveis estão entre 2 e 4 $cmH_2O/L/seg$. Quando for maior que 15 $cmH_2O/L/seg$, deve-se verificar se a via aérea se encontra permeável ou se há alguma obstrução, seja por um acotovelamento da cânula orotraqueal ou por presença de tampão mucoso aderido nesta, cujas ações a serem consideradas seriam a verificação da necessidade de troca da cânula orotraqueal e de higiene brônquica e aspiração, respectivamente. A complacência estática recomendada deve ser maior que 25 mL/cmH_2O[9].

A presença de PEEP intrínseca é resultante do aprisionamento de ar no parênquima pulmonar, aumentando o trabalho ventilatório e dificultando o desmame. Para minimizá-la, é necessário diminuir a Rwa, a f e o tempo inspiratório[9].

Outra variável a ser avaliada é a pressão muscular inspiratória máxima (P_1max), que expressa a capacidade de geração de pressão dos músculos inspiratórios e deve apresentar valores maiores que -30 cmH_2O para se indicar o desmame/extubação[4,9].

A pressão de oclusão das vias aéreas aos 100 milissegundos do início da inspiração ($P_{0,1}$) representa o comando neural respiratório central e depende da interação dos quimiorreceptores centrais e motoneurônios periféricos[4]. Tem como valores de normalidade de pressões que variam de 2 a 4 cmH_2O. Quando seu valor é maior que 6, é indicativo de hiperestimulação central, podendo a equipe optar pela sedação até a normalização do quadro. Quando o valor é menor que 2, indica depressão central, com necessidade de estimulação. É uma medida pouco utilizada na prática clínica[4,9].

Nos pacientes em pós-operatório de cirurgia cardíaca é comum a presença de drenos medianos e pleurais para a drenagem de líquidos que comumente se acumulam em decorrência do procedimento cirúrgico. Nesse contexto, avalia-se a quantidade de líquido drenado, cujo valor considerado normal é abaixo de 3 a 5 mL/Kg/min. Valores mais altos que essa média podem evidenciar alterações de coagulação sanguínea ou mesmo possíveis alterações nas anastomoses e suturas cirúrgicas. Pacientes com sangramento excessivo podem necessitar de reabordagem cirúrgica, além de apresentarem maior risco de choque hipovolêmico. Possíveis sangramentos no curativo da incisão cirúrgica e nos locais de inserção de cateteres também devem ser avaliados antes de se optar pela extubação[8].

4. FATORES QUE FACILITAM E QUE DIFICULTAM O DESMAME DA VENTILAÇÃO MECÂNICA

Alguns fatores facilitam o desmame da ventilação mecânica, tais como otimização das condições clínico/cirúrgicas, escolha adequada do ventilador mecânico e do modo de desmame, ajustes constantes dos parâmetros da ventilação e trabalho sincronizado da equipe multiprofissional[8].

Os fatores que dificultam o desmame da ventilação mecânica são: aumento da demanda ventilatória relacionada ao medo, ansiedade, acidose e infecção; diminuição da complacência pulmonar como na fibrose, edema pulmonar, obesidade e ascite; aumento da resistência da via aérea superior, broncoespasmo, edema de mucosa e presença do tubo orotraqueal[8].

5. PROCEDIMENTO DE DESMAME E EXTUBAÇÃO

A extubação programada deve ser precedida da avaliação da patência das vias aéreas. O processo de retirada do suporte ventilatório tem início com a adequação do modo ventilatório às necessidades e condições do paciente. O vazamento de ar, após a desinsuflação do balonete, é um sensível preditor de sucesso da extubação[8].

Nossa rotina de desmame nas unidades de terapia intensiva do InCor consiste em reduzir os ciclos mandatórios até uma f mínima de 2 irpm. Ao reduzir as frequências mandatórias, torna-se possível verificar quantas frequências respiratórias espontâneas são realizadas pelo paciente. Caso o paciente mantenha frequência respiratória total entre 12 e 18 irpm, pode-se pensar em diminuir os demais parâmetros ventilatórios. A seguir, reduzimos a F_IO_2 até 0,4 e a PEEP até 5 cmH_2O, contanto que a relação PaO_2/F_IO_2 permaneça acima de 200 ou a SpO_2 esteja acima de 92%. Por fim, deve-se reduzir a PSV até 5 a 7 cmH_2O, uma vez que esse valor de pressão é considerado o mínimo para vencer a resistência imposta pelo sistema (circuito do ventilador e tubo orotraqueal).

Interrupção e desmame do suporte ventilatório

Uma vez realizada a diminuição dos parâmetros e o paciente esteja mantendo a estabilidade clínica, sem sinais e sintomas de intolerância ao desmame, segue-se a extubação. Inicialmente, devemos informar o paciente sobre as etapas do procedimento de extubação. Devemos posicionar o paciente bem sentado no leito para que haja a facilitação da tosse logo após a extubação. Realizamos, então, a ausculta pulmonar, objetivando identificar ruídos que evidenciem a presença de secreção pulmonar e a necessidade da realização de manobras para remoção de secreção. A aspiração deve ser realizada inicialmente pelo tubo orotraqueal, seguida pela cavidade nasal e, por último, a cavidade oral, de forma asséptica e segura (Figura 3.1). Em seguida, devemos desconectar a cânula orotraqueal do circuito do ventilador (Figura 3.2), deixando o paciente respirar espontaneamente por alguns segundos, enquanto são feitas a retirada da fixação da cânula orotraqueal, a desinsuflação do balonete (Figura 3.3) e, por fim, a retirada da cânula orotraqueal de forma segura e eficaz (Figura 3.4). Devemos, ainda, solicitar uma tosse espontânea do paciente, com o objetivo de eliminar a secreção residual na cavidade oral, e instalar o cateter de oxigênio com fluxo suficiente para manter uma SpO_2 acima de 92% (Figura 3.5). Devemos, também, informar o paciente sobre a necessidade de se manter alerta, com respiração espontânea e tossir sempre que necessário.

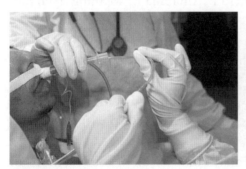

Figura 3.1 Aspiração do paciente.

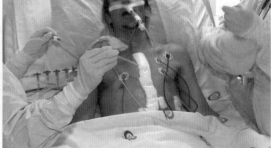

Figura 3.2 Desconexão do ventilador.

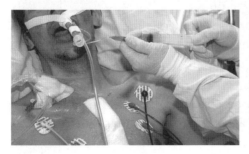

Figura 3.3 Desinsuflando o balonete.

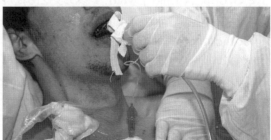

Figura 3.4 Retirada do tubo orotraqueal.

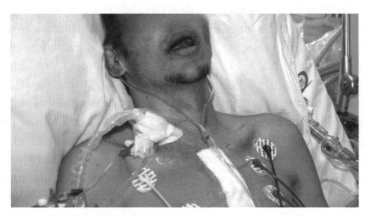

Figura 3.5 Colocação de cateter de oxigênio.

REFERÊNCIAS BIBLIOGRÁFICAS

1. Carvalho CRR. Curso de atualização em ventilação mecânica. Disciplina de Pneumologia da Faculdade de Medicina da Universidade de São Paulo. São Paulo; 1999. p. 138-156.

2. Hess D. Ventilation modes used in weaning. Chest. 120(Suppl 6);474S-476S.

3. Caroleo S, Agnello F, Abdallah K, Santangelo E, Amantea B. Weaning from mechanical ventilation: an open issue. Minerva Anestesiol. 2007;73(7-8):417-427.

4. Goldwasser RS. Desmame da ventilação mecânica. In: Carvalho CRR. Ventilação mecânica [v. 1, básico]. São Paulo: Atheneu, 2000.

5. Brochard L, Rauss A, Benito S, Conti G, Mancebo J, Rekik N, Gasparetto A, Lemaire F. Comparison of three methods of gradual withdrawal form ventilatory support during weaning from mechanical ventilation. Am J Resp Crit Care Med. 1994;150(4):896-903.

6. Esteban A, Frutos F, Tobin MJ, Aliá I, et al. A comparison of four methods of weaning patients from mechanical ventilation. Spanish Lung Failure Collaborative Group. N Engl J Med. 1995;332(6):345-350.

7. Esteban A, Aliá I, Tobin MJ, et al. Effect of spontaneous breathing trial duration on outcome of attemps to discontinue mechanical ventilation. Am J Resp Crit Care Med. 1999;159(2):512-518.

8. Coimbra VR, Rodrigues MVH, Nozawa E, Feltrim MIZ. Rotinas do atendimento fisioterapêutico no pós-operatório de cirurgia cardíaca. In: Auler JOC, Oliveira SA. Pós-operatório de cirurgia torácica e cardiovascular. Porto Alegre: Artmed; 2004.

9. Machado MGR, Zin WA. Desmame do suporte ventilatório. In: Machado MGR. Bases da fisioterapia respiratória: terapia intensiva e reabilitação. Rio de Janeiro: Guanabara Koogan; 2008.

CAPÍTULO

4

Repercussões respiratórias e cardiovasculares da ventilação mecânica

Alcino Costa Leme

OBJETIVOS

- Mostrar a importância da relação existente entre o sistema respiratório e o sistema cardiovascular.
- Determinar, de acordo com a fisiopatologia de cada doença, como otimizar a oferta de oxigênio aos tecidos.
- Entender as principais diferenças existentes entre a respiração espontânea e a artificial em relação às mudanças provocadas no sistema cardiopulmonar.

PALAVRAS-CHAVE

- Interação cardiopulmonar, respiração espontânea, respiração artificial.

1. INTRODUÇÃO

O objetivo primário do sistema cardiopulmonar é continuamente entregar uma adequada quantidade de oxigênio para as demandas metabólicas do organismo. Frequentemente, para que essa oferta seja adequada, é necessário utilizar a ventilação mecânica, quer seja ela invasiva ou não invasiva. Porém, de acordo com a forma ou os parâmetros utilizados, ela pode se tornar benéfica ou agravar ainda mais o quadro de insuficiência respiratória. Por isso todo profissional envolvido – médico, fisioterapeuta ou enfermeiro – precisa entender os aspectos fisiopatológicos do sistema cardiopulmonar, a fim de poder assegurar aos pacientes a melhor terapêutica possível.

2. EQUILÍBRIO PRESSÓRICO DO SISTEMA RESPIRATÓRIO

Os pulmões são câmaras pressóricas posicionadas dentro de outra câmara pressórica que é a caixa torácica. Ambas funcionam em conjunto, porém separadas por um espaço virtual, denominado cavidade pleural. O volume de repouso da caixa torácica quando desacoplada dos pulmões é maior, apresentando uma tendência contínua a se expandir. Os pulmões, por sua vez, apresentam um volume de repouso menor do que quando acoplados à caixa torácica, apresentando uma tendência contínua a se retrair e a reduzir de volume, devido à presença de grande quantidade de tecido elástico[1,2].

Essa tendência contínua da caixa torácica em se expandir e dos pulmões em se retrairem gera uma pressão subatmosférica na cavidade pleural que, em situações de repouso, situa-se em torno de -3 e -5 cmH$_2$O. À medida que os músculos inspiratórios se contraem, essa pressão torna-se mais subatmosférica, o que reduz a pressão alveolar e provoca a entrada de ar nos pulmões, expandindo a caixa torácica. Desta forma, quanto maior for o esforço muscular inspiratório, maior será a pressão intratorácica. No entanto, essa pressão não é homogênea em toda a cavidade. Ela é sempre menor, menos subatmosférica, nas porções dependentes dos pulmões, quer estejamos nos vários decúbitos horizontais ou em posição ereta, sentado ou em pé[1,3] (Figura 4.1).

O saco pericárdico encontra-se submetido às oscilações da pressão intratorácica durante o movimento respiratório. Desta forma, qualquer alteração no regime pressórico da caixa torácica ou dos pulmões implicará, invariavelmente, em alterações no sistema cardiocirculatório. Isso se deve ao fato de que sistemas operam em série, desde as artérias pulmonares até a artéria aorta[4].

3. FUNÇÃO CARDÍACA

A função cardíaca pode ser estudada de diversas maneiras. Uma delas é por meio da sua contratilidade ou frequência, e outra, quando se trata da interação cardiopulmonar, por meio dos valores de pré e pós-carga de ventrículo direito (VD) e de ventrículo esquerdo (VE).

A pré-carga refere-se ao volume diastólico final. A pós-carga expressa a resistência imposta pelas valvas e vasos sanguíneos à ejeção ventricular.

A circulação pulmonar está submetida a dois regimes pressóricos diferentes: (1) os vasos alveolares, compostos por arteríolas, vênulas e capilares, presentes ao redor dos septos alveolares, estão submetidos ao regime pressórico imposto pela pressão alveolar; (2) os vasos extra-alveolares, compostos pelas artérias e veias localizadas no interstício e vias respiratórias estão submetidos às oscilações da pressão intratorácica[5,6].

Desta forma, os volumes pulmonares acima da capacidade residual funcional (CRF) promovem aumentos da resistência vascular pulmonar (RVP), devido à redução da capacitância dos vasos. Outras condições que provocam aumento da RVP são aquelas que causam redução do volume pulmonar, como, por exemplo, as atelectasias, que, ao reduzir a tração radial intersticial, promovem a redução do diâmetro transverso do vaso sanguíneo[1,7].

O principal fator determinante da resistência vascular pulmonar é a pressão alveolar de oxigênio (PAO_2). Variações dessa pressão provocam alterações significantes no tônus vasomotor das arteríolas pulmonares. A redução da PAO_2 resulta em vasoconstricção pulmonar hipóxica[8], situação comum na insuficiência respiratória hipoxêmica, provocada por colapso alveolar, e consequente redução da CRF. Como resultado, ocorrem aumentos da RVP e da pós-carga de VD com redução da pré-carga de VE, comprometendo, consequentemente, o débito cardíaco (DC).

Em condições fisiológicas, a pressão intratorácica aumenta ainda mais à medida que os músculos inspiratórios se contraem, tornando-se cada vez mais subatmosférica. Esse aumento apresenta um efeito de sucção no fluxo sanguíneo, facilitando o retorno venoso ao átrio e ventrículo direito, com elevação do volume diastólico final (VDF) ou pré-carga.

Para que o volume sanguíneo seja ejetado pelos ventrículos, as câmaras cardíacas deverão gerar forças suficientemente altas para vencer esse efeito de sucção, além de vencer a resistência imposta pelas valvas cardíacas e vasos sanguíneos. Dessa forma, cria-se um gradiente pressórico entre o interior das câmaras cardíacas e o tórax, denominado de pressão transmural, definida como a diferença de pressão entre as cavidades cardíacas e o tórax. A representação matemática desse gradiente obedece à Lei de Laplace, em que a tensão exercida na parede das câmaras é diretamente proporcional ao produto da pressão pelo raio, dividido por sua espessura[9,10].

Os vetores de força da expansão pulmonar encontram-se em sentidos opostos ao da contração cardíaca e, quanto maior a tensão exercida na parede da câmara da resultante dessa força, maior será a pressão transmural e, consequentemente, maior o consumo de oxigênio pelo miocárdio (Figuras 4.1 e 4.2).

É importante ressaltar que os efeitos da insuflação pulmonar sobre o fluxo sanguíneo dependem da condição volêmica, cujos efeitos serão mais expressivos na hipovolemia quando a pressão venosa central estiver, por exemplo, abaixo de 12 mmHg[11-13].

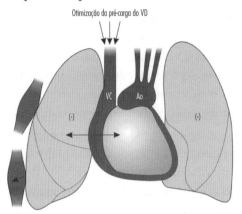

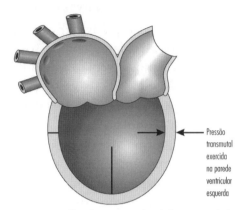

Figura 4.1 Pressões que agem no sistema cardiopulmonar em condição fisiológica.
VC = veia cava, Ao = artéria aórtica, (-) = pressão intratorácica subatmosférica

Figura 4.2 Pressão transmural agindo no ventrículo esquerdo.

4. EFEITOS FISIOLÓGICOS DA PRESSÃO POSITIVA

Em condições não fisiológicas, como durante o uso de ventilação por pressão positiva, o retorno venoso em direção ao átrio direito está diminuído devido à redução do gradiente pressórico entre as veias cavas e a pressão intratorácica que, nessa condição, encontra-se positiva, reduzindo, assim, o VDF ou a pré-carga dos ventrículos[14].

A pressão positiva intratorácica direciona os vetores de força, de expansão pulmonar e de contração cardíaca para a mesma direção. Ocorre um somatório de forças, o que reduz o gradiente, a pressão transmural e a pós-carga para ambos os ventrículos, com melhora do desempenho cardíaco (Figura 4.3).

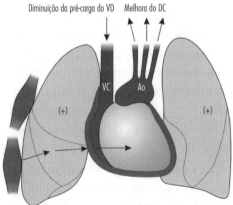

Figura 4.3 Pressões que agem no sistema cardiopulmonar durante a aplicação de pressão positiva.
VC = veia cava, Ao = artéria aórtica, (+) = pressão intratorácica positiva, vetores de força.

As câmaras cardíacas direita, em situações como hipertensão pulmonar, hiperdistensão alveolar, tromboembolismo pulmonar e durante a vasoconstrição pulmonar hipóxica, ficam submetidas a um regime elevado de pressão. Em função de sua morfologia, elas poderão entrar em disfunção e, também, contribuir para o desvio do septo interventricular em direção ao átrio esquerdo, reduzindo o VDF e, consequentemente, o DC[14,15] (Figura 4.4).

Em indivíduos saudáveis, o DC é mais dependente das variações da pré-carga ventricular; por outro lado, em pacientes com insuficiência cardíaca congestiva (ICC), o DC está sujeito às variações da pós-carga ventricular, pois a ventilação com pressão positiva provoca aumento da pressão abdominal, favorecendo o retorno venoso, principalmente do fígado. Dessa forma, mantém, apesar da pressão positiva intratorácica, pré-carga ventricular adequada[16,17].

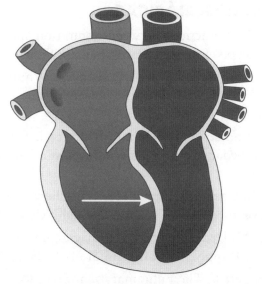

Figura 4.4 Desvio do septo interventricular em direção à câmara esquerda.

Em situações de colapso pulmonar é comum a utilização de níveis elevados de pressão positiva expiratória final (PEEP), porém seu uso inadvertido, principalmente em condições de disfunção de VD, pode provocar baixo débito cardíaco e aumento da resistência vascular pulmonar. Esses fatores diminuem a oferta de oxigênio aos tecidos e provoca efeito espaço morto, com consequente aumento da $PaCO_2$, suplantando os efeitos benéficos da redução do *shunt* pulmonar.

5. CONCLUSÃO

Na aplicação da ventilação com pressão positiva temos duas condições bastante distintas: (1) diante de disfunção de VD, recomenda-se a utilização de valores baixos de PEEP e de volume corrente (VC), bem como menores pressões médias nas vias aéreas. As manobras de recrutamento alveolar devem ser aplicadas com muita cautela; (2) em disfunção de VE, podem ser utilizados valores mais altos de PEEP de VC e de pressões médias em vias aéreas. As manobras de recrutamento alveolar, quando indicadas, acarretam pequenas alterações hemodinâmicas[18,19].

Em pacientes com grave disfunção de VE, intubados e ventilados com pressão positiva, o desmame da ventilação mecânica e, principalmente, a interrupção do suporte ventilatório e o início da respiração espontânea poderão provocar aumentos abruptos da pressão capilar pulmonar e da pós-carga ventricular esquerda, sendo essa a principal causa de falha no procedimento. Nessas situações, deve-se considerar a utilização de ventilação com pressão positiva por meio de ventilação não invasiva após a extubação[20-22].

REFERÊNCIAS BIBLIOGRÁFICAS

1. Feihl F, Broccard AF. Interactions between respiration and systemic hemodynamics. Part I: basic concepts. Intensive Care Med. 2009;35(1):45-54.

2. Lu K, Clark JW Jr, Ghorbel FH, Ware DL, Bidani A. A human cardiopulmonary system model applied to the analysis of the Valsalva maneuver. Am J Physiol Heart Circ Physiol. 2001;281(6):2662-2679.

3. Vieillard-Bron A, Loubieres Y, Schimitt J-M, et al. Cyclic changes in right ventricular output impedance during mechanical ventilation. J. Appl. Physiol. 1999;87(5):1644-1650.

4. Buda AJ, Pinsky MR, Ingels NB, Daughthers GT, Alberman EL. Effect of intrathoracic pressure on left ventricular performance. N Engl J Med. 1979;301(9):453-459.

5. Pinsky MR, Klain M. Determinants of cardiac augmentation by elevations in intrathoracic pressure. J Apply Physiol. 1985;58(4):1189-1198.

6. Gehlbach BK, Geppert E. The pulmonary manifestations of left heart failure. Chest. 2004;125(2):669-682.

7. Pinsky, MR. Heart-lung interactions. Curr Opin Crit Care. 2007;13(5):528-531.

8. Van Den Berg PC, Jansen JR, Pinsky MR. Effect of positive pressure on venous return in volume-loaded cardiac surgical patients. J Appl Physiol. 2002; 92(3):1223-1231.

9. Robert J. Effects of positive end-expiratory pressure on right ventricle. J Appl Physiol. 1986;61(3):819-826.

10. Feihl F, Broccard AF. Interactions between respiration and systemic hemodynamics. Part II: pratical implications in critical care. Intensive Care Med. 2009;35(2):198-205.

11. Pinsk MR. Effect of positive end-expiratory pressure on right ventricular function in humans. Am Rev Respir Dis. 1992;146(3):681-687.

Repercussões respiratórias e cardiovasculares da ventilação mecânica

12. Guazi M. Alveolar-capillary membrane dysfunction in heart failure. Chest. 2003;124(3):1090-1102.

13. Guazi M. Alveolar-capillary membrane dysfunction in chronic heart failure: pathophysiology and therapeutic implications. Clin Sci. 2000;98(6):633-641.

14. Venus B, Cohen LE, Smith RA. Hemodynamic and intrathoracic pressure transmission during controlled mechanical ventilation and positive end-expiratory pressure in normal and low compliant lungs. Crit Care Med. 1988;16(7): 686-690.

15. Mathru M, Rao TLK, El-Etr AA, Pifan R. Hemodynamic response to changes in ventilatory patterns in patients with normal and poor left ventricular reserv. Crit Care Med. 1982;10(7):423-426.

16. Luecke T, Pelosi P. Clinical review: positive end-expiratory pressure and cardiac ouput. Critical Care. 2005;9(6):607-621.

17. Pinsky MR. Recent advances in the clinical application of heart-lung interactions. Curr Opin Crit Care. 2002;8(1):26-31.

18. Fessler HE. Heart-lung interactions: applications in the critically ill. Eur Reapir J. 1997;10(1):226-237.

19. Scharf SM, Warner RBKG, Khuri S. Intrathoracic pressure and left ventricular configuration with respiratory maneuvers. J. Apply. Physiol. 1989; 66(1): 481-491.

20. Robotham JL, Rabson J, Permutt S, Bromberger-Barnea B. Left ventricular hemodynamic during respiration. J Appl Physiol Respir Environ Exerc Physiol. 1979;47(6):1295-1303.

21. Aurigemma GP, Gaasch WH. Diastolic Heart Failure. N Engl J Med. 2004 Sept;351:1097-105.

22. Bradley TD, Hall MJ, Ando S-I, Floras JS. Hemodynamic effects of simulated obstructive apneas in humans with and without heart-failure. Chest. 2001;119(6):1827-1835.

CAPÍTULO

5

Otimização da ventilação mecânica – estratégia protetora em cardiopatas

Márcia Souza Volpe

OBJETIVOS

• Reconhecer os eventos que causam lesão pulmonar no pós-operatório imediato de cirurgia cardíaca.

• Entender como minimizar a lesão pulmonar no pós-operatório imediato por meio da adoção de estratégias protetoras de ventilação mecânica.

• Compreender como estratégias protetoras de ventilação mecânica diminuem a incidência de complicações pulmonares no pós-operatório.

PALAVRAS-CHAVE

• Lesão pulmonar, estratégia protetora de ventilação mecânica, pós-operatório imediato, circulação extracorpórea, cirurgia cardíaca.

1. INTRODUÇÃO

O interesse científico pela otimização da estratégia de ventilação mecânica adotada no pós-operatório (PO) de cirurgia cardíaca com o objetivo de proteger o tecido pulmonar e, consequentemente, diminuir a incidência de complicações pulmonares é relativamente novo[1-3]. No entanto, a ocorrência de colapso de tecido pulmonar no PO imediato de cirurgia torácica está bem documentada e reconhecida há anos.

A presença de atelectasias representa um fator de risco potencial de morbidade no PO e sua incidência é estimada entre 50 e 90% nos pacientes adultos submetidos a anestesia geral[4,5].

A ocorrência de colapso de tecido pulmonar provoca diminuição da capacidade residual funcional (CRF) com consequente aumento do *shunt* pulmonar, hipoxemia, diminuição da complacência pulmonar e aumento do trabalho ventilatório. A presença de hipoxemia em pacientes no PO de cirurgia cardíaca associada ao comprometimento da função ventricular é considerada extremamente prejudicial, uma vez que alterações como acidose metabólica e aumento da frequência cardíaca, esperadas em situações de hipoxemia, deprimem o miocárdio e aumentam seu consumo de oxigênio[6].

Múltiplos fatores são responsáveis pelo surgimento de atelectasias, podendo ser divididos em três grupos: (1) compressão mecânica do parênquima pulmonar; (2) absorção do conteúdo gasoso alveolar; (3) disfunção do sistema surfactante[7]. A manipulação dos órgãos durante o ato cirúrgico torácico, o emprego de altas frações inspiradas de oxigênio e a presença de exsudato no espaço alveolar são exemplos de fatores pertencentes aos grupos 1, 2 e 3, respectivamente, que podem resultar na ocorrência de atelectasias.

2. RESPOSTA INFLAMATÓRIA PULMONAR NO PÓS-OPERATÓRIO DE CIRURGIA CARDÍACA

Mais recentemente, levantou-se a hipótese de que pacientes no PO de cirurgia cardíaca apresentam um quadro de resposta inflamatória pulmonar muito mais importante do que a simples presença de atelectasias[1]. Enquanto pacientes submetidos à anestesia geral podem reduzir em 25% a sua CRF, pacientes de revascularização do miocárdio (RM) podem apresentar diminuição de até 50%. Acredita-se que esse importante quadro de disfunção pulmonar seja resultado de dois eventos nocivos aos pulmões: (1) o procedimento operatório cardíaco, em associação ou não à circulação extracorpórea (CEC); e (2) a estratégia de ventilação mecânica adotada desde o período intraoperatório até o momento de interrupção da assistência ventilatória mecânica (Figura 5.1).

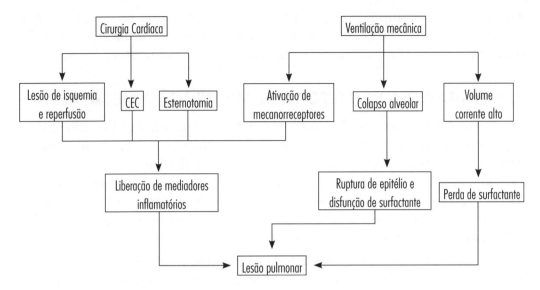

Figura 5.1 Modelo de lesão pulmonar após a cirurgia cardíaca.
Adaptado de Reis Miranda D, et al.[1].

Em 2001, já era descrito que a lesão pulmonar no PO com CEC, coloquialmente referida como *pump lung*, caracterizava-se por edema pulmonar e hipoxemia com aumento do gradiente alvéolo-capilar de oxigênio na ausência de aumento da pressão de átrio esquerdo[8]. Dessa forma, as características clínicas e fisiopatológicas da lesão pulmonar no PO com CEC são praticamente idênticas à síndrome do desconforto respiratório agudo (ARDS); portanto, não surpreende que a CEC seja considerada umas das principais causas de lesão indireta do tecido pulmonar, via endotélio, de ARDS. No entanto, é necessário ressaltar que a lesão pulmonar no PO, na verdade, corresponde a uma das manifestações da síndrome da resposta inflamatória sistêmica, que é ativada em graus variados de intensidade em todos os pacientes submetidos a grandes cirurgias, com ou sem CEC.

A ARDS foi descrita pela primeira vez em 1967, por Ashbaugh et al., ao publicarem a clássica descrição de 12 casos de pacientes que apresentavam um quadro clínico similar caracterizado por sinais de insuficiência respiratória, padrão radiológico característico, redução da complacência pulmonar e melhora da hipoxemia com a aplicação de pressão positiva expiratória final (PEEP)[9].

A partir da década de 1970, surgiram vários estudos experimentais que identificaram que a ventilação mecânica, por si só, podia provocar lesão pulmonar semelhante à encontrada na ARDS, com dano alveolar difuso, infiltração alveolar e intersticial de neutrófilos e macrófagos, além da formação de membrana hialina sobre a membrana basal desnuda[10-12].

Atualmente, a literatura científica é clara em afirmar que a ventilação mecânica induz lesão pulmonar, lesão praticamente indistinguível da encontrada na

ARDS, sempre que for adotada uma estratégia de ventilação mecânica que permita a ocorrência de hiperdistensão alveolar e/ou abertura e fechamento alveolar cíclico com consequente geração de altas pressões transpulmonares[13].

3. A ESTRATÉGIA PROTETORA DE VENTILAÇÃO MECÂNICA

Desde 2000 ficou mundialmente estabelecido que a adoção de uma estratégia de ventilação denominada protetora, com o objetivo de distingui-la da estratégia utilizada até então, denominada convencional, tornou-se essencial para a diminuição da mortalidade de pacientes com lesão pulmonar aguda (LPA) e ARDS[14,15]. A estratégia convencional objetivava atingir valores normais de pressões arteriais de oxigênio e de gás carbônico, mesmo que à custa de elevados volumes minuto e altas pressões inspiratórias.

Dessa forma, falar sobre otimização da ventilação mecânica, ou seja, sobre a aplicação de estratégia protetora de ventilação no politrauma ou no PO de cirurgia cardíaca, e não mencionar a ARDS é praticamente impossível, pois os conceitos sobre lesão pulmonar induzida pela ventilação mecânica e ARDS estão intimamente inter-relacionados.

3.1. Princípios da estratégia protetora

Os princípios atualmente estabelecidos para a adoção da estratégia protetora são: (1) limitar o volume corrente (VC) $\leq$ 6 mL/Kg e a pressão de platô (P_{PLAT}) $\leq$ 32 cmH$_2$O; (2) adotar uma PEEP necessária para manter oxigenação arterial aceitável com a menor fração inspirada de oxigênio possível, principalmente abaixo de 0,6, e que consiga minimizar a lesão pulmonar induzida pela abertura e fechamento alveolar cíclico[16,17]. Alguns centros adotam um terceiro princípio que consiste na aplicação de manobras de recrutamento alveolar (MRA) para promover a abertura plena de todas as unidades alveolares do sistema e, consequentemente, homogeneizar e diminuir as pressões críticas de fechamento das vias aéreas. Após o recrutamento alveolar pleno, a escolha de valores ideais de PEEP, que minimizem a lesão induzida pela presença de colapso alveolar cíclico, parece estar facilitada e possível[15,16].

3.2. Efeitos da estratégia protetora

Reis Miranda et al., em 2005, mostraram que a adoção da estratégia protetora em pacientes no PO de RM desde o intraoperatório minimizou a redução da CRF desses pacientes em relação àqueles submetidos à estratégia de ventilação convencional (2,2 $\pm$ 0,1 L *versus* 1,8 $\pm$ 0,1 L, respectivamente)[3]. Nesse estudo havia três grupos: (1) a estratégia protetora era adotada ainda no intraoperatório; (2) a estratégia protetora era adotada após a chegada do paciente à unidade de terapia

Otimização da ventilação mecânica – estratégia protetora em cardiopatas

intensiva; e (3) o uso da estratégia convencional, caracterizada pelo ajuste da PEEP = 5 cmH$_2$O e VC entre 6 e 8 mL/Kg, sem a aplicação de MRA. A estratégia protetora consistia na aplicação de uma MRA seguida pelo ajuste da PEEP, que garantisse a manutenção do recrutamento alveolar obtido durante a MRA, e com limitação do VC em 4 e 6 mL/Kg. Além de minimizar a redução da CRF, observou-se que nenhum dos pacientes submetidos à estratégia protetora iniciada no intraoperatório ou no PO imediato apresentou saturação de oxigênio em ar ambiente menor do que 90% no terceiro dia de PO, ao passo que, no grupo submetido à estratégia convencional, cerca de 40% dos pacientes apresentaram hipoxemia[3].

No mesmo ano, Zupancich et al. mostraram que em pacientes no PO de RM a estratégia de ventilação mecânica protetora baseada no uso de baixos volumes corrente e altos valores de PEEP, em comparação a uma estratégia com altos volumes correntes e baixos valores de PEEP, resultou em menores concentrações de interleucina (IL)-6 e IL-8 no plasma e no lavado broncoalveolar[2]. Os autores concluíram que a adoção de uma estratégia de ventilação protetora parece atenuar a resposta inflamatória sistêmica e pulmonar em pacientes submetidos à RM.

Um ano antes da publicação desses estudos, Dhyr et al. mostraram que a associação da adoção de valores de PEEP mais elevados e a aplicação de MRA são necessárias para reverter a hipoxemia e aumentar o volume pulmonar no final da expiração no PO imediato de cirurgia cardíaca; aumentos nos valores de PEEP ou a aplicação de MRA isoladamente não são suficientes para se obterem os mesmos resultados[18].

Em relação à forma como a MRA deve ser realizada no PO de cirurgia cardíaca, ou seja, tempo de duração, modo de ventilação e valores de pressões ajustados, existem evidências de que aplicação da manobra com delta de pressão (modo volume ou pressão controlada) apresenta menor repercussão hemodinâmica do que a realizada no modo pressão positiva contínua nas vias aéreas (CPAP). Celebi et al. mostraram que durante a aplicação da manobra em CPAP (40 cmH$_2$O por 30 segundos) ocorre uma diminuição significativa da pressão arterial média sistêmica (< 60 mmHg). Nos pacientes submetidos ao recrutamento em delta de pressão (PEEP de 20 cmH$_2$O e VC ajustado para atingir uma pressão inspiratória de 40 cmH$_2$O durante 2 minutos), a redução da pressão foi discreta, sem diferença estatística[19].

Além das evidências de que a MRA pode ser adotada sem repercussões hemodinâmicas para os pacientes no PO de cirurgia cardíaca, há relatos de que a adoção de uma estratégia protetora diminui a sobrecarga hemodinâmica de ventrículo direito quando comparada à convencional. Reis Miranda et al. investigaram esses efeitos na pós-carga de ventrículo direito durante as fases do ciclo respiratório (inspiração e expiração, separadamente) utilizando o ecocardiograma-Doppler transesofágico[20]. Os autores analisaram as fases do ciclo respiratório isoladamente para separar os efeitos do VC (mensuráveis durante a inspiração) e da PEEP (mensuráveis durante a expiração). Os autores verificaram que, durante a expiração, a adoção de valores mais elevados de PEEP durante a estratégia protetora em relação à estratégia convencional (14 cmH$_2$O *versus* 5 cmH$_2$O, respectivamente) não aumentou significantemente a pós-carga de ventrículo direito. No entanto, durante a fase inspiratória, o grupo submetido à estratégia convencional apresentou aumento da pós-carga de ventrículo direito em relação tanto ao grupo da estratégia protetora quanto em relação aos seus valores obtidos durante a fase expiratória. O aumento na pós-carga de ventrículo direito durante a fase inspiratória na estratégia convencional parece ser devido a dois fatores: (1) maior presença de colapso alveolar que acarretou maior grau de vasoconstrição hipóxica e (2) compressão dos capilares locais em razão da hiperdistensão de áreas aeradas devido à maior heterogeneidade do tecido pulmonar e ao uso de maiores volumes correntes.

4. OUTRAS ESTRATÉGIAS PARA OTIMIZAR O SUPORTE VENTILATÓRIO MECÂNICO

A ventilação em posição prona é outra estratégia utilizada com o objetivo de otimizar a ventilação, adotada, principalmente, em situações de hipoxemia refratária após tentativas de aumentos nos valores de PEEP, seguidos ou não da aplicação de MRA sem sucesso.

A ventilação em prono parece melhorar a oxigenação em função de alguns mecanismos, como a distribuição mais homogênea do gradiente gravitacional da pressão pleural, resultando em melhor distribuição da ventilação nas regiões dorsais dos pulmões, o menor desequilíbrio ventilação/perfusão, a redução da área pulmonar comprimida pelo abdome e a diminuição do peso do coração sobre áreas pulmonares[21]. Este último mecanismo proposto é relativamente importante em cardiopatas, que frequentemente apresentam área cardíaca aumentada[22]. Apesar dos seus potenciais benefícios, o uso da posição prona no PO de cirurgia cardíaca é questionado por alguns autores; a postura pode prejudicar a cicatrização da esternotomia e, consequentemente, aumentar o risco de infecção da ferida cirúrgica[23,24].

Independentemente dos questionamentos, são poucos os estudos sobre ventilação em prono no PO de cirurgia cardíaca, a maioria sendo relatos de caso. Mesmo para pacientes com LPA/ARDS não há consenso na literatura sobre os seus benefícios quando comparada à posição supina, principalmente em relação à diminuição da mortalidade.

REFERÊNCIAS BIBLIOGRÁFICAS

1. Reis MD, Gommers D, Papadakos PJ, Lachmann B. Mechanical ventilation affects pulmonary inflammation in cardiac surgery patients: the role of the Open-Lung Concept. J Cardiothorac Vasc Anesth. 2007;21(2):279-284.

2. Zupancich E, Paparella D, Turani F, et al. Mechanical ventilation affects inflammatory mediators in patients undergoing cardiopulmonary bypass for cardiac surgery: a randomized clinical trial. J Thorac Cardiovasc Surg. 2005; 130(2):378-383.

3. Reis Miranda D, Struijs A, Koetsier P, et al. Open lung ventilation improves functional residual capacity after extubation in cardiac surgery. Crit Care Med. 2005;33(10):2253-2258.

4. Moller JT, Johannessen NW, Berg H, et al. Hypoxaemia during anaesthesia-an observer study. Br J Anaesth. 1991;66(4): 437-444.

5. Lundquist H, Hedenstierna G, Strandberg A, et al. CT-assessment of dependent lung densities in man during general anaesthesia. Acta Radiol. 1995;36(6): 626-632.

6. Iglézias JCR, Oliveira JL Jr, Dallan LAO, Lourenção A Jr, Stolf NAG. Preditores de mortalidade hospitalar no paciente idoso portador de doença arterial coronária. Rev Bras Cir Cardiovasc. 2001;16(2):94-104.

7. Joyce CJ, Williams AB. Kinetics of absorption atelectasis during anesthesia: a mathematical model. J Appl Physiol. 1999;86(4):1116-1125.

8. Conti VR. Pulmonary injury after cardiopulmonary bypass. Chest. 2001;119(1):2-4.

9. Ashbaugh DG, Bigelow DB, Petty TL, Levine BE. Acute respiratory distress in adults. Lancet. 1967; 2(7511):319-323.

10. Dreyfuss D, Saumon G. Ventilator-induced lung injury lessons from experimental studies. Am J Respir Crit Care Med. 1998;157(1):294-323.

11. Slutsky AS. Lung injury caused by mechanical ventilation. Chest. 1999;116(suppl):9S-15S.

12. Tremblay LN, Slutsky AS. Ventilator-induced lung injury: from the bench to the bedside. Intensive Care Med. 2006;32(1):24-33.

13. Gattinoni L, Caironi P. Refining ventilatory treatment for Acute Lung Injury and Acute Respiratory Distress Syndrome. JAMA. 2008;299(6):691-693.

14. Acute Respiratory Distress Syndrome Network. Ventilation with lower tidal volumes as compared with traditional tidal volumes for acute lung injury and the acute respiratory distress syndrome. N Engl J Med. 2000;342(18):1301-1308.

15. Amato MBP, Barbas CSV, Medeiros DM, et al. Effect of a protective-ventilation strategy on mortality in the Acute Respiratory Distress Syndrome. N Engl J Med. 1998;338(6):347-354.

16. Amato MBP, Carvalho CRR, Isola A, et al. III Consenso brasileiro de ventilação mecânica. Ventilação mecânica na Lesão Pulmonar Aguda (LPA)/ Síndrome do Desconforto Respiratório Agudo (SDRA). J Bras Pneumol 2007;33(supl 2):S119-S127.

17. Talmor D, Sarge T, Malhotra A, et al. Mechanical ventilation guided by esophageal pressure in Acute Lung Injury. N Engl J Med 2008;359(20):2095-2104.

18. Dyhr T, Nyga E, Laursen N, Larsson A. Both lung recruitment maneuver and PEEP are needed to increase oxygenation and lung volume after cardiac surgery. Acta Anaesthesiol Scand. 2004; 48(2):187-197.

19. Celebi S, Koner O, Menda F, Korkut K, Suzer K, Cakar N. The pulmonary and hemodynamic effects of two different recruitment maneuvers after cardiac surgery. Anesth Analg. 2007;104(2):384-390.

20. Reis Miranda D, Klompe L, Mekel J, et al. Open lung ventilation does not increase right ventricular outflow impedance: An echo-Doppler study. Crit Care Med. 2006;34(10):2555-2560.

21. Nakos G, Tsangaris I, Kostanti E, Nathanail C, et al. Effect of the Prone Position on Patients with Hydrostatic Pulmonary Edema Compared with Patients with Acute Respiratory Distress Syndrome and Pulmonary Fibrosis. Am J Respir Crit Care Med. 2000;161(2 Pt 1):360-368.

22. Pelosi P, Tubiolo D, Mascheroni D, et al. Effects of the prone position on respiratory mechanics and gas exchange during acute lung injury. Am J Respir Crit Care Med. 1998;157(2):387-393.

23. Maillet JM, Thierry S, Brodaty D. Prone positioning and acute respiratory distress syndrome after cardiac surgery: a feasibility study. J Cardiothorac Vasc Anesth. 2008;22(3):414-417.

24. Guerin C, Gaillard S, Lemasson S, et al. Effects of systematic prone positioning in hypoxemic acute respiratory failure: a randomized controlled trial. JAMA. 2004;292(19):2379-2387.

CAPÍTULO **6**

Uso do óxido nítrico em cardiopatas

Daniela Cristina Lago Miranda
Jacqueline Mattos Cabral

OBJETIVOS

- Conhecer o mecanismo de ação do óxido nítrico (NO) inalatório.
- Identificar as indicações do NO.
- Compreender os cuidados na administração do NO.

PALAVRAS-CHAVE

- Óxido nítrico, cardiopata, hipertensão pulmonar.

1. INTRODUÇÃO

Até a década de 1980, o óxido nítrico (NO) era conhecido apenas como um poluente ambiental, indesejável e carcinógeno. A partir de 1987, vários estudos demonstraram que o NO é produzido por várias células do organismo, sendo essencial em inúmeras funções orgânicas[1].

O NO é um radical livre, gasoso, inorgânico e incolor, que possui sete elétrons de nitrogênio e oito de oxigênio, tendo um elétron desemparelhado[2,3]. O NO caracteriza-se por uma meia-vida curta, de cerca de 6 a 10 segundos e, quando reage com o oxigênio, converte-se em nitratos e nitritos[3-8] (Tabela 6.1).

Tabela 6.1 Características do NO.

Símbolo químico	NO
Peso molecular	30,006g
Densidade relativa (21°C)	1.036 (AR = 1)
Volume específico	$0,81m^3/kg$ (21,1°C)
Temperatura de ebulição	-151,8°C (1 atm)
Viscosidade	0,0018 cp (25°C - 1 atm)
Pressão crítica	64,6 atm
Temperatura crítica	-92,9°C
TLV (segurança ocupacional)	25 ppm (30 mg/m^3)
Cor	Incolor
Toxidez	Altamente tóxica
Classificação DOT	Classe A – venenoso
Flamabilidade	Não, oxidante
Pureza mínima	98,5%

Nos vasos sanguíneos, sua formação ocorre de forma contínua pelas células endoteliais íntegras; age promovendo o relaxamento da musculatura lisa subjacente, produzindo vasodilatação e, por ser lipofílico, difunde-se facilmente pela membrana celula[5].

2. TOXICIDADE DO NO

Na presença de oxigênio, o NO é oxidado em dióxido de nitrogênio (NO_2), um gás altamente citotóxico que, em solução aquosa, é convertido em ácidos nítrico e nitroso, segundo a reação[7,9]:

$$2\,NO + O_2 \rightarrow N_2O_4 \rightarrow 2\,NO_2$$

O dióxido de nitrogênio produz dano pulmonar oxidativo, resultante da geração de radicais livres que podem provocar lesão pulmonar e, também, comprometer a eficiência das defesas pulmonares[10].

A inalação de altas concentrações de NO pode causar metamoglobinemia e diminuição da agregação plaquetária.

A exposição dos profissionais da saúde ao NO, de forma inadequada, no ambiente de trabalho, pode desencadear os sintomas de dor de cabeça, náuseas, vômitos, tontura e desconforto respiratório.

3. MECANISMO DE AÇÃO

O NO é um gás que se comporta, na forma inalatória, como um vasodilatador pulmonar seletivo. Ele se difunde através da membrana alvéolo-capilar, promovendo o relaxamento da musculatura lisa do vaso pulmonar[1]. Em consequência, ocorre redistribuição do fluxo sanguíneo pulmonar por meio da vasodilatação das áreas de melhor ventilação alveolar (vasodilatação seletiva). O resultado é o aumento da oxigenação, a melhora da relação ventilação/perfusão (V'/Q), a diminuição da pressão de artéria pulmonar e da sobrecarga ao ventrículo direito (VD).

Após a absorção pelo organismo, o NO passa para o leito capilar pulmonar, onde se combina com a hemoglobina saturada de oxigênio. O gás liga-se à oxi-hemiglobina para produzir meta-hemoglobina e nitrato. O NO é inativado pela hemoglobina, fazendo com que seu efeito seja restrito à vasculatura pulmonar, sem produzir vasorelaxamento sistêmico indesejado[2,3,7,8,11-15] (Figura 6.1).

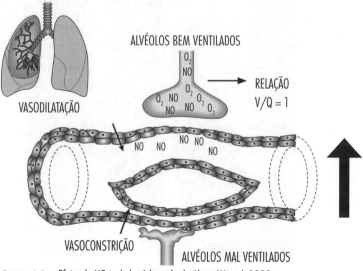

Figura 6.1 Efeito do NO inalado. Adaptado de Altz e Wessel, 1999.

4. MÉTODOS DE ADMINISTRAÇÃO DE NO

Os circuitos para a administração de NO devem ser seguros para permitir a mínima formação de NO_2. O local de entrada de NO-NO_2 deve estar o mais próximo possível da via respiratória do paciente. É necessário um monitor específico para a leitura da administração deste gás.

O NO pode ser administrado a pacientes em uso de via aérea artificial acoplado ao ventilador mecânico ou em respiração espontânea, utilizando circuitos específicos para cada tipo de administração.

Em nosso serviço, para pacientes sob ventilação mecânica, a porção do sistema que fornece o NO é conectada à parte distal do ramo inspiratório do circuito do ventilador. O analisador eletroquímico é mantido conectado na parte proximal do ramo inspiratório do circuito, permitindo que o sistema faça a leitura contínua dos níveis de NO fornecido ao paciente e do nível de NO_2 formado, uma vez que o NO reage com o oxigênio presente no circuito ventilatório, possibilitando a formação de NO_2, o qual é potencialmente tóxico. Os cilindros de armazenagem de NO são de alumínio com válvula e vedação por sistema do tipo diafragma[11] (Figura 6.2).

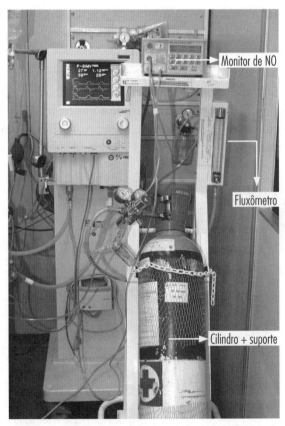

Figura 6.2 Montagem de equipamento de fornecimento de NO no ventilador mecânico.

Uso do óxido nítrico em cardiopatas

Existem no mercado alguns ventiladores mecânicos que possuem mecanismos de administração internos com monitorização contínua da concentração de NO ofertado; outros possuem também fornecimento sequencial, nos quais a administração do NO fica limitada ao tempo inspiratório.

No paciente em ventilação espontânea, há duas maneiras de administração: (a) com máscara de nebulização e (b) com cateter de oxigênio (O_2). É importante salientar que entre a oferta e a monitorização é necessária uma distância de, no mínimo, 30 centímetros (cm) para que ocorra a diluição do NO.

Há vários métodos de análise da mistura oferecida ao paciente. Os métodos de quimiluminescência e eletroquímico são os mais utilizados e apresentam resultados mais rápidos[7,9,11]. Em nossa instituição, o monitor comumente utilizado é o eletroquímico.

Para alcançar a concentração desejada, na ausência de monitorização, pode-se utilizar a seguinte fórmula:

$$\frac{\text{Concentração desejada de NO (ppm) X vazão do ventilador (L/min)}}{\text{Concentração de NO cilindro (ppm)}} \text{X 1000}$$

4.1. Indicações

As principais indicações para o uso do NO são as doenças como hipertensão pulmonar[2,7,11,12], hipertensão pulmonar persistente no recém-nascido (HPPRN)[2,4,7,12,14], hipertensão pulmonar primária[7,11], doença pulmonar obstrutiva crônica (DPOC), fibrose pulmonar, as duas últimas com moderado a grave grau de HP[2,9]. Também se considera a aplicação do NO em pacientes no período de pós-operatório de procedimentos cirúrgicos tais como em cardiopatias congênitas, transplantes cardíaco e pulmonar[2-5,7,11,14].

4.2. Dosagem

Em nossa Instituição, a dosagem comumente utilizada varia de 5 a 20 partes por milhão (ppm), para se atingir o efeito de vasodilatação potente (65% do efeito máximo). Pode-se chegar à dose de 40 ppm em situações especiais, como hipertensão pulmonar crônica por doença cardíaca, após troca de valva mitral e doença pulmonar obstrutiva crônica na presença de hipertensão pulmonar. O objetivo é sempre administrar ao paciente a menor dose possível, com a qual se obtenha o máximo efeito benéfico do NO inalatório, o que pode ocorrer em até quatro horas. O tempo-limite de uso ainda não está estabelecido pela literatura[9,11,12].

A titulação da menor dose eficaz para cada paciente deve ser realizada diariamente com redução progressiva da dose utilizada, de 5 em 5 ppm, a cada 30 minutos, e reavaliação da sua indicação.

A redução do NO deve ser realizada de maneira lenta e gradual, uma vez que sua retirada abrupta pode acarretar elevação da pressão arterial pulmonar, resposta conhecida como efeito rebote.

4.3. Contraindicações

O uso do NO está contraindicado na presença de disfunção ventricular esquerda grave (classe III ou IV da NYHA)[11], deficiência de meta-hemoglobina[3,7,12], diátese hemorrágica[12], hemorragia intracraniana[3,12], recém-nascidos com cardiopatias dependentes de *shunt* direito-esquerdo.

4.4. Efeitos adversos

Existem alguns efeitos adversos relacionados à toxicidade do NO, como a formação de meta-hemoglobina, efeitos de inibição plaquetária, aumento da pressão de enchimento do ventrículo esquerdo (VE), hipoxemia e hipertensão pulmonar reacional denominada efeito rebote[6,12]. Podem ocorrer efeitos citotóxicos pulmonares devido à formação de radicais livres pelo excesso de dióxido de nitrogênio (NO_2).

4.5. Procedimento de instalação do NO

Em nossa Instituição, a equipe médica prescreve a instalação de NO, explicitando o valor da dosagem a ser utilizada.

A enfermeira responsável solicita ao Setor de Gasoterapia o sistema de administração e monitorização; cabe à Central de Materiais Esterilizados o fornecimento do circuito necessário.

A equipe de enfermagem se responsabiliza pela montagem e instalação do circuito de NO, e as equipes médicas e de Fisioterapia ligam e monitoram os efeitos do gás por meio dos sinais clínicos presentes no paciente e de mensurações periódicas da pressão de artéria pulmonar, pressão venosa central, pressão média de átrio esquerdo, pressão arterial média e saturação arterial de oxigênio medida por oximetria de pulso.

REFERÊNCIAS BIBLIOGRÁFICAS

1. Griffiths MJD, et al. Inhaled nitric oxide therapy in adults. N Engl J Med. 2005;22(25):2683-2695.

2. Ichinose F, et al. Inhaled nitric oxide. Circulation. 2004;109: 3106-3111.

3. Évora PRB, et al. A utilização do óxido nítrico inalado em cirurgia cardíaca: atualização e análise crítica. Rev Bras Cir Cardiovasc. 2002;17(3):221-229.

4. Bloch KD; et al. Inhaled NO as a therapeutic agent. Cardiovascular Res. 2007;75(2):339-348.

5. Dusse LMS, et al. Revisão sobre óxido nítrico. J Bras Patol e Med Lab. 2003;39(4):343-350.

6. Becker APF, et al. Efeitos do óxido nítrico inalatório na hipertensão pulmonar de pacientes após cirurgia valvar mitral. Braz J Cardiovasc Surg. 2006;21(2):136-142.

7. Gurgueira GL, Carvalho WB. Óxido nítrico inalatório: consideração sobre sua aplicação clinica. J Pneumol. 2003;29(5):325-331.

8. Scanlan CL, et al. Fundamentos da terapia respiratória de Egan. 7ª ed. Barueri (SP): Manole; 2000.

9. Carmona E, Auler Jr. Óxido Nítrico: emprego na prática médica. Rev Bras. Anestesiologia. 1994;4(5)321-330.

10. Mejia JAC, et al. Uso do óxido nítrico inalatório no tratamento da crise hipertensiva pulmonar no pós-operatório de transplante cardíaco. Rev Bras Cir Cardiovasc. 2002;17(3):230-235.

11. Auler JOC Jr, Oliveira SA. Pós-operatório de cirurgia torácica e cardiovascular. Porto Alegre: Artmed; 2000.

12. Fioretto JR. Uso do óxido nítrico em pediatria. 2003;79(supl 2):S177-S186.

13. Adhkari NKJ, et al. Effect of nitric oxide on oxygenation and mortality in acute lung injury: systematic review and meta-analysis. BMJ. 2007:334(7597):1-8.

14. Wang T, et al. Inhaled nitric oxidein 2003: a review of its mechanisms of action. Can J Anesth. 2003;50(8):839-846.

15. Sokol J, et al. Inhaled nitric oxide for acute hypoxic respiratory failure in children and adults: a meta-analysis. Anesth Analg. 2003;97(4):989-998.

CAPÍTULO 7

Sincronia entre o paciente e o ventilador

Vera Regina de Moraes Coimbra

OBJETIVOS

- Proporcionar ao fisioterapeuta condições para reconhecer e tratar a assincronia entre o paciente e o ventilador.

PALAVRAS-CHAVE

- Sincronia, hiperinsuflação dinâmica, sono, alterações do comando respiratório, auto-PEEP.

1. INTRODUÇÃO

A ventilação mecânica afeta o sistema respiratório de duas formas: por meio do controle ventilatório realizado pelo fisioterapeuta e por meio do músculo respiratório do paciente. A interação entre paciente e o ventilador mecânico é a expressão desses dois controles que, em harmonia, resulta em benefícios para o paciente[1]. Quando não ocorre essa integração, dizemos que o paciente "briga" com o ventilador devido a um mau ajuste do aparelho diante de suas demandas; essa situação é denominada de assincronia ou dissincronia. Para que essa assincronia seja solucionada, o fisioterapeuta deve saber o motivo da aplicação da ventilação mecânica, conhecer as condições clínicas do paciente e reconhecer a causa que possa ter levado o paciente ao desconforto respiratório e as consequências da descompensação. É importante identificar os quadros de dor e saber diferenciá-los de ansiedade e de *delirium*, bem como observar o padrão respiratório e verificar se cada estímulo respiratório do paciente está sendo respondido pela ciclagem do ventilador.

A assincronia entre o paciente e o ventilador traz efeitos deletérios, como a necessidade de maior sedação, o aumento do trabalho respiratório com consequente aumento no consumo de energia, o dano muscular, o desequilíbrio na relação ventilação/perfusão, a hiperinsuflação dinâmica, o aumento do tempo de ventilação mecânica e do tempo de permanência em UTI, gerando maior custo saúde.

Os fatores que afetam a sincronia entre paciente e ventilador[2] estão listados na Tabela 7.1.

Tabela 7.1 Fatores que afetam a sincronia entre paciente e ventilador

Relacionadas ao Paciente	Relacionados ao Ventilador
Nível de sedação, dor, agitação	Ajuste de sensibilidade (valor)
Esforço inspiratório/comando respiratório: tempo neural	Variáveis de disparo (*trigger*)
Doenças do sistema respiratório ou abdomen	Capacidade de curva de fluxo (*rise time*)
PEEP intrínseco	Ajuste do sistema de oferta de fluxo
Tamanho e calibre da via aérea	Padrão de fluxo selecionado
Presença de vazamento	Valor de PEEP selecionado

Fonte: Nilsestuen e Hargett[2].

O fisioterapeuta pode lançar mão de alguns recursos para avaliar e identificar a assincronia o mais rapidamente possível: aprender a ouvir, tocar e olhar o seu paciente e analisar as curvas do ventilador (fluxo, pressão e volume). As

Sincronia entre o paciente e o ventilador

atividades dos músculos acessórios podem ser avaliadas e observadas muito antes que a assincronia se exacerbe, por simples aplicação do teste de palpação, mediante exame da expansibilidade e o trabalho dos músculos respiratórios.

A monitorização gráfica hoje é um recurso presente em todos os ventiladores mecânicos. O fisioterapeuta, ao observar as alterações das ondas gráficas de fluxo, volume e pressão e ao interpretar os dados de mecânica respiratória, pode impedir a assincronia, evitando o prolongamento do tempo de uso da ventilação mecânica. Atualmente, alguns ventiladores possuem outros recursos como monitorização da pressão esofágica[2], porém ainda pouco usual.

2. CAUSAS DE ASSINCRONIA

As causas da assincronia podem ser classificadas em: (a) alterações relacionadas ao sistema respiratório; (b) aquelas não diretamente relacionadas ao sistema respiratório; (c) relacionadas ao paciente; e (d) relacionadas ao ventilador

(a) **Sistema respiratório:** Entre as alterações relacionadas ao sistema respiratório são frequentes o acúmulo de secreções brônquicas; o deslocamento do tubo orotraqueal, podendo levar à intubação seletiva; o posicionamento do tubo acima das cordas vocais; e, menos comum, a herniação do balonete; o acotovelamento do tubo orotraqueal, que aumenta a resistência à ventilação. Outras causas também devem ser pesquisadas como alterações na mecânica ventilatória, causada por presença de pneumotórax, distensão abdominal, hiperinsuflação dinâmica.

A distensão abdominal pode provocar assincronia devido ao aumento da pressão intra-abdominal, que dificulta a ventilação. Essa situação é encontrada também em pacientes submetidos à diálise peritoneal, sobretudo na infusão do líquido peritoneal, quando ocorre aumento do trabalho respiratório. Muitas vezes, torna-se necessária a adequação do volume de diálise infundido ou a mudança nos paramentos ventilatórios, durante a infusão.

A hiperinsuflação dinâmica encurta os músculos respiratórios, colocando-os em posição de desvantagem na curva de comprimento-tensão. Músculos encurtados na fase pré-contração resultam em redução da capacidade de geração de força[2]. Pacientes potencialmente propensos à hiperinsuflação quando em VM são aqueles com doença pulmonar obstrutiva crônica (DPOC), asma ou em situações de broncoespasmo; pacientes com ventilação minuto maior que 10 L/min, frequência respiratória acima de 20 irpm, cujo tempo expiratório (TE) se encontra diminuído; pacientes com resistência de vias aéreas elevada (Raw > 15 cmH$_2$O) e pacientes com quadros de hipotensão arterial sistêmica inexplicável revertida durante desconexões do ventilador.

Clinicamente, a presença de auto-PEEP deve ser investigada em todos os pacientes com obstrução das vias aéreas, principalmente naqueles cuja frequência respiratória e/ou volume corrente esteja alta, na presença de sibilos audíveis até o final da expiração e naqueles com fluxo expiratório presente quando do início da próxima inspiração. Embora a auto-PEEP e a hiperinsuflação pulmonar dinâmica sejam utilizadas habitualmente como sinônimos, uma não implica necessariamente a ocorrência da outra. A auto-PEEP pode ser observada em pacientes sem hiperinsuflação dinâmica devido aos ajustes no ventilador mecânico que elevam excessivamente o volume minuto, por elevação de pressão inspiratória, frequência respiratória, volume corrente e pressões de distensão (PEEP ou CPAP), tempos inspiratórios longos ou tempos expiratórios curtos. Pode ocorrer, também, devido à grande resistência ao fluxo de ar oferecido pela cânula endotraqueal e pelos componentes de circuito e válvula expiratória do ventilador mecânico que aumentam as constantes de tempo. Em indivíduos fisiologicamente sadios, ao final de uma expiração normal, a pressão dentro das vias aéreas e alvéolos é igual à atmosférica, resultando em ausência de fluxo; na ocorrência de auto-PEEP, a pressão intratorácica excede a atmosférica.

(b) **Não diretamente relacionada ao sistema respiratório:** A dor deve ser sempre levada em consideração; por ser subjetiva, cada indivíduo aprende a aplicação da palavra por meio de experiências relacionadas às lesões sofridas nos primeiros anos de vida. Os biologistas sabem que os estímulos causadores de dor são capazes de provocar lesão tecidual. Assim, a dor é aquela experiência que associamos a lesão tecidual real ou em potencial. Geralmente, os pacientes estão com drenos, cateteres, que trazem percepções de uma ou mais partes do organismo, de forma desagradável, e, portanto, representando uma experiência sensorial e emocional. Por isso é muito importante distinguir a dor e os quadros de ansiedade e de *delirium*, para que a assincronia gerada por esses componentes seja resolvida.

Para que possamos tratar a assincronia, primeiramente é necessário reconhecer a causa para garantir a ventilação e a troca gasosa. Recomendamos desconectar o paciente do ventilador e iniciar a ventilação com o ressuscitador manual conectado à fonte de oxigênio para uma F_IO_2 de 1. Ao assumir a ventilação manual e havendo o desaparecimento da assincronia, esta é interpretada como mau ajuste do ventilador. Durante a ventilação manual, as alterações relacionadas diretamente ao sistema respiratório devem ser avaliadas.

(c) **Relacionadas ao paciente:** A assincronia paciente-ventilador também pode estar relacionada ao paciente, como as alterações do centro respiratório e/ou da mecânica respiratória.

Alterações da mecânica respiratória podem ser causadas pela limitação do fluxo respiratório ou aumento da ventilação minuto. Os sinais são de esforços inspiratórios sem o disparo do ventilador mecânico, o que chamamos de esforço perdido. Sua detecção é realizada palpando-se ou inspecionando-se a musculatura inspiratória, com observação de atraso entre a contração dos músculos inspiratórios e o disparo do ventilador. É possível observar, também, ativação da musculatura expiratória quando o ventilador mecânico ainda se encontra na fase inspiratória.

Sincronia entre o paciente e o ventilador

Sabe-se que o aumento da ventilação pulmonar tem uma relação quadrática com o trabalho respiratório. Pequenas variações da ventilação pulmonar levam às alterações exponenciais do trabalho respiratório. A demanda ventilatória é determinada primariamente pela produção de CO_2 ($V'CO_2$), pela relação entre espaço morto e volume corrente (Vd/Vt) e pelo comando neural. O aumento na $V'CO_2$ reflete incremento do metabolismo, que ocorre na presença de dor, agitação, febre, calafrios, hiperalimentação, aumento do trabalho dos músculos respiratórios ou estados hipermetabólicos como sepses, queimaduras, trauma e hipertireoidismo.[3]

O aumento na relação Vd/Vt causado por doença obstrutiva, por aumento do espaço morto no circuito ventilatório, por tromboembolismo pulmonar, entre outros, aumenta a demanda ventilatória e o trabalho respiratório. O trabalho da musculatura respiratória correlaciona-se com o comando neural. Lembrando que P0.1 é a pressão de oclusão nas vias aéreas em 100 milissegundos do início da inspiração, gerada por esforços inspiratórios, este índice avalia a atividade do centro respiratório e está diretamente relacionado ao estímulo neural[4]. Usando o P0.1 como índice do comando neural, pode-se verificar que o estímulo aumenta com o acréscimo do trabalho respiratório.

Anormalidades no centro respiratório estão relacionadas ao comando neural cuja excitabilidade pode estar diminuída ou aumentada (Tabela 7.2).

Tabela 7.2 Causas do aumento e diminuição da excitabilidade do comando respiratório

Diminuição	Aumento
Uso de sedativos	Incremento dos estímulos dos quimiorreceptores
Alcalose metabólica	Dor
Privação do sono	Aumento da demanda ventilatória
Hipotireoidismo grave	
Lesões cerebrais	

Os sedativos e os opioides em doses altas diminuem o comando neural. Quando ajustes de parâmetros do ventilador como frequência respiratória estiverem inadequados, haverá aumento do trabalho respiratório, podendo resultar em sinais como batimento de asa de nariz, uso da musculatura respiratória acessória, e, consequente, assincronia.

A alcalose metabólica ocorre pelo desequilíbrio entre a produção e a excreção de ácidos ou bases pelos rins, o que pode causar irritabilidade, contrações musculares e câimbras. Quando a alcalose é grave, o indivíduo pode apresentar, inclusive, contrações prolongadas e tetania (espasmos musculares)[3-4] (Tabela 7.3).

Tabela 7.3 Alterações Metabólicas

Causas principais de acidose e alcalose metabólicas	
Acidose metabólica	Insuficiência renal
	Acidose tubular renal
	Cetoacidose diabética
	Acidose láctica
	Substâncias tóxicas como etilenoglicol, salicilato (em dose excessiva), metanol, paraldeído, acetazolamida ou cloreto de amônio
	Perda de bases, como o bicarbonato, por meio do trato gastrointestinal, causada por diarreia, ileostomia ou colostomia
Alcalose metabólica	Uso de diuréticos (tiazidas, furosemida, ácido etacrínico)
	Perda de ácido causada por vômitos ou aspiração do conteúdo do estômago
	Glândulas suprarrenais hiperativas (síndrome de Cushing ou utilização de corticosteroide)

Pacientes em unidade de terapia intensiva (UTI) são propensos a desenvolver alcalose metabólica, sobretudo os que fazem uso de diuréticos, aqueles com perda de ácido devido a vômito ou a aspiração do conteúdo gástrico, e os pacientes com hiperatividade adrenal, comumente os com síndrome de Cushing ou em uso prolongado de corticoides.

O sono é de extrema importância para o nosso organismo, pois é durante o sono que alguns hormônios são produzidos, como o hormônio do crescimento (GH). O GH ajuda a manter o tônus muscular, evita o acúmulo de gordura, melhora o desempenho físico e combate a osteoporose. Estudos demonstram que pessoas que dormem pouco reduzem o tempo de sono profundo e, em consequência, a fabricação do hormônio do crescimento. A leptina, outro hormônio secretado durante o sono, é capaz de controlar a sensação de saciedade. Pessoas que permanecem acordadas por períodos superiores ao recomendado produzem menor quantidade de leptina.

O corpo acaba sentindo a necessidade de ingerir maiores quantidades de carboidratos. Com a redução das horas de sono, a probabilidade de desenvolver diabetes também aumenta. A falta de sono inibe a produção de insulina, além de elevar a quantidade de cortisol, hormônio do estresse. Em um estudo, homens que dormiram apenas 4 horas por noite durante uma semana, passaram a apresentar intolerância à glicose (estado pré-diabético)[5]. Isso nos mostra que devemos evitar que o paciente inverta o ciclo do sono. Por isso, é importante tentar

Sincronia entre o paciente e o ventilador

programar sua terapia próxima aos controles de sinais vitais e atividades da enfermagem para que o paciente consiga ter um período de sono adequado. Com isso o paciente terá maior disposição para a realização das atividades solicitadas, bem como conseguirá tolerar o aumento do trabalho respiratório imposto durante a alteração da ventilação mecânica. Evita-se, assim, provocar ansiedade pela falta de sono, e, consequentemente, assincronia.

O hipotireoidismo grave deve ser investigado quando pacientes não conseguem sair da ventilação mecânica após várias tentativas. Esta situação clínica pode levar ao cansaço, sonolência, diminuição da frequência cardíaca, diminuição da atividade cerebral, diminuição dos reflexos e até mesmo depressão[5-7].

Outros fatores aumentam o comando neural, como o incremento dos estímulos dos quimiorreceptores resultantes da hipoxemia, hipercapnia e/ou acidemia. Em indivíduos sadios, a variação do volume minuto ocorre quando a PaO_2 diminui abaixo de 60 mmHg. Quando isso ocorre, devemos lembrar que a dor e o aumento da demanda ventilatória podem estar presentes.

O posicionamento do paciente pode levar à assincronia devido a desconfortos e incômodos provocados pelo tempo de permanência na posição ou por uma escolha inadequada da posição (sentado, decúbito lateral), tornando desconfortável para o paciente e provocando ansiedade, dor, aumento da frequência respiratória, e, consequentemente, dissincronia.

(d) **Relacionadas ao ventilador:** A assincronia paciente-ventilador pode estar relacionada aos maus ajustes do ventilador, resultando em falhas no disparo do ventilador, fluxo inspiratório inadequado e ciclo inspiratório que termina cedo ou tarde demais.

Falhas no disparo do ventilador: podem ocorrer porque o disparo do ventilador mecânico (*trigger*) é variável e gerencia a oferta de fluxo inspiratório. Embora represente uma pequena parte do ciclo inspiratório, um ajuste inapropriado pode aumentar o esforço do músculo inspiratório[3]. O disparo pode ser acionado por diferença de pressão ou diferença de fluxo. Quando ocorre falhas no disparo ou "autodisparo", deve-se procurar no ventilador mecânico por oscilações pressóricas e condensações de água no circuito do paciente; elas são interpretadas pelo ventilador como se fossem esforços inspiratórios do paciente.

Fluxo inspiratório inadequado: O fluxo do ventilador mecânico pode estar diminuído, provocando aumento do trabalho respiratório maior que o neurológico.

3. MELHORANDO A ASSINCRONIA

Para que as demandas do ventilador mecânico correspondam às necessidades do paciente é necessário reconhecer o problema e executar os ajustes necessários.

1. O esforço inspiratório pode levar ao uso da musculatura respiratória acessória, à alteração no movimento da parede torácica, ao recrutamento da musculatura

abdominal e a falta de ciclos do ventilador mecânico. Nestas situações, a melhor estratégia é aumentar a sensibilidade do disparo ou mudar o disparo de pressão para fluxo. Atualmente, ventiladores automatizados trabalham com o disparo que o paciente consegue gerar primeiro. Portanto, quando isso ocorre, a interpretação é que a escolha do nível de *trigger* está inapropriada. Após o ajuste, verifica-se se está ocorrendo aumento da resistência inspiratória ou presença de auto-PEEP (Figura 7.1).

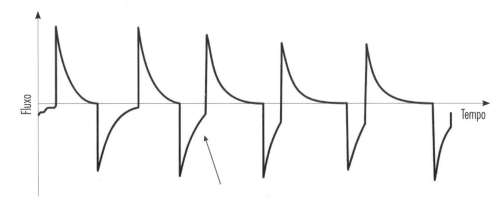

Figura 7.1 Medida de auto-PEEP. Curva de fluxo ao longo do tempo. A seta mostra que o fluxo expiratório não retorna à linha de base ao final da expiração, ou seja, quando um novo ciclo se inicia ainda está havendo exalação, o que caracteriza a presença de auto-PEEP. Fonte: www.pneumoatual.com.br/secao/espaco/perPopUp.aspx?idassunto=5&idpopup=136.

2. Quando o fluxo inspiratório estiver inadequado, o profissional deve verificar a demanda ventilatória do paciente. A melhor estratégia será ajustar o fluxo inspiratório e pesquisar as causas do aumento do comando neural para intervir.

3. Para volumes correntes inapropriados, ou seja, volume corrente menor que 4 mL/Kg de peso ou maior que 8 mL/Kg de peso, é importante observar o pico de pressão, a complacência e o volume corrente exalado. A melhor estratégia é trabalhar com volumes até, no máximo, 8 mL/Kg de peso, respeitando-se o limite máximo de pressão inspiratória de 40 cmH$_2$O, para pressão de platô de até 30 cmH$_2$O.

Outra forma de evitar a assincronia é escolhendo o modo ventilatório adequado para o paciente. Isso só ocorre quando se leva em consideração a demanda ventilatória do paciente. Exemplos de modalidades que procuram ajustar melhor a necessidade dos pacientes:

• modos com pressão de suporte: fluxo inspiratório livre, onda de fluxo decrescente e ciclagem a fluxo;

• modos ventilatórios automatizados como ventilação com suporte adaptativo (ASV) na qual o fluxo e pressão inspiratória estão de acordo com o esforço do paciente.

O mais importante é reconhecer as causas da assincronia e realizar ajustes ventilatórios a fim de se promover maior conforto ao paciente e, se possível, abreviar o tempo de ventilação mecânica.

Sincronia entre o paciente e o ventilador

REFERÊNCIAS BIBLIOGRÁFICAS

1. Georgopoulos D, Prinianakis G, Kandili E. Bedside waveforms interpretation as a tool to identify patient-ventilator asynchronies. Intens Care Med. 2006;32(1):34-47.

2. Nilsestuen JO, Hargett K. Using ventilator graphics to identify patient-ventilator asynchrony. Respir Care. 2005;50(2):232-234.

3. Alves TK, Najas C. A importância da musculatura respiratória no processo de desmame em pacientes submetidos à ventilação mecânica invasiva. 2009. [citado em 2014 out 14] Disponível em: http://www.fisionet.com.br/monografias/interna.asp?cod=22

4. Nemer SN. Avaliação da força muscular inspiratória (Pi Max) da atividade do centro respiratório (P 0.1) e da relação da atividade do centro respiratório/força muscular inspiratória (P 0.1/Pi Max) sobre o desmame da ventilação mecânica. [tese] São Paulo: USP; 2007.

5. MSD Manual Merck Saúde para a Família. Seção 12: distúrbios da nutrição e do metabolismo: capítulo 138: equilíbrio ácido-básico. [citado em 2014 out 14] Disponível em: www.manualmerck.com.br/mmspf.msdonline.com.br/pacientes/manual_merck/secao_12/cap_138.html

6. ADAM Consumer Health. Atlanta, 2014. [citado em 2014 out 14] Disponível em: www.adam.com.

7. Portal São Francisco. A importância do sono. [local desconhecido]. [citado em 2014 out 14] Disponível em: www.portalsaofrancisco.com.br/alfa/sono/sono.php.

CAPÍTULO 8

Recomendações no manuseio do ventilador

Vera Regina de Moraes Coimbra

OBJETIVOS

Neste capítulo, será mostrado como é importante para o fisioterapeuta que manuseia o equipamento conhecê-lo, realizar sua calibração adequada, saber detectar os defeitos e fazer a manutenção periódica, para que haja garantia de utilização segura ao paciente.

PALAVRAS-CHAVE

- Ventilador mecânico, montagem do circuito, calibração, higiene e desinfecção, detecção de defeitos.

1. INTRODUÇÃO

Para que a ventilação mecânica seja aplicada de forma segura, é necessário conhecer sua indicação, as condições clínicas do paciente e as características do ventilador mecânico disponível. A identificação precoce de mau funcionamento pode evitar e minimizar problemas decorrentes da inadequação do equipamento.

2. MONTAGEM DO VENTILADOR

Na montagem do ventilador, inicialmente, deve-se conferir o correto e firme acoplamento de todos os tipos de válvulas. O braço do ventilador deve ser articulado e posicionado para assegurar que o copo de drenagem do circuito evite que o gás condensado retorne ao umidificador ou ao tubo orotraqueal, pois isso pode provocar extubação acidental.

Cuidados a serem observados durante a montagem do circuito[1,2] (Figura 8.1):

1. montar o circuito conforme a especificação do fabricante;

2. conectar o conjunto de traqueias de acordo com os comprimentos marcados;

3. nunca usar o umidificador e o trocador de calor e umidade (HME) simultaneamente, para não causar aumento da resistência externa ao sistema, podendo levar a assincronia entre o paciente e o ventilador.

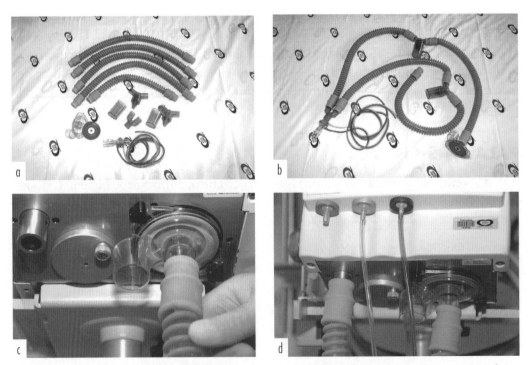

Figura 8.1 Montagem do circuito do ventilador mecânico: a) circuito desmontado; b) todas as partes do circuito conectadas; c) conexão do ramo expiratório na válvula expiratório; d) conexão do ramo inspiratório na válvula inspiratória.

Recomendações no manuseio do ventilador

3. CALIBRAÇÃO E TESTES MÍNIMOS

O fisioterapeuta deve conhecer os equipamentos disponíveis que devem ser calibrados antes de instalados no paciente. A calibração tem o propósito de assegurar a operação dos sensores, promovendo maior segurança em relação aos parâmetros fornecidos pelo equipamento e aos dados de monitorização. Alguns ventiladores possuem autocalibração, não requerendo este procedimento. Em geral, os equipamentos microprocessados fazem a maior parte da calibração, a qual deve ser realizada em intervalos regulares e nas seguintes situações[3]:

1. sempre que um sensor de fluxo for substituído;
2. após a mudança do sistema de tubos;
3. sempre que houver dúvidas concernentes à precisão das medidas de volumes ou de oxigenação;
4. sempre que a célula de oxigênio for substituída;
5. quando o procedimento de verificação da operação e o teste funcional forem realizados.

A seguir estão listados alguns procedimentos mínimos para verificação operacional de ventiladores, conforme indicados no *Guidance Article da Health Devices*[4]:

1. alarme de perda de bateria: com o equipamento ligado (mas não em uso no paciente), desconecte momentaneamente e reconecte à fonte de energia. A bateria de reserva e os alarmes de desconexão devem funcionar apropriadamente.
2. teste de lâmpadas: deve ser realizado de acordo com o procedimento indicado pelo fabricante.
3. alarmes visuais e audíveis, como o de suprimento de gases: desconecte as entradas de oxigênio e de ar, separadamente, para verificar os alarmes correspondentes.
4. usando um "pulmão" de teste, fazer a checagem dos alarmes de pressão baixa, do volume exalado baixo e de tempo de apneia (desconectando momentaneamente o circuito); checar o alarme de pressão alta ocluindo o circuito.
5. pressão proximal nas vias aéreas e pressão positiva expiratória final (PEEP): selecionar o nível de PEEP desejado e ciclar o ventilador num pulmão de teste. O manômetro deve ciclar e retornar para a linha de base selecionada. Desconectar, momentaneamente, o ramo inspiratório do circuito e checar o nível "zero" do manômetro ($\pm$ 1 cmH$_2$O).

Em alguns ventiladores, esses testes funcionais são recomendados para verificar possíveis vazamentos e o funcionamento dos sensores.

Fisioterapia cardiorrespiratória na Unidade de Terapia Intensiva cardiológica

É igualmente importante saber os procedimentos para desinfecção desses equipamentos, pois asseguram a qualidade e a durabilidade do material e o menor risco de infecção respiratória associada ao uso do equipamento.

4. CUIDADOS DE HIGIENE E DESINFECÇÃO

1. Higienizar as mãos antes e depois do contato com os equipamentos e seus acessórios.

2. Realizar a limpeza mecânica dos ventiladores com tecido macio, água e sabão. Em nossa Instituição, a Comissão de Controle de Infecção Hospitalar (CCIH) recomenda as normas do Centro de Controle de Doença (CDC)[5]. Essas normas podem ser divididas em:

2.1. Circuitos e acessórios:

   a. Limpar bem os materiais a serem esterilizados e desinfetados.

   b. Esterilizar ou realizar desinfecção de alto nível, processo físico ou químico que elimina bactérias vegetativas, alguns vírus e fungos de objetos inanimados e superfícies, sem atividade contra micobactérias ou esporos bacterianos, com soluções desinfetantes líquidas ou a 76°C por 30 minutos.

   c. Enxaguar, secar e empacotar os materiais com técnica asséptica.

O CDC preconiza não reprocessar materiais descartáveis. No entanto, por questões econômicas, o reprocessamento, quando adotado, não pode afetar sua estrutura e/ou função, bem como não pode gerar dano ao paciente.

O profissional que manipula esses materiais tem a responsabilidade de avaliar as condições para seu uso e, quando necessário, descartá-los, substituindo por novos.

Até o momento, não há uma resolução sobre a utilização da água de torneira como alternativa para limpeza ou enxágue de componentes do circuito. Porém, isso somente deve ocorrer em casos de extrema emergência, quando não se consegue trocar a peça contaminada, indispensável naquele momento.

2.2. Ventiladores mecânicos:

   a. O maquinário interno do ventilador mecânico não deve ser esterilizado ou desinfetado rotineiramente.

   b. O ventilador deve ser limpo apenas com um pano úmido e, depois, com outro, seco.

A limpeza e a desinfecção do ventilador mecânico devem ocorrer a cada troca do paciente ou sempre que necessário[6]. A inspeção do equipamento e a substituição de componentes devem ser realizadas a cada seis meses, por pessoal técnico especializado ou conforme recomendação do fabricante. Deve ocorrer a troca periódica da cápsula de sensor de oxigênio (O_2), o que, em média, ocorre entre seis meses e um ano; e a troca do filtro de ar ambiente, quando estiver com muita sujidade (poeira)[6,7].

Situações de assincronia paciente-ventilador podem ocorrer devido a defeitos que podem ser detectados e prevenidos durante a calibração.

5. DETECÇÕES DE DEFEITOS

Alguns alarmes detectam ajustes inadequados dos parâmetros do ventilador ou o mau funcionamento do equipamento.

a) Pressão das vias aéreas: O alarme de pressão máxima nas vias aéreas não deve ultrapassar 40 cmH_2O, limite de uma situação de risco, quando pode ocorrer barotrauma. As causas para o aumento da pressão nas vias aéreas são conexões erradas das traqueias, obstrução do circuito e mau funcionamento das válvulas; outras mais frequentes incluem presença de líquido no circuito, rolha de secreção brônquica, assincronia paciente-ventilador e tosse. Alarme de baixo pico de pressão pode ocorrer devido a vazamentos ou defeitos, como furos no circuito. Algumas vezes, os circuitos são esterilizados por diversas vezes e seu uso constante pode levar a desgaste do material, provocando "rachaduras" ou microfuros na traqueia (Figura 8.2).

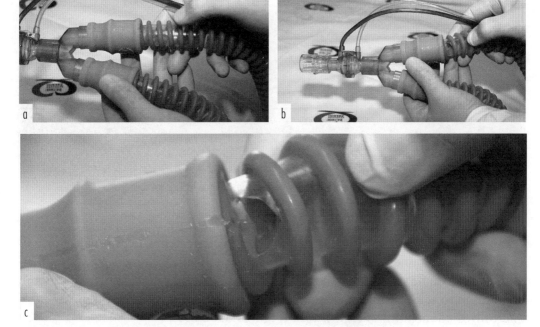

Figura 8.2 a) Circuito aparentemente íntegro; b) orifício no ramo inspiratório; c) orifício em detalhe.

b) Frequência alta e autodisparo: Muitas vezes, os alertas de assincronia paciente-ventilador podem ocorrer por ajuste inadequado da sensibilidade do aparelho, bem como condensação líquida na válvula exalatória, que provoca oscilações que podem ser interpretadas, pelo ventilador, como esforços respiratórios do paciente (Figuras 8.3 e 8.4).

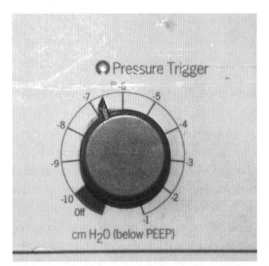
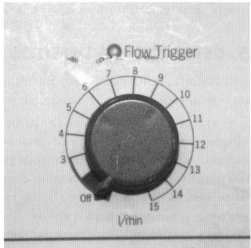

Figura 8.3 Ajustes na sensibilidade do ventilador mecânico.

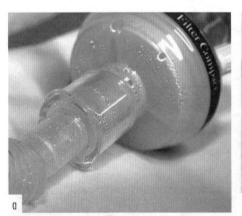
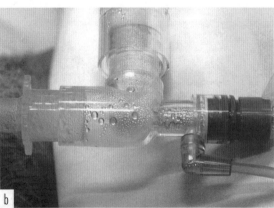

Figura 8.4 a) HME saturado de vapor d'água; b) conexão do sistema de aspiração fechado saturado com vapor d'água.

c) Diferença na leitura de volume inspiratório e expiratório: Nesse caso, procura-se por vazamentos, como escape de volume do paciente, ocasionado por baixa pressão no balonete, presença de fístula broncopleural ou mau posicionamento do sensor de fluxo. Algumas vezes, diferença de leitura entre o visor e o botão do parâmetro selecionado pode significar descalibração do sensor ou presença de microfuros na membrana expiratória (Figuras 8.5 e 8.6).

Recomendações no manuseio do ventilador

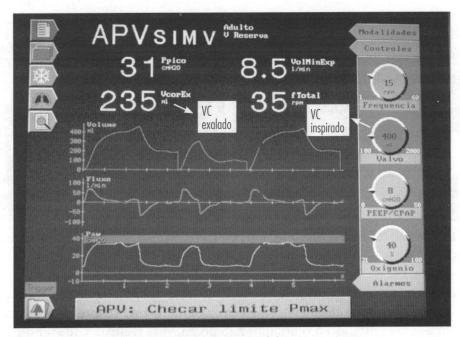

Figura 8.5a Diferença de leitura entre o VC inspirado e o VC exalado.

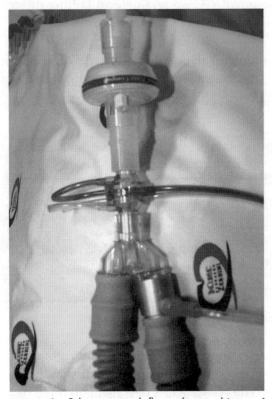

Figura 8.5b Dobras no sensor de fluxo podem gerar leituras errôneas nos volumes pulmonares.

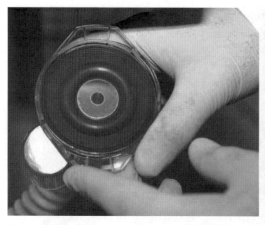 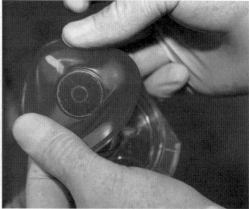

Figura 8.6 Verificação da membrana expiratória (válvula expiratória) – vazamentos ou má vedação podem ocasionar oscilações de mensuração de pressões.

d) Pacientes com hiperóxia ou hipóxia sem causa aparente: Nesse caso, deve-se certificar periodicamente se a célula de O_2 do ventilador está dentro do período de vida útil. Caso o ventilador não possua esse recurso, pode ser utilizado um oxímetro de linha para verificação da fração inspirada de oxigênio (F_IO_2), fornecida pelo equipamento. Caso seja detectada uma diferença acima de 3%, o equipamento deve ser levado para manutenção.

e) Alarme de volume exalado superestimado ou subestimado: Pode ocorrer devido à descalibração do sensor de fluxo ou à necessidade de troca do filtro de ar da ventoinha (Figura 8.7).

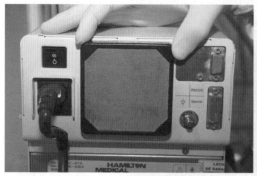 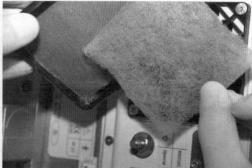

Figura 8.7 Verificação de sujidade no filtro da ventoinha do ventilador mecânico.

f) Alarme de baixo volume corrente exalado: Pode ocorrer por escape nas conexões do circuito, água no sensor de fluxo/pressão, balonete não inflado adequadamente, aumento da resistência à passagem do fluxo de ar (presença de rolha ou de broncoespasmo) (Figura 8.8).

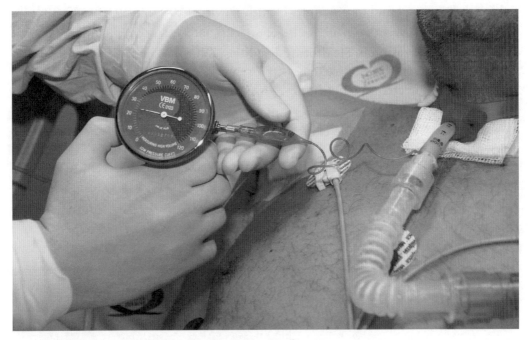

Figura 8.8 Medida de pressão do balonete do tubo endotraqueal (*cuff*).

6. CONCLUSÃO

O fisioterapeuta, associando seu conhecimento clínico das doenças à sua terapêutica, deve conhecer os equipamentos de ventilação mecânica e seu potencial de desempenho para propiciar ao paciente uma ventilação segura, com conforto, evitando acidentes e contribuindo para abreviar o tempo de aplicação da ventilação mecânica.

REFERÊNCIAS BIBLIOGRÁFICAS

1. Chatburn RL. A new system for understanding mechanical ventilators. Respir Care. 1991;36, n. 10.

2. Dupuis YG. Ventilators: theory and clinical application. 2nd ed. St. Louis: Mosby Year Book Inc; 1992.

3. Health Devices. Breathing Circuits for critical care ventilators. Health Devices. 1994;23(4):104-107.

4. Moreira CMM. SIMVEP Simulador de ventilação pulmonar. [dissertação] Campinas: Unicamp; 1996.

5. ECRI Institute. Health care product comparison system (HPS). Plymouth Meeting: ECRI; 1999.

6. Health Devices. Guidance Article. Health Devices. 1997;26(9-10):383-384.

7. Centers for Disease Control and Prevention (CDC). Share Guideline for Disinfection and Sterilization in Healthcare Facilities, 2008. Atlanta: CDC; 2009. [citado em 2014 out 14] Disponível em: http://www.cdc.gov/hicpac/disinfection_steri lization/3_0disinfectequipment.html

8. FMUSP. Manual prático de procedimentos: assistência segura para o paciente e para o profissional de saúde elaboração do Hospital das Clínicas de FMUSP. 1ª ed. São Paulo: USP; 2009.

9 CAPÍTULO

Ventilação mecânica e desmame em pacientes com insuficiência cardíaca descompensada

Daniela Cristina Lago Miranda
Ana Maria Pereira Rodrigues da Silva

OBJETIVOS

• Conhecer as indicações do suporte ventilatório invasivo para o paciente com insuficiência cardíaca descompensada.

• Compreender a relação entre o efeito fisiológico da ventilação mecânica e a fisiopatologia da insuficiência cardíaca.

• Conhecer as variáveis utilizadas para avaliar a possibilidade de desmame da ventilação e os métodos adequados para esse paciente.

PALAVRAS-CHAVE

• Ventilação mecânica, desmame da ventilação, insuficiência cardíaca, ventilação com suporte pressórico, tubo T.

1. INTRODUÇÃO

A insuficiência cardíaca (IC) é definida como a falência do coração em propiciar suprimento adequado de sangue, em relação ao retorno venoso e às necessidades metabólicas tissulares, ou fazê-lo somente com elevadas pressões[1,2].

A IC pode apresentar-se como doença crônica estável ou manifestar-se na forma descompensada, associada à interrupção ou redução da medicação, infecção, isquemia silenciosa, arritmias e/ou interação medicamentosa. Esses fatores pioram os fenômenos congestivos e o baixo débito cardíaco por aumento da pré e pós-carga e a redução da contratilidade miocárdica[3].

A insuficiência cardíaca descompensada é uma síndrome clínica na qual uma alteração estrutural ou funcional do coração o incapacita de ejetar e/ou acomodar sangue dentro de valores pressóricos adequados, causando limitação funcional, intolerância aos esforços e retenção de fluidos, havendo necessidade de intervenção terapêutica imediata[1,4].

Segundo a classificação funcional da New York Heart Association (NYHA), o paciente com insuficiência cardíaca descompensada encontra-se na classe funcional III e IV, e seus sinais e sintomas são decorrentes da presença ou predominância de insuficiência ventricular esquerda, insuficiência ventricular direita ou de baixo débito cardíaco[2].

Frequentemente, a insuficiência cardíaca descompensada manifesta-se com quadro clínico de edema agudo de pulmão. O aumento abrupto na pressão capilar pulmonar resulta no extravasamento para o espaço intersticial e alveolar, causando dispneia súbita e intensa em repouso, uso da musculatura respiratória acessória, batimento de asa de nariz, cianose e alteração comportamental. Os casos mais graves, não responsivos ao tratamento medicamentoso, a oxigenoterapia e a ventilação não invasiva são indicados para intubação e suporte ventilatório invasivo[5-8].

2. INDICAÇÃO DA VENTILAÇÃO MECÂNICA INVASIVA

O suporte ventilatório invasivo está indicado quando há grave instabilidade hemodinâmica, isquemia miocárdica, redução do nível de consciência e necessidade de sedação[1]. O principal objetivo desta indicação é assegurar a patência das vias aéreas, garantir a oxigenação adequada e reduzir o trabalho respiratório. A aplicação da pressão positiva, nesses pacientes, reduz a frequência respiratória, a $PaCO_2$, a pressão transpulmonar e o trabalho respiratório[1,2,9].

2.1. Como ventilar o paciente

Uma vez indicada a intubação e a ventilação mecânica invasiva, torna-se necessário estabelecer estratégias ventilatórias. Em nossa Instituição, habitualmente, esses pacientes são ventilados nos modos P-CMV ou P-SIMV, de acordo com o grau de sedação.

Ventilação mecânica e desmame em pacientes com insuficiência cardíaca descompensada **111**

Esses modos são preferidos por manter controle sobre a pressão inspiratória utilizada, trabalhando com menores pressões possíveis. Dessa forma, é possível minimizar as repercussões hemodinâmicas e os riscos de lesão do parênquima pulmonar, além de otimizar as troca gasosas.

A pressão estabelecida, inicialmente, visa a que o paciente receba um volume corrente entre 6 e 8 mL/Kg de peso; a frequência respiratória (f) é programada na faixa recomendada como fisiológica, sendo de 12 a 15 respirações por minuto (irpm); e a pressão expiratória positiva final (PEEP), na faixa de 8 a 10 cmH$_2$O, já que, frequentemente, trata-se de pacientes com volemia pulmonar aumentada.

O estabelecimento da ventilação mecânica deve ser acompanhado atentamente por toda a equipe, pois suas repercussões hemodinâmicas são significativas. Muitas vezes, é necessário adequar a volemia e/ou introduzir ou readequar drogas vasoativas.

2.2. Fatores que dificultam o desmame da ventilação mecânica invasiva

A disfunção ventricular pode contribuir para um tempo prolongado de ventilação mecânica, definida como a necessidade de suporte ventilatório por um período superior a 48 horas[10]. A ação da pressão positiva intratorácica reduz a pré e pós-carga ventricular esquerda, contribuindo para a estabilização do quadro, porém dificulta o desmame da ventilação mecânica[11,12].

Pacientes com IC apresentam redução de força e massa muscular respiratória, podendo estar afetadas, também, a espessura dos capilares e a atividade das enzimas oxidativas do músculo, fatores que contribuem para a hipotrofia do diafragma, o que pode dificultar o desmame da ventilação mecânica[13,14].

Em pacientes com IC, a supressão do suporte ventilatório pode retardar ou mesmo falhar, também, devido a fatores como congestão pulmonar e síndrome do baixo débito cardíaco, que aumentam o trabalho respiratório e reduzem o fluxo sanguíneo dos músculos respiratórios[16]. Segundo o American College of Chest Physicians and the International Society for Heart and Lung Transplantation, é comum os pacientes com disfunção cardíaca refratária necessitarem receber infusões de agentes inotrópicos positivos (dobutamina, dopamina ou milrinone) e vasodilatadores (nitroglicerina, nitroprussiato de sódio) a fim de melhorar a função cardíaca, facilitar a diurese e promover a estabilidade clínica, para, assim, permitir a retirada da ventilação mecânica[5].

A redução do suporte ventilatório tem o potencial de induzir isquemia ou falência cardíaca em pacientes com reserva cardíaca limitada. Nesse momento, pode ocorrer liberação de catecolaminas, que resulta em taquicardia, o que também contribui para aumentar a pós-carga de ambos os ventrículos[17].

A transição da ventilação mecânica para a respiração espontânea em cardiopatas está associada ao aumento da demanda metabólica e circulatória[18]. Após a extubação, a simples respiração espontânea pode culminar em edema agudo de pulmão (EAP)[19], isquemia miocárdica, disfunção ventricular esquerda e choque cardiogênico[20,21]. A contração diafragmática reduz a pressão intratorácica, aumentando a pressão transmural do ventrículo esquerdo, o trabalho ventricular e a resistência à sua ejeção, com consequente redução do débito cardíaco (DC)[18-20].

Por sua vez, a permanência da ventilação mecânica pode aumentar a morbimortalidade, reduzir a capacidade funcional e prolongar o tempo de permanência na unidade de terapia intensiva e a alta hospitalar[11]. Para minimizar esses efeitos, uma vez controlada a causa da descompensação da IC e estabilizado o quadro clínico do paciente, deve-se avaliar a possibilidade da retirada da ventilação mecânica.

2.3. Variáveis para avaliação da descontinuidade da ventilação mecânica invasiva

As variáveis clínicas sugeridas em diferentes estudos para avaliar a possibilidade de descontinuidade da ventilação mecânica relacionam-se com a função hemodinâmica, respiratória, renal e neurológica, sinais de infecção, dados radiológicos, níveis de eletrólitos séricos, concentração de hemoglobina plasmática [Hb][22-31].

2.4. Método para descontinuidade da ventilação mecânica invasiva

Atendidos os critérios estabelecidos para o desmame, pode-se proceder à retirada da ventilação mecânica utilizando-se de métodos como tubo T[22,20] ou a retirada progressiva da assistência ventilatória com o uso da ventilação com pressão de suporte (PSV)[20,25] (Fluxograma 9.1).

O desmame da ventilação mecânica mal conduzido e seu insucesso podem induzir a maior morbidade e mortalidade.[20]. Por isso, o uso de protocolos padronizados e específicos torna-se muito importante.

Nossa Instituição tem utilizado protocolo baseado no desmame gradual, com PSV, objetivando a adaptação do paciente à redução da pressão positiva e tolerância à sua retirada. Recentemente, um estudo comparou esse método com a retirada utilizando o tubo T. Os resultados mostraram que ambos os métodos tiveram igual eficácia quanto ao sucesso da extubação, porém o tubo T apresentou como vantagem tempo menor de desmame (Fluxograma 9.2).

Ventilação mecânica e desmame em pacientes com insuficiência cardíaca descompensada

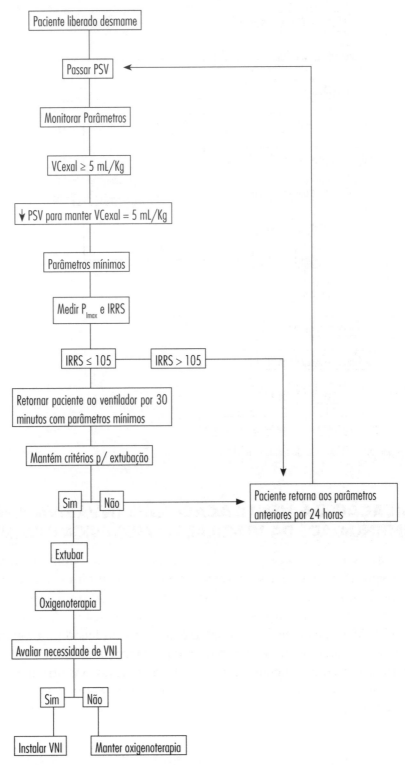

Fluxograma 9.1 Fluxograma de desmame gradual com PSV.

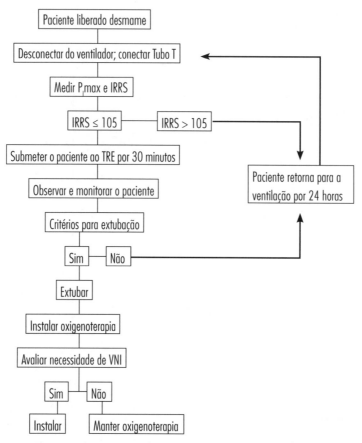

Fluxograma 9.2   Fluxograma desmame com Tubo T.

3. INDICAÇÃO DA VENTILAÇÃO NÃO INVASIVA APÓS DESCONTINUIDADE DA VENTILAÇÃO MECÂNICA INVASIVA

O uso da ventilação não invasiva pós-extubação pode diminuir o trabalho muscular respiratório e, com isso, reduzir a frequência respiratória, além de proporcionar melhora da troca gasosa. Vários autores mostraram que a aplicação de VNI aumenta a taxa de sucesso do desmame e extubação e diminui a taxa de reintubações[9]. Além dos efeitos na oxigenação e na ventilação pulmonar, a utilização da VNI gera significativo aumento da complacência pulmonar e da pressão intratorácica e, consequentemente, causa melhora da função ventricular esquerda e do débito cardíaco, o que torna benéfica sua aplicação em indivíduos com insuficiência cardíaca[9].

REFERÊNCIAS BIBLIOGRÁFICAS

1. Sociedade Brasileira de Cardiologia. I Diretriz Latino-Americana para Avaliação e Conduta na Insuficiência Cardíaca Descompensada. Arq Bras Cardiol. 2005;85(supl 3):1-48.

2. Lewis EF, et al. Characterization of health-related quality of life in heart failure patients with preserved versus low ejection fraction in CHARM. Eur J Heart Fail. 2007;9(1):83-91.

3. Pinheiro AS, Nakasato M, Isosaki M, Bocchi EA. Obesidade: fator protetor nos pacientes com Insuficiência Cardíaca? Rev. Bras. Nutr. Clin. 2007;22(1):20-27.

4. Sociedade Brasileira de Cardiologia. Revisão das II Diretrizes da Sociedade Brasileira de Cardiologia para o Diagnóstico e Tratamento da Insuficiência Cardíaca. Arq. Bras. Cardiol. 2002;79(supl 4):1-30.

5. Barbas CSV, et al. Interação cardiopulmonar durante a ventilação mecânica. Rev Soc. Cardiol. 1998;8(3):406-419.

6. Castro RBP. Edema pulmonar agudo. Medicina, Ribeirão Preto. 2003 abr;36:200-204.

7. Carvalho WB, Johnston C. Efeitos da ventilação não-invasiva com pressão positiva no edema agudo de pulmão cardiogênico. Rev Assoc Med Bras. 2006;52(4):193-193.

8. Vilas-Boas F, Follath F. Tratamento atual da insuficiência cardiaca descompensada. Arq Bras Cardiol. 2006;87(3):369-377.

9. Acota B, et al. Hemodynamic effects on noninvasive bilevel positive airway pressore on patients with chronic congestive heart failure with systolic dysfunction. Chest. 2000;118(4):1004-1009.

10. Nozawa E, et al. Factors associated with failure of weaning from long-term mechanical ventilation after cardiac surgery. Int Heart J. 2005;46(5):819-831.

11. Frazier SK, et al. Hemodynamic changes during discontinuation of mechanical ventilation in medical intensive care unit patients. Am J Crit Care. 2006; 15(6):580-593.

12. Nasi LA, Torres G, Manfrói WC. Interação coração-pulmão em pacientes críticos: aplicação da ventilação mecânica como terapêutica não farmacológica na disfunção ventricular. Rev HCPA. 1999;19(3):382-387.

13. Forgiarini LA Jr, et al. Avaliação da força muscular respiratória e da função pulmonar em pacientes com IC. Arq Bras Cardiol. 2007;89(1):36-41.

14. Hughes P, et al. Diaphagm strength in chronic heart failure. Am J Resp Crit Care Med. 1999;160(2):529-534.

15. Evans SA, et al. Respiratory muscle strength in chronic heart failure. Thorax. 1995;50(6):625-628.

16. Adamopoulos C, et al. Weaning failure from mechanical ventilation due to hypertrophic obstructive cardiomyopathy. Intensive Care Med. 2005; 31(5):734-737.

17. Brochard L, et al. B-type natriuretic peptide and weaning from mechanical ventilation. Intensive Care Med. 2006;32(10):1529-1536.

18. ACCP, AARC, ACCCM. Evidence based guidelines for weaning and discontinuing mechanical ventilation support. A Collective Task Force Facilitated by the American College of Chest Physicians; the American Association for Respiratory Care; and the American College of Critical Care Medicine. Respir Care. 2002;47(1):69-90.

19. Esteban A, Frutos-Vivar F. When to wean from a ventilator: an evidence-based strategy. Clev Clin J Med. 2003;70(5):389-400.

20. Carvalho RRC. Ventilação mecânica [v. 1, básico]. São Paulo: Atheneu; 2000.

21. Pinsky MR. Breathing as exercise: the cardiovascular response to weaning from mechanical ventilation. Intensive Care Med. 2000;26(9):1164-1166.

22. II Consenso Brasileiro de Ventilação Mecânica. J Bras Pneumol. 2000;26(supl 2).

23. Esteban A, Alia I. Weaning from mechanical ventilation. Crit Care. 2000;4(5):72-80.

24. Macintyre NR. Evidence-based ventilador weaning and discontinuation. Resp Care. 2004;49(7):830-836.

25. Costa AD, Rieder MM, Vieira SRR. Desmame da ventilação mecânica utilizando pressão de suporte ou tubo T. Comparação entre pacientes cardiopatas e não cardiopatas. Arq Bras Cardiol. 2005;85(1):32-38.

26. Upadya A, et al. Fluid balance and weaning outcomes. Intensive Care Med. 2005;31(12):1643-1647.

27. Weavind L, et al. Monitoring ventilator weaning-predictors of success. J Clin Monitor Comp. 2000;16(5-6):409-416.

28. Aboussouan LS, et al. Determinants of time-to-weaning in specialized respiratory care unit. Chest. 2005;128(5):3117-3126.

29. Baratz DM, et al. Effect of nasal continuous congestive heart failure. Chest. 1992;102(5):1397-1401.

30. Boles JM, et al. Weaning from mechanical ventilation. Eur Respir. 2007;29(5):1033-1056.

31. Barros AF, et al. Análise das alterações ventilatórias e hemodinâmicas com utilização de ventilação não invasiva com binível pressórico em pacientes com insuficiência cardíaca congestiva. Arq Bras Cardiol. 2007;88(1):96-103.

CAPÍTULO 10

Ventilação mecânica e desmame no pós-operatório imediato de cirurgia cardíaca

Márcia Souza Volpe
Carolina Dobner Pereira

OBJETIVOS

- Conhecer a rotina de atendimento fisioterapêutico no pós-operatório imediato (POI) de cirurgia cardíaca: da admissão à UTI à extubação.
- Apresentar a rotina de supressão da ventilação mecânica no PO imediato.

PALAVRAS-CHAVE

- Pós-operatório imediato, cirurgia cardíaca, desmame da ventilação mecânica, teste de respiração espontânea.

1. INTRODUÇÃO

Os protocolos assistenciais podem variar, entre as instituições, de acordo com o tipo de atuação presente em cada equipe multiprofissional envolvida na unidade de terapia intensiva (UTI). No entanto, tomadas de decisão são comuns e obedecem aos mesmos princípios. Aqui, apresentamos a padronização de nossa assistência realizada na UTI cirúrgica do InCor.

Após o término do procedimento operatório em sala cirúrgica, o paciente é transportado, com monitorização contínua de sua frequência cardíaca, pressão arterial e nível de oxigenação, à UTI, por uma equipe constituída de cirurgião, anestesista e profissionais de enfermagem. Durante esse transporte, o paciente pode ser ventilado manualmente, pelo anestesista, por meio de um ressuscitador manual, ou vir conectado a um ventilador mecânico de transporte.

Previamente à sua admissão na UTI, há o preparo do leito e a escolha do ventilador mecânico a ser utilizado, com base nos dados clínicos e antropométricos coletados na avaliação pré-operatória.

Na admissão, o anestesista e o cirurgião relatam ao intensivista responsável as informações relevantes do período intraoperatório, como tempo de circulação extracorpórea (CEC), balanço hídrico e sanguíneo, caso de intercorrências, bem como dificuldades relacionadas à ventilação do paciente.

2. ROTINA DE RECEBIMENTO DO PACIENTE NA UTI

O paciente é transferido para o leito da UTI conectado ao ventilador mecânico pré-ajustado, e, a seguir, instala-se o sistema de monitorização.

Preferencialmente, os ajustes iniciais no ventilador são feitos no modo ventilação mandatória intermitente sincronizada (SIMV), com volume corrente (VC) de 8 mL/Kg do peso ideal, frequência respiratória (f) de 12 irpm, pausa inspiratória de 10% do ciclo respiratório, fração inspirada de oxigênio (F_IO_2) de 0,6 e pressão positiva expiratória final (PEEP) de 5 cmH_2O[1].

O fisioterapeuta recebe informações do anestesista sobre as condições de ventilação em sala cirúrgica e ocorrências de dificuldades para ventilar, tais como presença de broncoespasmo, hipersecreção pulmonar, hipoxemia. Nas situações de hipoxemia em sala de operação, o valor de PEEP é ajustado entre 7 e 8 cmH_2O. Quando o paciente estiver acima de seu peso corporal ideal, também se eleva a PEEP para 8 cmH_2O.

3. AVALIAÇÃO INICIAL DO PACIENTE NA UTI

Após a conexão do paciente no ventilador, são verificados os valores de pico de pressão inspiratória, de pressão de platô (P_{PLAT}) e da saturação periférica de

Ventilação mecânica e desmame no pós-operatório imediato de cirurgia cardíaca **119**

oxigênio (SpO_2). Realiza-se a ausculta pulmonar, observa-se a expansibilidade torácica e confere-se a medida de pressão do balonete da cânula orotraqueal.

Caso o paciente apresente $P_{PLAT} \geq 32$ cm H_2O, altera-se o modo ventilatório para ventilação com pressão controlada (PCV), respeitando-se o volume corrente exalado (VCexal) = 6 mL/Kg. Caso sejam observados valores de $SpO_2 < 95\%$, aumenta-se gradualmente a F_1O_2 (de 0,1 em 0,1), objetivando-se atingir $SpO_2 \geq 95\%$.

Após essa intervenção, realizam-se os exames de radiografia de tórax e gasometria arterial, aproximadamente 15 minutos após a chegada do paciente à UTI. De acordo com os resultados, modificações na estratégia de ventilação podem ser necessárias.

4. CONDUTAS PARA OTIMIZAÇÃO DA VENTILAÇÃO MECÂNICA NO POI

Quando na radiografia de tórax for constatada redução do volume pulmonar ou áreas de opacidades heterogêneas associadas ou não à presença de hipoxemia, verificada no exame de gasometria, discute-se com a equipe médica a indicação da aplicação de manobra de recrutamento alveolar (MRA) e de otimização dos valores de PEEP.

Algumas condições clínicas contraindicam sua realização, como pressão arterial média (PAM) < 60 mmHg, presença de arritmias ventriculares ou drenos torácicos borbulhantes.

A MRA, em nosso serviço, é realizada no modo pressão positiva contínua nas vias aéreas (CPAP) e consiste em três insuflações sustentadas, de 30 segundos de duração cada uma, com pressão nas vias aéreas, de 20, 30 ou 40 cm H_2O. Nos intervalos entre cada insuflação, o paciente é ventilado de acordo com os seus parâmetros anteriores à MRA, durante 5 ciclos respiratórios, com exceção da PEEP, que é elevada para, no mínimo, 8 cmH_2O. A seleção do valor da CPAP de 20, 30 ou 40 cmH_2O depende da relação PaO_2/F_1O_2. O CPAP de 20 cmH_2O é aplicado quando a relação PaO_2/F_1O_2 for menor que 200 e maior que 150; CPAP de 30 cmH_2O, quando a relação for menor que 150; e CPAP de 40 cmH_2O, para relação menor que 150 mesmo após a aplicação de MRA com CPAP 30 cmH_2O[2].

Tabela 10.1 Manobra de recrutamento alveolar aplicada no POI de acordo com os valores da relação PaO_2/F_1O_2

PaO_2/F_1O_2	CPAP (cmH$_2$O)	Repetições (n°)	Duração (segundos)
> 150 e < 200	20	3	30
≤ 150	30	3	30
≤ 150*	40	3	30

* Somente quando for não responsivo à aplicação de CPAP de 30 cmH$_2$O.

Fisioterapia cardiorrespiratória na Unidade de Terapia Intensiva cardiológica

Atualmente, estudam-se os efeitos hemodinâmicos, ventilatórios e de troca gasosa de duas diferentes propostas de MRA: (1) aplicada com delta de pressão, no modo PCV, e (2) em CPAP, de acordo com a rotina descrita previamente. Esse estudo baseia-se em evidências que mostram que a MRA realizada em delta de pressão produz menor comprometimento hemodinâmico ao paciente. Após a aplicação da MRA, o valor de PEEP é ajustado em um valor acima do anterior à manobra, entre 8 e 12 cmH$_2$O, procurando-se respeitar P$_{PLAT}$ ≤ 32 cmH$_2$O. Dessa forma, com o aumento da PEEP, procura-se manter o recrutamento das unidades alveolares obtido com a manobra, enquanto a limitação da P$_{PLAT}$ evita a lesão pulmonar provocada pela hiperdistensão alveolar[3].

É importante que se verifique na radiografia de tórax o posicionamento da cânula orotraqueal, cuja extremidade distal deve estar cerca de 2 cm acima da carina[4].

Quando valores de oxigenação estão adequados, reduz-se a F$_I$O$_2$ até 0,4, considerando os valores da gasometria arterial ou da oximetria de pulso. A meta é sempre manter a relação PaO$_2$/F$_I$O$_2$ > 200 e/ou SpO$_2$ ≥ 95%.

5. DESMAME DA VENTILAÇÃO MECÂNICA

Uma vez que o paciente apresente respiração espontânea, altera-se o modo ventilatório para ventilação mandatória intermitente sincronizada (SIMV) e ajusta-se o valor de pressão suporte (PSV) para garantir um volume corrente exalado (VCexal) = 5mL/Kg. Gradativamente, diminui-se a frequência respiratória ajustada no ventilador de modo a garantir uma frequência total mínima de 10 irpm.

Os critérios para extubação estão apresentados na Tabela 10.2. No momento em que o paciente apresenta condições hemodinâmicas, metabólicas, respiratórias e nível de consciência adequados para ser interrompido o suporte ventilatório, o paciente é submetido ao teste de respiração espontânea (TRE)[5]. Durante esse teste, o paciente é ventilado por cerca de 30 minutos em SIMV com f = 2 irpm e PSV = 7 cmH$_2$O, F$_I$O$_2$ = 0,4 e PEEP ≤ 8cm H$_2$O ou em modo espontâneo com PSV = 7 cmH$_2$O, F$_I$O$_2$ = 0,4 e PEEP ≤ 8 cmH$_2$O. Caso o paciente não apresente sinais que contraindiquem a interrupção do suporte ventilatório, como f > 30 irpm, VCexal < 5 mL/Kg, aumento do trabalho respiratório, SpO$_2$ < 95% ou instabilidade clínica, programa-se a sua extubação.

É importante ressaltar que o paciente em condições de realizar o TRE deve ser reconhecido prontamente, evitando-se o prolongamento desnecessário do período de ventilação mecânica invasiva[5].

Ventilação mecânica e desmame no pós-operatório imediato de cirurgia cardíaca

Tabela 10.2 Critérios necessários para proceder à extubação do paciente no POI

Critérios	
Hemodinâmicos	PAM > 60 mmHg, Ausência de arritmias agudas Sangramento pelos drenos < 3 a 5 mL/Kg/h
Nível de consciência	Consciente Atendendo a comandos verbais simples
Respiratório	Comando respiratório adequado (sucesso no TRE) Relação $PaO_2/F_IO_2 \geq 200$ com PEEP ≤ 8 cmH_2O e $F_IO_2 = 0,4$
Renal	Equilíbrio hidroeletrolítico adequado Diurese $\geq 1mL/Kg/h$
Músculo esquelético	Descurarização muscular (sustentação da cabeça elevada por no mínimo 15 segundos)

Procede-se a extubação e inicia-se a oxigenoterapia, com a colocação de cateter de oxigênio com fluxo necessário, ≤ 5 L/min, para assegurar $SpO_2 \geq 95\%$.

Nos pacientes que apresentam relação $PaO_2/F_IO_2 < 200$ na gasometria arterial, procede-se a otimização da ventilação e aguarda-se um novo exame, que, em geral, ocorre cerca de 2 a 4 horas depois, para se verificar a oxigenação antes de submeter esses pacientes ao desmame do valor de PEEP, realizar o TRE e extubar.

Alguns fatores, como intercorrências durante a cirurgia, CEC prolongada, doenças respiratórias prévias, disfunções cardíacas, insuficiência renal dialítica e disfunção diafragmática, podem retardar o desmame da ventilação mecânica[6].

Outro ponto que merece atenção é que, embora estejamos utilizando o termo desmame para caracterizar o processo de transição da ventilação artificial para a espontânea no PO imediato, a literatura preconiza que o termo *desmame* define esse processo de transição apenas em pacientes que permanecem em ventilação mecânica por tempo superior a 24 horas[5].

Recentemente, em nossa UTI cirúrgica um estudo avaliou a sensibilidade e especificidade de três novos indicadores para o desmame ventilatório de pacientes em PO de cirurgia cardíaca. O primeiro é um indicador de reserva cardíaca, denominado CPO (*cardiac power output*), calculado por meio da fórmula: CPO = (PAM-PAD) x DC / 450, sendo PAM: pressão arterial média; PAD: pressão de átrio direito; e DC: débito cardíaco. Quanto menor o CPO antes da extubação, maior o risco de insucesso[7]. O segundo indicador, VERT (*minute ventilation recovery time*), relaciona-se com a reserva pulmonar e é obtido por meio da mensuração do volume minuto quando o paciente está em parâmetros ventilatórios mínimos[8]. Durante a sua medida, os pacientes foram submetidos ao TRE com tubo T por 30 minutos; a seguir, os pacientes foram reconectados ao ventilador com os mesmos parâmetros anteriores, iniciando-se a cronometragem do VERT, ou seja, a verificação do tempo que cada paciente necessitou para retornar à sua ventilação minuto prévia, antes do TRE. Quanto maior o VERT encontrado, maior será a chance de insucesso. O terceiro e último indicador é a dosagem do peptídeo natriurético tipo-B (BNP), considerado um forte indicador de disfunção cardíaca e que, também, pode diferenciar a origem da falha do desmame, em cardíaca ou pulmonar[9]. As amostras de sangue para a realização da dosagem do BNP são coletadas antes da extubação. Quanto maior o BNP, maior será a probabilidade de insucesso no desmame, sendo sua causa de origem cardíaca.

Os resultados encontrados em 101 pacientes estudados mostram falha no desmame em apenas 12 pacientes. Nesses, o alto nível de BNP foi o único preditor independente de falha na retirada da ventilação mecânica. Esse estudo nos mostra que a função ventricular é um importante fator da permanência desses pacientes em ventilação mecânica e que sua otimização deve ser um objetivo no período de pós-operatório imediato de cirurgia cardíaca[10].

REFERÊNCIAS BIBLIOGRÁFICAS

1. Auler JOC Jr, Oliveira SA. Pós-operatório de cirurgia torácica e cardiovascular. Porto Alegre: Artmed; 2004.

2. Auler JO Jr, Nozawa E, Toma EK, Degaki KL, Feltrim MI, Malbouisson LMS. Manobra de recrutamento alveolar na reversão da hipoxemia no pós-operatório imediato em cirurgia cardíaca. Rev. Bras. Anestesiol. 2007;57(5):476-488.

3. Gattinoni L, Caironi P. Refining ventilatory treatment for acute lung injury and acute respiratory distress syndrome. JAMA. 2008;299(6):691-693.

4. II Consenso Brasileiro de Ventilação Mecânica. Papel da enfermagem na assistência ao paciente em ventilação mecânica. J. Bras. Pneumol. 2000;26(supl. 2):S67-S82.

5. III Consenso Brasileiro de Ventilação Mecânica. Desmame e interrupção da ventilação mecânica. J. Bras. Pneumol. 2007;33(supl. 2):S128-S136.

6. Nozawa E, Azeka E, Ignez ZM, et al. Factors associated with failure of weaning from long-term mechanical ventilation after cardiac surgery. Int Heart J. 2005;46(5):819-831.

7. Cooke GA, Marshall P, Al-Timman JK, Wright DJ, Riley R, Hainsworth R, Tan LB. Physiological cardiac reserve: development of a non-invasive method and first estimates in man. Heart. 1998;79(3):289-294.

8. Martinez A, Seymour C, Nam M. Minute ventilation recovery time: A predictor of extubation outcome. Chest. 2003;123(4):1214-1221.

9. Harrison A, Morrison LK, Krishnaswamy P, et al. B-type natriuretic peptide predicts future cardiac events in patients presenting to the emergency department with dyspnea. Ann Emerg Med. 2002;39(2):131-138.

10. Lara TM, Hajjar LA, Almeida JP, et al. High levels of B-type natriuretic peptide predict weaning failure from mechanical ventilation in adult patients after cardiac surgery. Clinics. 2013;68(1):33-38.

CAPÍTULO 11

Ventilação mecânica prolongada e desmame no pós-operatório de cirurgia cardíaca

Emilia Nozawa
Thiago Martins Lara

OBJETIVOS

- Apresentar revisão sobre ventilação mecânica prolongada.
- Desmitificar o desmame ventilatório difícil em cardiopatas graves.
- Ser um guia na assistência fisioterapêutica aos pacientes que evoluem para traqueostomia.

PALAVRAS-CHAVE

- Ventilação mecânica prolongada, desmame ventilatório, traqueostomia, treinamento muscular respiratório.

1. INTRODUÇÃO

O desmame prolongado, ou ventilação mecânica prolongada, é definido como dependência da assistência ventilatória invasiva ou não invasiva por mais de 6 horas por dia por um período de tempo superior a três semanas, apesar da otimização da assistência fisioterapêutica, das correções de distúrbios funcionais e da utilização de novas técnicas de ventilação[1,2].

2. INCIDÊNCIA

Mesmo seguindo protocolos de desmame e utilizando indicadores preditores de sucesso difundidos na prática mundial de terapia intensiva, a prevalência de falha no desmame e, consequentemente, a permanência prolongada em ventilação mecânica está estimada em torno de 31% para a população geral, em 25% para cardiopatas clínicos e em 6% para pacientes no período de pós-operatório de cirurgia cardiovascular[3,4].

3. CAUSAS DA VENTILAÇÃO MECÂNICA PROLONGADA

A fisiopatologia da falência no desmame pode ser complexa e multifatorial. O conhecimento sobre o fator causal que leva à ventilação mecânica prolongada pode, muitas vezes, continuar sendo um ponto de difícil resolução, tornando a otimização do desmame uma tarefa complexa[1]. Dentre essas causas podemos citar:

a) Disfunção cardíaca: Em 2005, em nosso grupo, Nozawa et al.[5] estudaram pacientes em ventilação mecânica prolongada no período de pós-operatório de cirurgia cardíaca; as principais causas de falha no desmame desses pacientes associavam-se à disfunção cardíaca, caracterizada pela presença de arritmias cardíacas, instabilidade hemodinâmica e baixo débito cardíaco. Recentemente, Lara et al.[6], estudaram novos indicadores para o desmame ventilatório de pacientes no pós-operatório de cirurgia cardíaca. Seus dados somam-se aos encontrados em 2005, pois, ao comparar a origem do insucesso na tentativa de extubação (causa respiratória *versus* causa cardíaca), verifica-se a prevalência da disfunção cardíaca e da micro-hemodinâmica. Os pacientes com falha no desmame apresentaram maior nível sanguíneo de peptídeo natriurético tipo-B (BNP) e necessitaram de maior aporte de drogas inotrópicas (dobutamina); também mostravam maior diferença arteriovenosa de O_2 (D (a-v) O_2), maior taxa de extração de oxigênio periférico (ERO_2) e, consequentemente, menor saturação venosa de O_2 (SvO_2). Estes resultados deverão impactar nossa rotina, com a incorporação desses indicadores na avaliação pré-extubação.

b) Complicações respiratórias: presença de pneumonia e infecções nosocomiais.

c) Alterações neurológicas: pacientes com pontuação na escala de coma de Glasgow abaixo de 9.

Ventilação mecânica prolongada e desmame no pós-operatório de cirurgia cardíaca **125**

d) Insuficiência renal dialítica.

e) Lesão do nervo frênico com disfunção diafragmática: Alguns pacientes não conseguem obter sucesso no desmame da ventilação mecânica prolongada devido à lesão do nervo frênico, com consequente disfunção diafragmática. Anatomicamente, os nervos frênicos estão localizados próximos ao coração, o que explica, em parte, essa intercorrência no intraoperatório. Atualmente, a evolução das técnicas cirúrgicas e dos cuidados intraoperatórios tem contribuído para uma menor incidência de lesão do nervo frênico. O diagnóstico de lesão frênica, uni ou bilateral, na fase pré-extubação não é tarefa simples. Muitas vezes, ela só é reconhecida após a extubação, quando do surgimento de quadros de insuficiência respiratória. Inicialmente, pode-se suspeitar de disfunção diafragmática quando se observa, na avaliação da radiografia torácica, elevação de cúpula diafragmática, podendo ser unilateral ou bilateral. A presença de dissincrônia toracoabdominal quando o paciente está em modalidade ventilatória espontânea pode ser indicativo de alteração muscular respiratória. Após a suspeita, realiza-se o teste de palpação diafragmática, bilateral e unilateral, comparando-se a excursão muscular de um lado em relação ao outro. O diagnóstico pode ser confirmado por meio de ultrassonografia. A leitura da pressão inspiratória máxima, realizada pela manovacuometria, pode estar reduzida. No entanto, ela por si só não avalia especificamente a condição muscular diafragmática, uma vez que outros músculos respiratórios contribuem para a geração dessa pressão durante esforços máximos; assim, essa medida pode ser indicativa, mas não conclusiva, sendo necessário agregar outros dados para a confirmação da disfunção diafragmática.

4. ETAPAS DO DESMAME DE PACIENTE EM VENTILAÇÃO MECÂNICA PROLONGADA

A ventilação mecânica prolongada é vista como um obstáculo a ser vencido, um desafio a ser superado, cujo objetivo principal está na recuperação da respiração espontânea. Por ser de causa multifatorial, para essa condição não existem protocolos plenamente estabelecidos, e sim uma série de alternativas/opções de tratamentos a serem investidos e reavaliados insistentemente em cada situação específica. O início de tudo está em saber o fator causal da ventilação mecânica prolongada; em seguida, trava-se uma corrida contra a causa e, em paralelo, contra o fator tempo, pois, para esses pacientes, o tempo é um dos grandes vilões, por causa dos inúmeros efeitos deletérios da ventilação mecânica prolongada e, consequentemente, da estadia hospitalar arrastada.

O desmame é dividido em quatro etapas:

1. Avaliação geral: Enquanto o paciente é preparado para o desmame, é importante certificar-se de que sua condição hemodinâmica é estável, de que o estado volêmico está otimizado e de que a diurese é adequada. Também se confirma o tratamento prévio das comorbidades (hipertensão arterial, arritmia, agudização de doença pulmonar crônica) e se verifica adequado reflexo de proteção de via aérea.

2. **Tratamento das complicações em curso**: Trata-se daquelas que se iniciaram ao longo da internação, tais como infecções, desnutrição, hipoglicemia, delírio, sedação excessiva e dor.

3. **Avaliação específica para o desmame**: Para prosseguir com o desmame, verificam-se os aspectos respiratórios: estado do equilíbrio acido-básico e de oxigenação, pela gasometria arterial e venosa; medidas de mecânica respiratória à beira do leito (complacência pulmonar e resistência de vias aéreas); medidas de pressões respiratórias por meio de manovacuometria; análise de exames de imagem, incluindo radiografia de tórax e tomografia computadorizada de tórax. A ultrassonografia de tórax é útil para auxiliar no diagnóstico de disfunções diafragmáticas. Verifica-se o estado hemodinâmico, sendo útil a ecocardiografia nos casos de disfunção cardíaca.

4. **Realização do processo de desmame**: Os protocolos de desmame de pacientes em ventilação mecânica prolongada podem ser realizados de diferentes modos. A escolha varia de acordo com a prática assistencial de cada instituição, tanto para pacientes em ventilação via cânula orotraqueal como, também, via traqueostomia. Os modos são:

a) respiração em tubo T;

b) ventilação com pressão de suporte (PSV);

c) ventilação com pressão positiva contínua nas vias aéreas (CPAP);

d) compensação automática do tubo (ATC);

e) ventilação com suporte adaptativo (ASV);

f) ventilação não invasiva (VNI).

A utilização de protocolos padronizados de desmame conduz a menores taxas de insucesso e reintubações, reduz o tempo de ventilação mecânica, diminui o tempo de permanência em UTI, minimiza a necessidade de traqueostomia e reduz custos de internação. Embora protocolos sejam utilizados, alguns casos evoluem para insucesso do desmame, exigindo retorno à assistência mecânica ventilatória e aumentando as complicações decorrentes desta cronicidade.

5. CONSEQUÊNCIAS DA VENTILAÇÃO MECÂNICA PROLONGADA: FRAQUEZA MUSCULAR INDUZIDA PELA VENTILAÇÃO MECÂNICA

A disfunção dos músculos respiratórios é uma das principais consequências da ventilação mecânica em paciente crítico, pois essa condição poderá estar presente no início, como fator causal da doença, ou aparecer ao longo do tempo de aplicação da ventilação mecânica, principalmente nos modos controlados. Em modelos animais, observou-se redução da força diafragmática após 12 horas de ventilação mecânica controlada[7]. Stanford et al., em 2008, estudaram fibras musculares diafragmáticas de 26 humanos, previamente saudáveis, que necessitaram de ventilação mecânica. Os autores observaram que períodos de 18 a 69 horas de inatividade diafragmática se associavam à atrofia de fibras dos tipos I e II, como resultado da proteólise presente nessas fibras[8]. Fatores como estresse oxidativo, injúria estrutural, remodelamento e metabolismo enzimático estão, também, associados à atrofia das fibras musculares diafragmáticas[9].

Outras condições podem contribuir para a fraqueza muscular diafragmática, incluindo o uso de bloqueadores neuromusculares, bem como a presença de hiperinsuflação pulmonar, de estados de choque, sepse, desnutrição, desequilíbrio eletrolítico, lesão do nervo frênico e doença neuromuscular.

6. ESTRATÉGIAS TERAPÊUTICAS PARA OTIMIZAR O DESMAME

6.1. Utilização da posição sentada

Na nossa Instituição, a posição sentada é utilizada rotineiramente em pacientes com traqueostomia (TQT) e com estabilidade hemodinâmica. A posição sentada traz como benefício o alongamento dos músculos escalenos e intercostais e permite à caixa torácica assumir seu maior diâmetro anteroposterior[10]. Nessa posição, o volume sanguíneo distribui-se no compartimento venoso dependente, diminuindo o retorno venoso e, consequentemente, o volume de sangue no tórax, podendo ocorrer diminuição do volume diastólico final e do trabalho do miocárdio[11]. Nozawa et al., em 2011, estudando 40 pacientes no pós-operatório de cirurgia cardiovascular, com mais de 48 horas em ventilação mecânica, observaram os benefícios da sedestação durante o desmame do suporte ventilatório, com melhora da força muscular inspiratória ($P_I$max). A adoção desse posicionamento mostrou ser segura, pois não ocorreram alterações hemodinâmicas durante a mudança de postura, e não houve relato de efeitos adversos[12].

6.2. Avaliação e treinamento da musculatura respiratória

Esse tipo de avaliação é instrumento de fundamental importância para o processo de desmame da ventilação mecânica prolongada. As medidas de pressões estáticas máximas, geradas pelos músculos respiratórios, conhecidas como pressão inspiratória máxima ($P_I$max) e pressão expiratória máxima ($P_E$max), são realizadas por meio de um manovacuômetro. É de consenso que a $P_I$max mínima para manter o paciente em respiração espontânea é de 25 cmH_2O, com sinal negativo, indicativo de geração de pressão subatmosférica. Em pacientes submetidos à ventilação mecânica prolongada, a força muscular respiratória e a mobilidade do gradil costal estão diminuídas devido ao desuso muscular, e alguns pacientes apresentam $P_I$max de até -10 cmH$_2$O. Nesses casos, durante o processo de desmame, indica-se a inclusão de um programa de treinamento específico da musculatura respiratória.

O treinamento muscular respiratório pode ser realizado com aparelhos apropriados, por meio de resistores com carga tipo linear, resistores com carga tipo não linear ou mesmo com o uso de alterações da sensibilidade do ventilador mecânico. Este último modo é menos empregado, por não ter mostrado resultados satisfatórios[13].

Para o treinamento muscular respiratório pode ser utilizado um percentual da $P_I$max e $P_E$max como carga para treinamento. Em geral, são empregados aparelhos de carga inspiratória, do tipo pressões dependentes, os quais são conectados ao tubo de traqueostomia, com as cargas de treino entre 30% e 40% da $P_I$max. Em cada sessão de treinamento são realizadas 3 séries de 10 inspirações, com períodos de 1 minuto de descanso entre uma série e outra. A cada manobra realizada, solicita-se ao paciente inspiração profunda e sua sustentação por, no mínimo, 5 segundos. Em nossa Instituição, adota-se a realização de três sessões diárias. Embora o treinamento muscular respiratório tenha evidências científicas com efeitos benéficos em pacientes com DPOC, até o momento existem poucos estudos em pacientes em ventilação mecânica prolongada, e, mais especificamente, aqueles de pós-operatório de cirurgia cardíaca.

7. TRAQUEOSTOMIA

Com a introdução da técnica percutânea à beira do leito, a traqueostomia (TQT) tem se tornado um procedimento comum nas unidades de terapia intensiva (UTI)[14,15]. Quando se fala em desmame da ventilação mecânica prolongada, é inerente a associação com a TQT, pelo fato de essa técnica ser praticamente inevitável nessa população. O momento indicativo para realização do procedimento varia de um serviço para outro. Na nossa Instituição, os principais critérios para a tomada de decisão consideram: a evolução e o prognóstico do caso, o número de tentativas com insucesso da extubação e o tempo total de intubação. Combes et al., em 2007, em um estudo de coorte, acompanharam 506 em ventilação mecânica prolongada. Observaram que aqueles que foram traqueostomizados, em média no 12º dia de ventilação mecânica, evoluíram com menor tempo de UTI e de internação hospitalar, e menor incidência de mortalidade, quando comparados aos também traqueostomizados, porém em um período maior do que 12 dias, ou aqueles que permaneceram intubados[16].

Ventilação mecânica prolongada e desmame no pós-operatório de cirurgia cardíaca

7.1. Protocolo de desmame em pacientes traqueostomizados

O protocolo para supressão do suporte ventilatório prolongado, após traqueostomia, utilizado na unidade de terapia intensiva cirúrgica do Instituto do Coração (InCor), inicia-se com a avaliação do nível de consciência e da condição hemodinâmica. Quando os parâmetros estão dentro dos valores referidos (a saber: f ≤ 25 irpm; PaO_2/F_1O_2 ≥ 200; $PaCO_2$ entre 35 e 45 mmHg; P_1max ≥ -25 cmH_2O; VCexal ≥ 5 mL/Kg; e SpO_2 ≥ 93%), diminui-se gradativamente a f até duas respirações por minuto (irpm); a PSV até 10 cmH_2O; a PEEP até 5 cmH_2O, ou mantêm-se um delta de 5 cmH_2O entre PSV e PEEP; e F_1O_2 até 0,4. A seguir, retira-se gradativamente o suporte ventilatório por um período de 30 minutos, mantendo o paciente em nebulização contínua com suporte de oxigênio suficiente para se atingir SpO_2 ≥ 93%. Esse procedimento é realizado nos períodos da manhã e da tarde, retornando o paciente à ventilação mecânica no período noturno. Aumenta-se o tempo de respiração espontânea gradativamente até a completa supressão do suporte ventilatório, como ilustra a Tabela 11.1.

Tabela 11.1 Protocolo de desmame da ventilação mecânica prolongada utilizado no InCor.

	Tempo de nebulização - Período		
	Manhã	**Tarde**	**Noite**
	30 minutos	**30 minutos**	**Respirador**
Tempo de retorno no ventilador	1 hora	1 hora	Respirador
f = 2 irpm	2 horas	2 horas	1 hora
PSV = 10 cmH_2O	3 horas	3 horas	2 horas
F_1O_2 = 0,4	4 horas	4 horas	3 horas
PEEP= 5 cmH_2O	5 horas	5 horas	4 horas
	6 horas	6 horas	5 horas
		24 horas	

7.2. A traqueostomia e a comunicação

A produção natural de palavras compreensíveis, o padrão e a amplificação do som, e a articulação das palavras, necessariamente, devem estar em perfeita funcionalidade. A ausência de alguns desses componentes interfere efetivamente na fonação, dificultando ou impossibilitando a comunicação. Pacientes traqueostomizados frequentemente têm dificuldade de se comunicar, o que causa estresse emocional tanto para os pacientes quanto para os familiares e equipe multiprofissional[17,18]. Escrever ou usar sinais também são formas de comunicação. Pacientes conscientes que estão em processo de desmame, com baixa ou moderada ventilação minuto, apresentam evidentes possibilidades para articular algumas palavras quando o balonete da cânula de TQT está desinsuflado. Na fase inspiratória, é possível articular frases curtas, as quais são facilitadas pela passagem do ar pelas vias aéreas superiores.

O desmame da traqueostomia está relacionado à estabilidade hemodinâmica, à configuração toracoabdominal normal, à ausência de infecção pulmonar e febre, com o leucograma dentro dos parâmetros de normalidade. O paciente deve ser capaz de proteger a via aérea, ter nível de consciência adequado. Além disso, a causa que o levou à ventilação mecânica prolongada e TQT deve ter sido resolvida. A quantidade de secreção e sua dificuldade de remoção podem influenciar na decisão para se manter a cânula. Outro fator importante a ser considerado é a capacidade da tosse voluntária, bem como seu estado nutricional. Uma tosse adequada requer um volume de ar de, aproximadamente, 85% a 90% da capacidade pulmonar total, que seria em torno de 2,3 ± 0,5 litros[19]. Em pacientes com doença neuromuscular, ou em ventilação mecânica prolongada, a capacidade pulmonar total (CPT) está reduzida devido à fraqueza dos músculos respiratórios, porém, muitas vezes, a tosse ineficaz ocorre devido à inabilidade em aduzir as cordas vocais e fechar a glote.

7.3. Fatores que podem retardar ou impedir o desmame da traqueostomia

Os principais fatores que podem interferir no desmame da traqueostomia são o estado nutricional deficiente, pneumonias aspirativas de repetição, ansiedade, hipersecreção pulmonar, piora do quadro clínico, fraqueza muscular respiratória que comprometa a tosse, piora radiológica e nível de consciência inadequado.

A súbita mudança no quadro clínico durante o desmame, como f acima de 30 irpm, aumento ou diminuição súbita em mais de 20% da frequência cardíaca, hipertensão ou hipotensão arterial sistêmica e redução do nível de consciência, indicam retorno do paciente ao ventilador para novas investigações e intervenções.

7.4. Particularidades da traqueostomia

O procedimento de traqueostomia traz como vantagens a fácil manipulação da via aérea; o melhor conforto e comunicação para o paciente; a redução da

Ventilação mecânica prolongada e desmame no pós-operatório de cirurgia cardíaca **131**

necessidade sedação; a facilidade do desmame ventilatório; a facilidade da transição para nutrição oral; e a prevenção de pneumonia adquirida em consequência do uso prolongado da ventilação mecânica[1].

As desvantagens são as possibilidades de sangramentos; frequentes infecções do estoma; presença de enfisema subcutâneo; e riscos de broncoaspiração[12].

8. DECANULAÇÃO DA TRAQUEOSTOMIA

8.1. Cânula plástica

Para proceder o desmame da TQT é fundamental que a radiografia do tórax não apresente alterações clínicas significativas, que a tosse seja efetiva e que o paciente tenha pouca quantidade de secreção pulmonar. Solicita-se também uma avaliação fonoaudiológica para verificação da eficácia da deglutição e presença de broncoaspiração de saliva, teste realizado por meio de corante oral. Quando não há broncoaspiração, o desmame é realizado a intervalos de períodos de tempo intercalando-se balonete insuflado e balonete desinsuflado. Inicialmente, os períodos são curtos e, progressivamente, aumentam-se os períodos de desinsuflação. Toda vez que se desinsufla o balonete, surge um espaço na luz traqueal, o que permite a passagem de fluxo de ar para as vias aéreas superiores. A desinsuflação inicial é por períodos de tempos pequenos, sempre sob observação. Nessa fase, é importante o acompanhamento e avaliação da fonoaudiológica para treinamento da deglutição e da voz.

Outro fator a ser considerado é que a decanulação vai mudar o curso da ventilação, via TQT para via nasal, podendo modificar a carga imposta aos músculos respiratórios. A decanulação está associada ao aumento da ventilação minuto e da capacidade pulmonar total, consequentes ao aumento do espaço morto, provocando, assim, maior esforço inspiratório, principalmente nos casos de doença neuromuscular[20].

A monitorização dos sinais clínicos é importante nesse período, pois o simples fato de se observar tosse frequente, engasgo, saída da saliva pela TQT e dessaturação de oxigênio pode indicar presença de broncoaspiração, demandando a reinsuflação do balonete. Quando houver boa deglutição da saliva com o balonete desinsuflado, por período superior a 12 horas; configuração toracoabdominal normal; f de 12 a 16 irpm; $SpO_2 \geq$ de 95% com oxigênio a 5 L/min, poderá, então, ser efetuada a troca da cânula plástica por cânula metálica de número 5 ou 4.

A utilização de cânula fenestrada poderá ser incorporada como uma forma de desmame quando não houver grande quantidade de secreção. A utilização de válvula unidirecional para a fonação também poderá ser benéfica, pois apresenta pouca resistência à inspiração, permitindo que esta ocorra pela TQT. A válvula fecha-se durante a expiração, fazendo que o ar saia pelas vias aéreas superiores (Fluxograma 11.1).

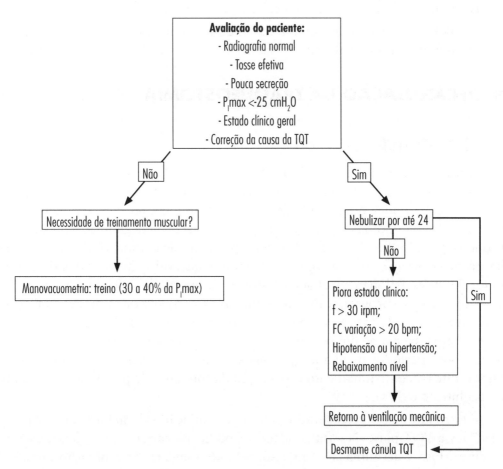

Fluxograma 11.1   Fluxograma da decanulação plástica em paciente traqueostomizado.

8.2. Decanulação plástica e inserção da cânula metálica

Ao permanecer por 24 horas com o balonete desinsuflado e sem sinais de broncoaspiração, ausência de hipersecreção pulmonar e de desconforto respiratório, é possível a troca da cânula plástica pela metálica. O diâmetro escolhido dependerá da medida da altura de cada paciente. O desmame prossegue trocando-se a cânula por uma de calibre menor, que deverá ser mantida ocluída por um período de até 72 horas. A decisão pela oclusão da cânula de TQT é um momento importante e delicado, de modo que é necessário verificar se o paciente é capaz de deglutir adequadamente e se o quadro respiratório é satisfatório. Após 24 horas com a cânula metálica ocluída, esta poderá ser retirada.

8.3. Retirada da cânula e oclusão do estoma

A retirada da cânula ocorre quando, na avaliação, o movimento toracoabdominal está normal e a deglutição é satisfatória, após avaliação da fonoaudiologia. No local do estoma, coloca-se um curativo oclusivo com gaze estéril. As técnicas fisioterapêuticas para remoção de secreção brônquica, exercícios respiratórios e a oferta de oxigenoterapia são, a partir deste momento, realizados através das vias aéreas superiores (VAS) (Fluxograma 11.2).

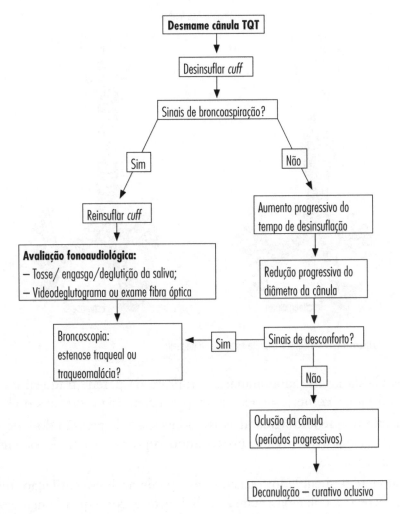

Fluxograma 11.2 Fluxograma da decanulação metálica do paciente traqueostomizado.

9. COMPLICAÇÕES DA TRAQUEOSTOMIA

As complicações relacionadas à traqueostomia são:

a) **Estenose traqueal ou subglótica:** geralmente ocasionada pelas altas pressões do balonete da cânula[21] (Figura 11.1).

b) **Traqueomalácia:** é a perda da estrutura cartilaginosa da traqueia causando fragilidade dos anéis; esta situação leva ao colapso da traqueia durante a inspiração, tosse ou hiperventilação (Figura 11.1).

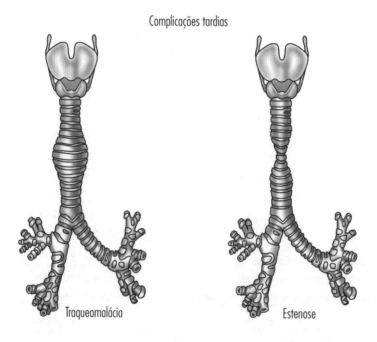

Figura 11.1 Traqueomalácia e estenose de traqueia.

c) **Fístula da artéria inominada:** é a ruptura da parede traqueal e da artéria inominada devido à compressão excessiva, permanente e progressiva do balonete[21].

d) **Fístula traqueoesofágica:** decorre do excesso de pressão do balonete contra a sonda nasogástrica rígida, provocando ruptura da parede esofágica e do músculo traqueal.

e) **Balonete desinsuflado:** ocasiona escape de ar, hipoventilação, microaspirações de secreções coletadas acima do balonete e, consequentemente, aumento do risco de infecção nosocomial[21].

f) **Herniação do balonete:** pode ser devida ao posicionamento inadequado ou mesmo a defeito do balonete (Figura 11.2).

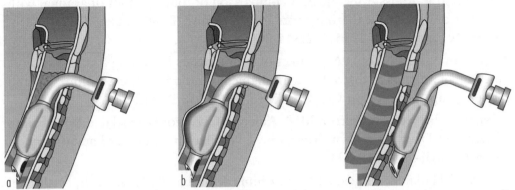

Figura 11.2 Complicações decorrentes da cânula e do balonete. a) balonete com insuflação e posicionamento correto; b) balonete com herniação posterior; c) cânula de traqueostomia com falso trajeto, localizada fora da luz traqueal, no tecido celular subcutâneo.

10. DETERMINANTES DE MORBIMORTALIDADE APÓS LONGO TEMPO DE VENTILAÇÃO MECÂNICA

A sobrevida dos pacientes que permanecem por longo tempo em unidades de terapia intensiva, associada à ventilação mecânica prolongada, pode ser dependente de fatores modificáveis. Aboussouan et al., em 2008, acompanharam possíveis fatores determinantes de mortalidade para essa população de pacientes e observaram que idade ≥ 65 anos, presença de úlceras de decúbito, disfunção renal, doença neurológica irreversível e insuficiência respiratória persistente no desmame da ventilação mecânica foram variáveis importantes para reduzir a sobrevida desses pacientes[22]. Dentre esses fatores, três são modificáveis e dois deles são focos de atuação da Fisioterapia, as complicações respiratórias e as úlceras de pressão, que podem contribuir fundamentalmente no desfecho da evolução dos pacientes em ventilação mecânica prolongada.

O desmame de pacientes submetidos à ventilação mecânica prolongada continua sendo um desafio para a equipe multiprofissional, devido aos fatores multifatoriais. Estratégias preventivas que otimizem o desmame da ventilação mecânica devem ser adotadas, pois este pequeno número de pacientes é o que apresenta as maiores taxas de morbidade e mortalidade, além do custo em saúde.

REFERÊNCIAS BIBLIOGRÁFICAS

1. Boles JM, Bion J, Connors A, Herridge M, Marsh B, Melot R, Pearl R, Silverman H, Stanchina M, Vieillard-Baron A, Welte T. Weaning from mechanical ventilation. Eur Respir J. 2007;29(5): 1033-1056.

2. III Consenso brasileiro de ventilação mecânica. Desmame e interrupção da ventilação mecânica. J Bras Pneumol. 2007;33 (supl 2):S128-S136.

3. Brochard L, Rauss A, Benito S. A comparison of four methods of gradual withdrawal from mechanical from ventilatory. Spanish Lung Failure Collaborative Group. N Engl J Med. 1995;332:345-350.

4. Esteban A, Alia I, Tobin MJ. Effect of spontaneous breathing trial duration on outcome of attemps to discontinue mechanical ventilation. Lung Failure Collaborative Group. Am J Respir Crit Care Med. 1999;159(2):512-518.

5. Nozawa E, Azeka E, Feltrim MIZ, Auler JOC. Factors Associated With Failure of Weaning From Long-term Mechanical Ventilation After Cardiac Surgery. Int Heart J 2005;46(5):819-831.

6. Lara T, Hajjar L, Almeida JP, Fukushima J, Barbas C, Nozawa E, et al. High levels of B-type natriuretic peptide predict weaning failure from mechanical ventilation in adult patients after cardiac surgery. Clinics. 2013;68(1):33-38.

7. Alves GS, Simões LA, Caldeira JA. Disfunção dos músculos respiratórios de pacientes críticos sob ventilação mecânica por insuficiência respiratória aguda. Fisioter Pesqu. 2007;14(2):84-90.

8. Stanford L, Nguyen BSE, Taylor N. Rapid dissue of diaphragm fibers in mechanically ventilated humans. N Engl J Med. 2008;358(13):1327-1335.

9. Vassilakopoulos T, Petrof BJ. Ventilador-induced Diaphagmatic Dysfunction. Am J Respi Crit Care Med. 2004;169(3):336-341.

10. Caruso P, Denari SDC, Ruiz SAL, Bernal KG, Manfrin GM, Friedrich C, Deheinzelin D. Inspiratory muscle training is ineffective in mechanically ventilated critically ill patients. Clinics. 2005:60(6):479-484.

11. Cox CE, Carson SS, Holmes GM, Howard ABS. Increase in tracheostomy for prolonged mechanical ventilation in North Caroline, 1993-2002. Crit Care Med. 2004;32(11):2219-2226.

12. Welsby IJ, Bennett-Guerrero EA, Twell D, White WD, Newman MF, Smith PK, Mythen MG. The association of complication type with mortality and prolonged stay after cardiac surgery with cardiopulmonary bypass. Anesth Analg. 2002;94(5):1072-1078.

13. Combes A, Luyt CE, Nieszkowska A, Trouillet JL, Gilbert C, Chastre J. Is tracheostomy associated with better outcomes for patients requiring lon-term mechanical ventilation? Crit Care Med. 2007;35(3):802-807.

14. Ribeiro EC. Considerações sobre posicionamento corporal durante a Fisioterapia Respiratória. Rev Bras Fisiot. 1996;1(2):61-65.

15. Dean E. Body positioning. In: Frontfelter D. Principles and practice of cardiopulmonary physical therapy. 3th ed. Misouri: Mosby; 1996. p. 299-319.

16. Nozawa E, Feltrim MIZ, Hernandes NA, Preisig A, Malbouissom LMS, Auler JOC. Efeitos da posição sentada na força dos músculos respiratórios durante o desmame de pacientes sob ventilação mecânica prolongada no pós-operatório de cirurgia cardiovascular. Fisiot Pesqui. 2011;418(2):171-175.

17. Godwin JE, Hefner JE. Special critical care considerations in tracheostomy management. Clin Chest Med. 1991;12(3):573-583.

18. Dikeman KJ, Kazandijian MS. Comunication and swallowing management of tracheostomized and ventilator-dependent adults. London: Singular Publishing Group; 1995.

19. Bach Jr, Saporito LR. Criteria for extubation and tracheostomy tube removal for patients with ventilatory failure. Chest. 1996;110(6):1566-1571.

20. Chadda K, Louis B, Benaissa L, Annane D, Gajdos P, Raphael JC, Lofaso F. Physiological effects of decannulation in tracheostomized patients. Intensive Care Med. 2002;28(12):1761-1767.

21. Nozawa E, Leite JRO, Auler JOC. O paciente traqueostomizado. In: Nakagawa NK, Barnabé V. Fisioterapia do sistema respiratório.São Paulo: Sarvier; 2006. p. 191-204.

22. Aboussouan LS, Lattin CD, Kline JL. Determinants of long-term mortality after prolonged mechanical ventilation. Lung. 2008;186(5):299-306.

CAPÍTULO 12

Ventilação mecânica e desmame nos cardiopatas com alterações neurológicas

Rogério Serafim
Paula Nubiato Bardi

OBJETIVOS

• Entender os riscos da lesão cerebral no paciente no pós-operatório de cirurgia cardíaca.

• Estudar a particularidade da ventilação mecânica em doentes cardíacos com lesão cerebral.

• Conhecer as modalidades ventilatórias mais recomendadas para cardiopatas com alterações neurológicas.

• Compreender a relação entre a supressão parcial e total da ventilação mecânica artificial e da via aérea artificial em doentes cardíacos com lesão cerebral.

PALAVRAS-CHAVE

• Cirurgia cardíaca, complicações neurológicas, ventilação mecânica, supressão da ventilação mecânica, traqueostomia.

1. INTRODUÇÃO

A suspeita de lesão cerebral nos pacientes submetidos à cirurgia cardíaca ocorre a partir da percepção pelo profissional da dificuldade do paciente em se recuperar da anestesia, responder a comandos simples e movimentar as extremidades nas primeiras 6 horas do pós-operatório[1].

A partir da suspeita de lesão cerebral, procede-se a avaliação do nível de consciência, que pode ser realizada, objetivamente, pela Escala de Coma de Glasgow. Criada em 1974, essa escala tem pontuação total que varia de 3 a 15, sendo avaliados três parâmetros: abertura ocular, resposta motora e resposta verbal. Existe uma estreita relação entre os valores mais baixos com o mal prognóstico do paciente e a necessidade de assistência ventilatória mecânica[2].

2. INDICAÇÃO DA VENTILAÇÃO MECÂNICA

A instalação da ventilação mecânica em pacientes cardíacos com diagnóstico de lesão neurológica, em especial os que cursam com pontuação menor ou igual a 8 na Escala de Coma de Glasgow, é urgente. Em primeiro lugar, para a proteção das vias aéreas e, em segundo, para prevenção de lesões cerebrais secundárias a hipoxemia e outras complicações[3]. A necessidade de ventilação mecânica pode prolongar-se por semanas ou meses, dependendo do diagnóstico e da extensão da lesão, levando à necessidade de otimização da ventilação artificial[4].

3. INCIDÊNCIA

As complicações neurológicas são frequentes em cirurgia cardíaca e têm sido associadas à elevada taxa de mortalidade e morbidade, altos custos hospitalares e necessidade de tratamento secundário após a alta hospitalar[5].

As lesões mais freqüentes incluem o acidente vascular isquêmico, que ocorre em 1,5% a 5,2% dos pacientes submetidos à cirurgia cardíaca; a encefalopatia, que pode caracterizar-se por confusão, delírio, coma, alteração prolongada no estado mental e agitação, que atinge 8,4% a 32% dos pacientes; e disfunção neurocognitiva, que pode afetar 20% a 30% dos pacientes[1,5].

4. FATORES DE RISCO

Na cirurgia cardíaca existem três principais fatores de risco para a ocorrência de lesão cerebral, todos caracterizados pela falta de oxigenação no tecido cerebral: a isquemia cerebral pode ser resultante da formação de microêmbolos no campo cirúrgico, na aorta ascendente ou no circuito da circulação extracorpórea; hipoperfusão cerebral em virtude da redução do débito cardíaco, já que, durante a circulação extracorpórea, a pressão arterial média é mantida entre 50 e 70 mmHg; e a fibrilação atrial, que ocorre no pós-operatório em aproximadamente 30% dos pacientes revascularizados e 60% dos operados para troca valvar[6,7].

O sistema nervoso central (SNC) tem um alto consumo de energia. O consumo de oxigênio cerebral por minuto é de 3,5 mL por 100 g de tecido cerebral, o que corresponde a 20% do consumo corporal total. O fluxo sanguíneo cerebral (FSC) depende diretamente da diferença entre as pressões arterial e venosa das artérias cerebrais, chamada de pressão de perfusão cerebral (PPC) e inversamente proporcional à resistência vascular cerebral (RVC). O FSC é controlado por diversos fatores, incluindo pressão arterial sistêmica, taxa de metabolismo cerebral e $PaCO_2$[8].

5. INTERAÇÃO ENTRE A CIRCULAÇÃO CEREBRAL E A VENTILAÇÃO MECÂNICA

Durante a ventilação mecânica ocorre aumento das pressões intratorácicas, com diminuição do retorno venoso cerebral, o que pode causar aumento da lesão ao SNC em consequência do aumento da pressão intracraniana (PIC). Em condições normais, a PIC é menor que 10 mmHg. O aumento do FSC tem pequeno efeito sobre a PIC até o ponto em que a complacência intracraniana não consegue mais acomodar esse excesso de volume, aumentando a PIC para níveis de 15 a 20 mmHg[9] (Figura 12.1).

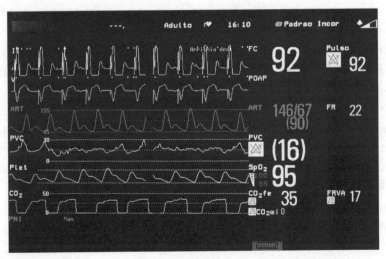

Figura 12.1 Curva de capnografia (em amarelo) observada no monitor de sinais vitais.

Assim, quando um paciente cardiopata apresenta lesões neurológicas e necessita de ventilação mecânica, a avaliação à beira de leito dos aspectos respiratórios, neurológicos e hemodinâmicos deve ser realizada para se estabelecer a melhor estratégia ventilatória sem que ocorram novos comprometimentos capazes de piorar o estado neurológico[10].

6. ESTRATÉGIA VENTILATÓRIA

A ventilação mecânica nesses casos deve considerar estratégias específicas quanto à $PaCO_2$. A programação dos parâmetros de pressão positiva expiratória final (PEEP), pico de pressão inspiratória (PIP) e fração inspirada de oxigênio (F_IO_2), está dirigida para a preservação do sistema nervoso central e da estabilidade hemodinâmica[11,12].

A diminuição da $PaCO_2$ em níveis abaixo de 40 mmHg é obtida pelo aumento da ventilação alveolar, caracterizando a hiperventilação, que é uma medida terapêutica importante para o tratamento da hipertensão intracraniana[8,13,14]. A modulação da $PaCO_2$ por meio da ventilação tem sido utilizada há mais de 40 anos nos cuidados com o paciente neurológico. O CO_2 difunde-se rapidamente pela membrana hematoencefálica, que retém o bicarbonato. Assim, mudanças na ventilação resultam em alterações rápidas no pH cerebral e, consequentemente, no FSC. A hipocapnia é também denominada de hiperventilação porque a redução da $PaCO_2$ abaixo dos níveis normais (40 mmHg) é obtida pelo aumento da ventilação alveolar.

A hiperventilação reduz a PIC por induzir a vasoconstrição cerebral com a diminuição do fluxo sanguíneo cerebral. Contudo, a hipoventilação resulta em hipercapnia, provocando vasodilatação e aumento do FSC[8].

Em média, ocorre redução de 3% a 4% do FSC para cada 1 mmHg de $PaCO_2$. Quando o valor da $PaCO_2$ é de 20 mmHg, o fluxo sanguíneo cerebral pode estar reduzido em até 50%. Em lesões anóxicas difusas, recomenda-se manter a $PaCO_2$ entre 35 e 40 mmHg[8,15].

O efeito da mudança na ventilação e na $PaCO_2$ perde-se quando o pH retorna aos seus valores basais por meio de mecanismos compensatórios. Em indivíduos saudáveis, esse fenômeno ocorre em, aproximadamente, quatro horas, podendo estender-se de 12 a 72 horas[13,14].

Os mecanismos de autorregulação estão presentes em um encéfalo íntegro, porém nos pacientes com lesão cerebral a hiperventilação será eficaz de forma diretamente proporcional à capacidade funcional regional do mecanismo de autorregulação da circulação cerebral.

O controle da $PaCO_2$ pode ser feito utilizando-se os modos ventilatórios de volume controlado ou de pressão controlada (PCV). O volume minuto (VM) pulmonar deve estar sob controle para um equilíbrio entre a demanda ventilatória do paciente e o controle vasopressórico cerebral que minimize o sofrimento neurológico[16].

Nos casos de lesões graves do SNC, como as lesões encefálicas difusas, a utilização dos modos controlados (CMV) e assistido-controlado (A/CMV) torna-se necessária para melhor estabilidade do volume minuto. A frequência respiratória (f) é ajustada para atingir um volume minuto que, gasometricamente, resulte em normocapnia (Figura 12.2).

Ventilação mecânica e desmame nos cardiopatas com alterações neurológicas

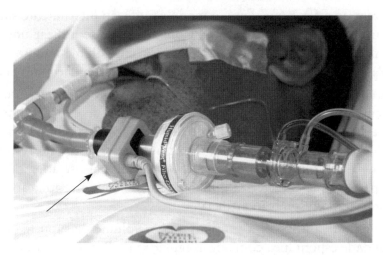

Figura 12.2 Sensor de capnografia instalado no circuito de ventilação mecânica.

A F_IO_2 deve ser aquela necessária para uma oxigenação ideal ($PaO_2/F_IO_2 >$ 200 mmHg). A PEEP deve ser a mínima necessária para manter os alvéolos estáveis e, desta forma, não provocar o aumento da pressão intratorácica e redução do retorno venoso cerebral. O volume corrente deve estar na faixa de 5 a 8 mL/Kg, para gerar o menor pico de pressão inspiratória possível[12,16-18]. Na ventilação com volume controlado, utiliza-se f e volume corrente (VC), para estabelecer o volume minuto necessário, monitorando sempre a pressão de pico inspiratório (PIP) de modo a não prejudicar a drenagem do sangue do SNC. Quando se utiliza a PCV, a f e o PIP são controlados para atingir o volume minuto que mantenha a $PaCO_2$ controlada, podendo ser pela capnografia ou gasometria, sempre monitorizando o volume corrente.

Outra possibilidade para a ventilação mecânica é utilizar a pressão regulada com volume controlado (PRVC). Diferente do modo de ventilação controlada a pressão (PCV), que não garante um volume corrente mínimo devido às constantes mudanças da mecânica pulmonar e do esforço do paciente ou ambos, a PRVC oferece respirações controladas à pressão com volume corrente garantido. Nela, o ventilador ajusta automaticamente a pressão inspiratória para entregar um volume corrente alvo mínimo predeterminado. Essa modalidade mantém um volume corrente consistente durante a ventilação, com controle de pressão e fluxo inspiratório de demanda, o que torna a ventilação mais confortável.

Além do PRVC, também o modo ventilação com suporte adaptativo (ASV) pode ser utilizado. É uma modalidade automatizada, na qual o ventilador, a partir de dados de monitorização, estabelece um padrão ventilatório ótimo, que é autoajustável de acordo com o desempenho do paciente[4,11,13,14,17,19-21].

Em lesões moderadas do SNC, caracterizadas por lesões supratentoriais e controle neural instável da respiração, devem ser considerados modos ventilatórios que assegurem uma f mínima como o modo ventilação intermitente sincronizada (SIMV) com pressão de suporte (PSV). Com ele, pode-se utilizar uma f mínima necessária no aparelho (< 10 rpm) para garantir um volume minuto adequado e manter a $PaCO_2$ em valores normais, preservando a estimulação do SNC.

Nas lesões leves como a concussão cerebral, em que o paciente apresenta controle ventilatório satisfatório da f e da amplitude de expansão da caixa torácica, deve-se considerar a modalidade de ventilação espontânea com pressão suporte (PSV). Na PSV, a f é totalmente dependente do estímulo respiratório do paciente, e deve-se utilizar mínimos níveis de pressão para se atingir VC de 5 a 6 mL/Kg de peso, o que caracteriza mínima necessidade de ventilação mecânica e rápida supressão da respiração artificial.

Uma alternativa à PSV é a ventilação com volume de suporte (VSV), que é uma modalidade espontânea com autorregulação da PSV para garantir o VC[21].

Os casos de hipoxemia associada à redução da complacência pulmonar devem ser ventilados utilizando-se estratégias protetoras nos modos de pressão controlada, nível de PEEP otimizado e aumento da F_IO_2. Análise criteriosa das repercussões hemodinâmicas e suas consequências sobre o SNC deve ser considerada.

7. SUPRESSÃO DA VENTILAÇÃO MECÂNICA

O paciente neurológico, de forma geral, encontra-se em um grupo de 5% a 30% de pacientes que não conseguem sucesso na primeira ou segunda tentativa da supressão total da ventilação mecânica artificial. O insucesso do desmame quase sempre pode ser atribuído a um desequilíbrio entre a capacidade ventilatória diminuída e a demanda ventilatória aumentada. A capacidade para atender à demanda ventilatória pode estar limitada pela inadequação do controle neural da respiração ou pela incapacidade do sistema musculoesquelético em gerar o trabalho mecânico respiratório necessário[19].

Pacientes com acometimentos graves do SNC necessitam de acompanhamento diário da função neurológica, com aplicação de escalas objetivas que avaliem o nível de consciência e as aquisições cinesiofuncionais, para guiar a supressão parcial ou total da ventilação mecânica ou a realização de traqueostomia.

A traqueostomia visa restabelecer a função da glote, da musculatura de deglutição e proteger a via aérea evitando a broncoaspiração[18,22].

A traqueostomia está indicada para os pacientes que necessitam de ventilação mecânica prolongada. Apresenta algumas vantagens em relação ao tubo orotraqueal como redução do trabalho respiratório, menor espaço morto, facilitação da remoção de secreção pela aspiração, menor necessidade de sedação, melhor função glótica com menor risco de broncoaspiração, maior conforto ao paciente e maior facilidade na manipulação do paciente, principalmente nas ações de

Ventilação mecânica e desmame nos cardiopatas com alterações neurológicas

transferências do leito[23,24]. Embora essas vantagens não garantam a supressão da ventilação mecânica em todos os pacientes, a traqueostomia facilita o desmame[24].

Em nossa Instituição, pacientes com valores na Escala de Coma de Glasgow acima de 8 e já traqueostomizados têm chance de realizar a supressão parcial ou total da ventilação mecânica. Iniciamos a descontinuação com alternância de períodos curtos de respiração espontânea em máscara de nebulização com períodos de ventilação mecânica com pressão positiva em parâmetros mínimos de PSV, F_IO_2 e PEEP. Os períodos de respiração espontânea vão sendo progressivamente aumentados, de acordo com a tolerância do paciente e a estabilidade do seu quadro clínico[18,25,26].

Para utilizar a nebulização contínua nos pacientes cardiopatas com disfunções neurológicas, deve-se avaliar a estabilidade hemodinâmica e respiratória, de modo que esse procedimento não cause sobrecarga ventilatória ou cardíaca[15,27,28].

Após a supressão total da ventilação mecânica, o plano terapêutico é a possibilidade de decanulação da traqueostomia. Alguns fatores devem ser levados em consideração, como o nível de consciência, a efetividade da tosse, a capacidade de proteção das vias aéreas, a quantidade de secreção e a oxigenação[29]. Pacientes com lesões cerebrais graves permanecerão com a cânula de traqueostomia por incapacidade de proteger as vias aéreas, mesmo que independentes da ventilação mecânica.

A decisão de decanulação da traqueostomia após a ventilação mecânica prolongada tem que considerar as múltiplas comorbidades clínicas e o limite das condições respiratórias desses pacientes. Eles estão predispostos à fadiga dos músculos respiratórios, a anormalidades do comando neural respiratório e à obstrução das vias aéreas altas em consequência da traqueostomia[30].

O teste de oclusão da traqueostomia com o balonete desinsuflado é realizado à beira do leito para verificar a presença de obstrução das vias aéreas altas. O teste é explicado inicialmente ao paciente e realizado com a monitorização da SpO_2 pelo oxímetro de pulso. Em seguida, o balonete é desinsuflado e a traqueostomia é ocluída observando-se a presença de respiração, nasal ou oral. A fonação é incentivada enquanto se verificam sinais de desconforto[30].

A presença de estridor, ausência de fluxo de ar pelo nariz ou boca, retração supraclavicular ou intercostal e fase inspiratória prolongada são sinais consistentes de possível obstrução de vias aéreas altas. Na presença de algum desses sinais, deve-se restituir a respiração por meio da cânula de traqueostomia e realizar exame broncoscópico[30].

Na ausência de lesão, realiza-se a oclusão da traqueostomia de forma gradual e progressiva, de acordo com a tolerância do paciente. Nos casos em que a estabilidade clínica estiver mantida sem necessidade de intervalos para suporte ventilatório, a oclusão pode ocorrer de forma contínua. A decanulação pode ser realizada quando o paciente for capaz de permanecer por 24 horas ou mais com a oclusão sem instabilidade clínica.

Antes de proceder à decanulação, é possível realizar a troca da cânula de plástico por uma metálica ou a redução progressiva do diâmetro. Após a troca, a traqueostomia deve permanecer ocluída e, se a estabilidade clínica for mantida por 24 horas ou mais, deve-se prosseguir para a decanulação e oclusão do estoma por meio de curativo.

REFERÊNCIAS BIBLIOGRÁFICAS

1. McKhann GM, Grega MA, Borowics LM Jr, Baumgartner WA, Selnes OA. Stroke and encephalopathy after cardiac surgery: an update. Stroke. 2006;37(2):562-571.

2. Boto GR, Gómez PA, Cruz J De la, Lobato RD. Factores prognósticos em el traumatismo craneoencefálico grave. Neurocirurgia. 2004;15:233-247.

3. Manno EM, Rabinstein AA, Widjicks EFM, Brown AW, Freeman WD, Lee VH, et al. A prospective trial of elective extubation in brain injured patients meeting extubation criteria for ventilatory support: a feasibility study. Critical Care. 2008; 12(6):R138.

4. Andre C, Freitas GR. Terapia intensiva em neurologia e neurocirurgia. Rio de Janeiro: Revinter; 2002.

5. Hogue CW, Gottesman RF, Stearns J. Mechanisms of cerebral injury from cardiac surgery. Crit Care Clin. 2008;24(1):83-ix.

6. Teixeira-Souza V, Costa C, Costa A, Grangeia R, Reis C, Coelho R. Disfunção neurocognitiva após cirurgia valvular. Acta Méd Port. 2008;21:475-482.

7. Oliveira DC, et al. Fatores de risco para AVE após cirurgia de revascularização do miocárdio. Arq Bras Cardiol. 2008;91(4):234-237.

8. Stocchetti N, Mass AIR, Chieregato A, Van der Plas AA. Hyperventilation in head injury: a review. Chest. 2005;127(5):1812-1827.

9. Deem S. Management of acute brain injury and associated respiratory issues. Respir Care. 2006;51(4):358-367.

10. Murkin JM. Etiology and incidence of brain dysfunction after cardiac surgery. J Cardiothorac Vasc Anesth. 1999;13(4):12-17/36-37.

11. Pinhu L, et al. Ventilator-associated lung injury. Lancet. 2003;361(9354);332-340.

12. Brower RG, et al. Prospective, randomized, controlled clinical trail comparing traditional versus reduced tidal volume ventilation in acute respiratory distress syndrome patients. Crit Care Med. 1999;27(8):1492-1498.

13.Kuschinsky W. Role of hydrogen ions in regulation of cerebral blood flow and other regional flows. Adv Microcirc. 1982;11:1-19.

14. Kjallquist A, et al. The regulation of extra and intracellular acid-base parameters in the rat brain during hyper-and hipocapnia. Acta Physiol Scand. 1968;75:485-494.

Ventilação mecânica e desmame nos cardiopatas com alterações neurológicas

15. Brain JE Jr. Carbon dioxide and the cerebral circulation anesthesiology. 1998;88:1365-1386.

16. Huynh T, et al. Positive end expiratory alters intracranial and cerebral perfusion pressure in severe traumatic brain injury. J Trauma. 2002;53(3):488-492.

17. Namen AM, Ely EW, Tatter SB, Case LD, Lucia MA, Smith A, et al. Predictiors os successful extubation in neurosurgical patients. Am J Respir Crit Care Med. 2001;163(3 pt 1):658-664.

18. Nitrini R, Bascheschi LA. A neurologia que todo médico deve saber. 2ª ed. São Paulo: Atheneu; 2003.

19. Shapiro HM, Marshall LF. Intracranial pressure responses to peep in head-injured patientes. J Trauma. 1978;18(4):254-256.

20. Raichle ME, Plum F. Hyperventilation and cerebral blood flow. Stroke. 1972;3(5):566-575.

21. Mireles-Cabodevila E, Diaz-Guzman E, Heresi GA, Chatburn RL. Alternative modes of mechanical ventilation: a review for the hospitalist. Clev Clin J Med. 2009;76(7):417-430.

22. Mario DN, Carlier PM. Problems with initial Glasgow Coma Scale assessment caused by pre-hospital treatment of patients with head injuries: results of a national survey. J Trauma. 1994; 36(1):89-95.

23. Hsu CL, et al. Timing of tracheostomy as a determinant of weaning success in critically ill patients: a retrospective study. Critical Care. 2005;9(1):46-52.

24. Pierson DJ. Tracheostomy and weaning. Respir Care. 2005;50(4):526-533.

25. Navalesi P, et al. Rate of reintubation in mechanically ventilated neurosurgical and neurologic patients: evaluation of a systematic approach to weaning and extubation. Crit Care Med. 2008;36(11):2986-2992.

26. Teasdale GM, Murray L. Revisiting the Glasgow Coma Scale Coma Score. Intensive Care Med. 2000;26(2):153-154.

27. MacIntyren N. Evidence-based guidelines for weaning and discontinuing ventilatory support: a collective task for American association for respiratory care and the American association for respiratory care and chest. 2001;120(6):375s-395s.

28. Coplin WM, Pierson DJ, Cooley KD, Newell DW, Rubenfeld GD. Implication of extubation delay in brain injured patients meeting standart weaning criteria. Am J Respir Crit Care Med. 2000;161(5):1530-1536.

29. Heffner JE. Tracheostomy decannulation: marathons and finished lines. Critical Care. 2008;12(2):128.

30. Christopher KL. Tracheostomy decannulation. Respiratory Care. 2005;50(4): 538-541.

CAPÍTULO 13

Aplicação da ventilação não invasiva em cardiopatas

Alcino Costa Leme
Rodrigo de Almeida Lara

OBJETIVOS

- Conhecer os principais equipamentos e interfaces para sua aplicação.
- Conhecer o grau de evidência de suas principais indicações.
- Entender os seus mecanismos de ação.

PALAVRAS-CHAVE

- Ventilação não invasiva, interfaces, CPAP, binível.

1. INTRODUÇÃO

O uso da ventilação não invasiva (VNI) com pressão positiva para o tratamento de pacientes com insuficiência respiratória aguda ou crônica agudizada foi certamente um dos maiores avanços da ventilação mecânica nas últimas duas décadas. Apesar de seu uso ser relativamente recente, um grande número de séries de casos, ensaios clínicos randomizados, meta-análises ou revisões sistemáticas, assim como conferências de consenso e diretrizes publicadas até o momento, tornaram a aplicação dessa técnica totalmente baseada em evidências científicas, sendo provavelmente a mais estudada modalidade de suporte ventilatório.

2. CONCEITO E DEFINIÇÃO

VNI refere-se a qualquer forma de suporte ventilatório aplicado nas vias aéreas superiores (VAS), usando máscara ou artefato semelhante. Incluem-se todas as técnicas que utilizam pressão positiva e pressão negativa intratorácica, esta conhecida como pulmão de aço.

De acordo com o III Consenso Brasileiro de Ventilação Mecânica[1], as indicações para o uso de VNI estão classificadas em quatro categorias (A, B, C e D), conforme o grau de recomendação e força de evidência científica. A recomendação A refere-se à melhor evidência científica, e a recomendação D, à de menor evidência científica.

3. EQUIPAMENTOS E MODOS PARA A APLICAÇÃO DA VNI

A VNI pode ser aplicada por meio de ventilador mecânico, porém a maioria dos ventiladores não está preparada para compensar os possíveis vazamentos inerentes ao uso das máscaras. Atualmente, existe no mercado uma grande quantidade de equipamentos específicos para VNI, com os mais variados recursos e preços. Basicamente, estes aparelhos são constituídos por uma turbina interna que gera um fluxo de ar pressurizado, o qual é introduzido na via aérea do paciente. O volume de ar dependerá da pressão programada e da mecânica pulmonar.

Basicamente, existem no mercado cinco modos de ventilação[2]:

a) Espontâneo: o ventilador envia uma quantidade de ar somente se o paciente for capaz de ativar o *"trigger"* (disparo). Desta forma, é o paciente que modula sua frequência respiratória, uma vez que o ventilador não assegura uma frequência respiratória determinada. Os ajustes são realizados nos valores das pressões inspiratória e expiratória.

b) Espontâneo/controlado: oscila como no modo espontâneo; no entanto, se o paciente for incapaz de iniciar um ciclo respiratório em um tempo predeterminado, o ventilador inicia a oferta da pressão inspiratória. É o modo mais usado, pois assegura uma frequência respiratória mínima de segurança.

c) Controlado: o volume de ar que entra na via aérea depende do tempo inspiratório programado. Oscila entre a pressão inspiratória e a pressão expiratória somente de acordo com a frequência respiratória programada no equipamento.

d) Ventilação assistida proporcional: o ventilador administra uma pressão e um volume de ar proporcionais ao esforço realizado pelo paciente, otimizando um padrão ventilatório adequado às suas necessidades metabólicas.

e) Pressão positiva contínua nas vias aéreas (CPAP): trata-se de uma pressão contínua que se mantém constante na inspiração e na expiração. Portanto, não interfere significativamente na ventilação alveolar e pouco reduz o trabalho respiratório, porém é capaz de aumentar a CRF por meio do recrutamento alveolar.

4. INTERFACES

É um item importante no processo de aplicação da VNI porque delas depende, na maioria das vezes, o sucesso da terapia. A escolha correta da interface assegura o conforto ao paciente. De suas características, isto é, do tipo de material empregado e tamanho da máscara, dependem a adaptação e a aceitação do paciente (Figura 13.1).

Existem seis tipos diferentes de interfaces atualmente comercializados: máscara oronasal, máscara nasal, máscara total, pipeta bucal, olivas nasais e capacete.

Durante a escolha da interface, deve-se levar em conta vários fatores, entre eles a idade e o formato do rosto do paciente, o tipo de insuficiência respiratória, a disponibilidade do material, o grau de colaboração do paciente e a fase evolutiva da doença[2] (Figura 13.1).

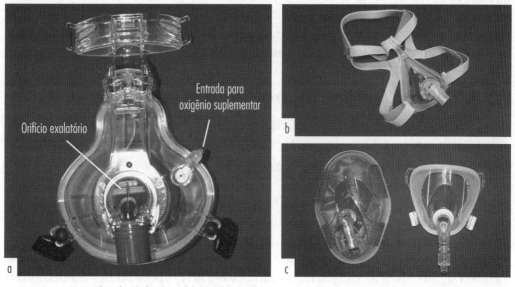

Figura 13.1 a) Interface facial: fixador cefálico, orifício exalatório, entrada para oxigênio suplementar, superfície em silicone; b) interface nasal; c) interface facial total.

5. INDICAÇÕES

5.1. Exacerbação da doença pulmonar obstrutiva crônica

Vários estudos controlados e randomizados[3-9], revisões sistemáticas e meta-análises[10-13] mostram o alto nível de evidências da efetividade da VNI na insuficiência respiratória por exacerbação aguda da DPOC. Os estudos mostram diminuição da necessidade de IOT e de complicações, diminuição do tempo de UTI e hospitalar e o aumento da sobrevida. Dessa forma, a VNI é considerada tratamento padrão-ouro nesses pacientes.

5.2. Exacerbação da asma

Ao contrário do que ocorre na DPOC, o uso da VNI na exacerbação grave da asma possui poucas evidências. Meduri et al.[14], em estudo não controlado, relataram a utilização da VNI em 17 pacientes com pH médio de 7,25 com melhora significativa da alteração gasométrica. Soroksky et al.[15] conduziram estudo controlado, randomizado, de aplicação de VNI com binível pressórico em exacerbação asmática. Os 33 pacientes foram randomizados em dois grupos: com e sem a utilização de VNI. O grupo VNI consistiu naquele em que foi realizada aplicação de pressão inspiratória e expiratória de 10 cmH_2O por três horas. Observou-se melhora do VEF_1 (53,5 ± 23,4% no grupo VNI e 28,5 ± 22,6% no grupo *sham*, p = 0,006). A hospitalização foi necessária em 3 dos 17 pacientes estudados (17,6%) no grupo VNI e em 10 dos 16 pacientes (62,5%) no grupo controle. Para esses autores em pacientes selecionados com asma grave, o binível pressórico pode melhorar a função pulmonar, aliviar a exacerbação mais rapidamente e diminuir a necessidade de hospitalização.

5.3. Insuficiência respiratória hipoxêmica

O papel da VNI na insuficiência respiratória hipoxêmica aguda tem sido objeto de considerável controvérsia, provavelmente pelo fato de envolver um variado grupo de doenças. Entretanto, alguns estudos, controlados e randomizados, relataram benefícios de sua utilização.

Ferrer et al.[16] compararam a utilização da VNI com oxigenoterapia em pacientes com causas diversas de hipoxemia. Verificaram que a VNI, comparada ao grupo controle, diminuiu a necessidade de IOT (52% *versus* 25%) e contribuiu para menor taxa de mortalidade (39% *versus* 18%). Observaram, também, melhora significativa da oxigenação e taquipneia no grupo VNI nas primeiras três horas e menor incidência de choque séptico (31% *versus* 12%).

Aplicação da ventilação não invasiva em cardiopatas

Em pacientes de ressecção pulmonar com insuficiência respiratória, Auriant et al.[17] observaram que a aplicação de VNI resultou em menor necessidade de IOT (50% *versus* 21%) e menor mortalidade (38% *versus* 13%).

Os mesmos achados foram encontrados em pacientes imunossuprimidos com infiltrado pulmonar nos quais a VNI levou a menores taxas de IOT na UTI e de mortalidade hospitalar[18].

Em estudo multicêntrico de 2001, Antonelli et al.[19] buscaram identificar preditores de insucesso da VNI em pacientes com insuficiência respiratória hipoxêmica devido às mais variadas causas. A VNI evitou a IOT em 70% dos casos; os pacientes com ARDS e pneumonias foram os que obtiveram os maiores índices de insucesso (51% e 50%, respectivamente). A análise multivariada identificou como fatores independentes associados ao insucesso da VNI: idade maior que 40 anos, presença de ARDS e pneumonia, e relação $PaO_2/F_1O_2 \leq 146$.

Em nossa Instituição, Coimbra et al.[20] estudaram a eficácia da VNI em insuficiência respiratória aguda hipoxêmica no pós-operatório de cirurgia cardiovascular. Dos 57 pacientes estudados, 31 (54,4%) evoluíram sem a necessidade de IOT (sucesso). Idade, frequência cardíaca e frequência respiratória inicial apresentaram valores significativamente elevados no grupo de insucesso. Esse grupo apresentou maior número de intercorrências intraoperatórias e, durante a aplicação da VNI, a oxigenação não se alterou nas primeiras três horas.

5.4. Edema pulmonar cardiogênico

Vários estudos reforçam a utilização da VNI em edema agudo pulmonar de origem cardiogênica.

Em revisão sistemática, Pang et al.[21] demonstraram que a utilização do CPAP, em comparação à oxigenoterapia, resultou na redução da necessidade de IOT e menor mortalidade.

O binível pressórico comparado à oxigenoterapia levou a menor taxa de IOT e ao menor tempo para a resolução dos sinais de insuficiência respiratória[22].

Nava et al.[23] conduziram estudo multicêntrico comparando binível pressórico à oxigenoterapia. Seus resultados mostram melhora na oxigenação, na frequência respiratória e na referência de dispneia, porém sem diferenças significativas quanto à mortalidade e IOT. No entanto, no subgrupo de pacientes que apresentavam $PaCO_2$ elevada, a VNI diminuiu a necessidade de IOT.

Em estudo randomizado realizado no Serviço de Emergência do InCor, Park et al.[24] compararam a utilização do CPAP, binível e oxigenoterapia em pacientes com EAP cardiogênico. Os grupos tratados com CPAP e binível pressórico mostraram melhores índices de oxigenação, dispneia, frequências cardíaca e respiratória. A IOT foi necessária em 42% dos pacientes do grupo oxigenoterapia,

154   Fisioterapia cardiorrespiratória na Unidade de Terapia Intensiva cardiológica

enquanto a taxa foi de 7% no grupo de VNI (p < 0,001). A mortalidade hospitalar foi maior no grupo oxigenoterapia (p < 0,05).

5.5. Insuficiência respiratória pós-extubação

A utilização da VNI no período após a extubação é muito comum nas UTI de vários centros, porém estudos recentes demonstram resultados preocupantes.

Keenan et al.[25] estudaram a VNI em pacientes que apresentavam sinais de insuficiência respiratória aguda (IRpA) após extubação. Quando a IRpA ocorria nas 48 horas após a extubação, os pacientes eram randomizados em tratamento padrão com oxigenoterapia ou VNI. Não houve diferença quanto à necessidade de reintubação (72% e 69%, respectivamente), à taxa de mortalidade hospitalar (31% em ambos os grupos), aos tempos de aplicação da ventilação mecânica, de permanência em UTI e estadia hospitalar. Em estudo conduzido, 43 pacientes em ventilação mecânica (25 com DPOC) que falharam no teste de desmame (respiração espontânea) por três dias seguidos, foram randomizados em dois grupos: os que foram extubados e receberam VNI e os que permaneceram em ventilação mecânica. O grupo VNI apresentou menor tempo de ventilação mecânica (9,5 e 20,1 dias, respectivamente), menor tempo de UTI (14,1 e 25 dias, respectivamente), menor tempo de hospitalização (24% e 59%, respectivamente), menor ocorrência de choque séptico (10% e 41%, respectivamente) e maior taxa de sobrevida em UTI (90% e 59%, respectivamente)[26].

Entretanto, outro estudo multicêntrico mostrou que em pacientes com mais de 48 horas de ventilação mecânica por diversas causas e morbidades, com sinais de insuficiência respiratória após extubação, a VNI não causou impacto na taxa de reintubação (48% em ambos os grupos). A mortalidade foi significativamente maior no grupo VNI (25% *versus* 14%, p = 0,048), assim como o tempo entre o desenvolvimento da insuficiência respiratória e a reintubação (12 h *versus* 2,5 h, p = 0,02)[27].

Alguns aspectos importantes devem ser levados em consideração para aplicação da VNI nessa situação. A doença causal da insuficiência respiratória; estudos mostram que pacientes com DPOC possuem melhores resultados. A persistência da hipoxemia e dos sinais de insuficiência respiratória, a manutenção dos valores de oxigenação nas primeiras três horas de VNI são aspectos indicativos de que o paciente precisa de um suporte ventilatório maior, sendo, portanto, necessário considerar o momento para cessar a VNI e proceder a IOT. O prolongamento do tempo do quadro da insuficiência respiratória poderá resultar em isquemia cardíaca, fadiga muscular respiratória, pneumonia aspirativa e IOT de emergência[27].

No pós-operatório de cirurgia cardíaca ocorrem alterações no sistema respiratório, como colapso alveolar, extravasamento de líquidos aos alvéolos, alteração da relação ventilação/perfusão, diminuição da capacidade residual funcional,

Aplicação da ventilação não invasiva em cardiopatas

entre outras, causadas principalmente pela anestesia geral e circulação extracorpórea (CEC). Lopes et al. conduziram estudo na UTI cirúrgica do InCor sobre o efeito da aplicação da VNI nesse tipo de paciente. Os valores de PaO$_2$ nos pacientes que receberam pressão positiva foram significativamente maiores, quando comparados aos do grupo controle, que utilizaram apenas cateter de O$_2$[28].

5.6. Insuficiência cardíaca congestiva (ICC)

Uma série de complicações está relacionada à ICC, tais como diminuição do volume pulmonar, obstrução do fluxo de ar, auto-PEEP, diminuição da complacência pulmonar, hipoxemia arterial, diminuição da capacidade de difusão, respiração do tipo Cheyne-Stokes e apneia obstrutiva do sono[30].

A utilização de VNI pode provocar aumento agudo no débito cardíaco devido à diminuição da pós-carga de VE, por meio da redução da pressão transmural (Ptm = pressão ventrículo esquerdo – pressão pleural). No entanto, os efeitos positivos da pressão positiva contínua sobre o desempenho cardíaco podem ser traduzidos pela redução da pré-carga, por meio da redução do retorno venoso, e da pós-carga, por meio da redução da pressão transmural do ventrículo esquerdo. Juntos, esses fatores contribuem para reduzir o edema pulmonar, melhorar a complacência, reduzir a hipoxemia e diminuir o desconforto respiratório[30,31].

A VNI tem um papel importante em pacientes com ICC e concomitante apneia obstrutiva do sono, bem como na apneia central do tipo Cheyne-Stokes, embora a natureza das apneias seja diferente. Durante a apneia obstrutiva, na tentativa de respirar contra uma via aérea superior ocluída, gera-se uma pressão negativa intratorácica cada vez mais negativa. Essas apneias desencadeiam uma série de eventos fisiopatológicos que, potencialmente, podem agravar a insuficiência cardíaca congestiva[31]. Dentre os principais efeitos podemos citar o aumento da pós-carga ventricular esquerda, devido à grande variação da pressão negativa intratorácica, hipoxemia e hipoventilação. Nessas situações ocorre vasoconstrição pulmonar hipóxica e consequente aumento da pós-carga ventricular direita, constante descarga adrenérgica devido ao frequente despertar e, em decorrência, aumento da pressão arterial sistêmica[31,32]. Assim, questões como quais pressões respiratórias devemos utilizar e se existe alguma diferença entre o CPAP e o binível pressórico precisam ser respondidas para que os benefícios da utilização da VNI sejam atingidos.

Matthew T. Naugghton et al.[32] demonstraram que pacientes com ICC utilizando CPAP = 10 cmH$_2$O apresentaram significativa diminuição da f e do trabalho respiratório, da pós-carga ventricular esquerda, da FC e melhora do índice cardíaco.

No estudo de Douglas T. Bradley et al.[33], os pacientes com ICC foram divididos em dois grupos: (a) aqueles com pressão capilar pulmonar > 12 cmH$_2$O e (b) aqueles com pressão capilar pulmonar < 13 cmH$_2$O. O uso 5 cmH$_2$O via CPAP nasal melhorou o índice cardíaco e o índice de volume sistólico no grupo com maior pressão capilar, em contraste ao grupo com menor pressão, em que ocorreu diminuição do índice cardíaco, porém sem alteração no índice do volume sistólico.

Os efeitos ventilatórios e hemodinâmicos foram estudados em nove pacientes com ICC e pressão capilar pulmonar (PoAP) > 18 mmHg e IC < 2,8 L/min/m², utilizando CPAP de 5 cmH$_2$O e depois 10 cmH$_2$O. Ao comparar aos valores obtidos na respiração espontânea, Florent Lenique et al.[34] verificaram que a utilização de 10 cmH$_2$O aumentou a complacência pulmonar, diminuiu a resistência das vias aéreas e reduziu o trabalho respiratório. O uso do CPAP não provocou mudança significativa no índice cardíaco, porém reduziu a pressão transmural do VE, o que sugere melhora no desempenho cardíaco.

Brik Acosta et al.[35] estudaram o efeito do binível pressórico (IPAP = 5 e EPAP = 3), durante o período de uma hora, em 14 pacientes com ICC e fração ejeção do ventrículo esquerdo < 35%. Utilizou-se o ecocardiograma antes e depois da intervenção. Todos os pacientes apresentaram significativas reduções da pressão arterial sistêmica (de 136 para 124 mmHg), da FC (de 85 para 74 bpm), da f (de 23 para 15 irpm) e da resistência vascular sistêmica (RVS) (de 1671 para 1236 dinas.s.cm³). Houve aumento do débito cardíaco (5,09 para 6,37 L/min) e da fração de ejeção de (28,71% para 34,36%).

Esses e outros estudos apontam que a utilização de pressão positiva nas vias aéreas, CPAP ou binível pressórico apresentam um excelente potencial para melhorar o desempenho cardíaco e diminuir o trabalho respiratório em pacientes com ICC, principalmente no grupo com grave disfunção sistólica. Os estudos mostram que não há necessidade de altas pressões respiratórias como aquelas acima de 8 ou 10 cmH$_2$O para que os efeitos desejados sejam obtidos, bastando, portanto, tornar positiva a pressão intratorácica. Altas pressões inspiratórias em paciente com ICC e edema generalizado provocam desconforto respiratório e diminuem a aderência do paciente ao tratamento.

6. CONTRAINDICAÇÕES

- Parada cardíaca ou respiratória;
- necessidade ou inabilidade de proteção das VAS;
- instabilidade hemodinâmica e arritmias complexas;
- obstrução de via aérea superior ou trauma de face;
- distensão abdominal, obstrução intestinal, náuseas e vômitos;
- sangramento digestivo alto;
- pós-operatório recente de cirurgia de face, via aérea superior ou esôfago;
- paciente não colaborativo, com baixa tolerância a interface, ansiedade de difícil controle;
- o uso é controverso no pós-operatório de cirurgia gástrica.

Aplicação da ventilação não invasiva em cardiopatas

Tabela 13.1 Principais indicações para utilização da VNI e seus principais mecanismos de ação

Indicações	Mecanismos de ação
DPOC	Diminuição da sobrecarga da musculatura respiratória
Asma	Aumenta do calibre das vias aéreas Diminuição da resistência das vias aéreas Diminuição da sobrecarga da musculatura respiratória
IRp hipoxêmica	Maior recrutamento das unidades alveolares Melhora da complacência pulmonar Melhora da oxigenação Diminuição do trabalho respiratório
EAP cardiogênico	Diminuição da barreira alvéolo-capilar Evita colapso de unidades alveolares Melhora da complacência Melhora da oxigenação Diminuição do trabalho respiratório
Pós-extubação	Prevenção de atelectasias Diminuição do trabalho respiratório Prevenção da fadiga muscular respiratória
ICC	Diminuição da pré-carga VD e VE Diminuição da pós-carga VE Diminuição da barreira alvéolo-capilar Evita colapso de unidades alveolares Melhora da complacência Melhora da oxigenação Diminuição do trabalho respiratório

REFERÊNCIAS BIBLIOGRÁFICAS

1. III Consenso Brasileiro de Ventilação Mecânica. J Bras Pneumol. 2007;33(supl 2):S92-S105.

2. Revista Iberoamericana de ventilação mecânica não invasiva: Prática clínica e metodologia [edição em português]. 2010;5(13).

3. Bott J, Carroll MP, Conway JH, et al. Randomized controlled trial of nasal ventilation in acute ventilatory failure due to chronic obstructive airways disease. Lancet. 1993;341(8860):1555-1557.

4. Barbe F, Togores B, Rubi M, Pons S, Maimo A, Agusti AG. Noninvasive ventilatory support does not facilitate recovery from acute respiratory failure in chronic obstructive pulmonary disease. Eur Respir J. 1996;9(6):1240-1245.

5. Celikel T, Sungur M, Ceyhan B, Karakurt S. Comparison of non-invasive positive pressure ventilation in acute respiratory failure. Chest. 1998;114(6): 1636-1642.

6. Conti G, Antonelli M, Navalesi P, et al. Noninvasive versus conventional mechanical ventilation in patients with chronic obstructive pulmonary disease after failure of medical treatment in the ward: a randomized trial. Intensive Care Med. 2002;28(12): 1701-1707.

7. Kramer N, Meyer TJ, Meharg J, Cece RD, Hill NS. Randomized, prospective trial of noninvasive positive pressure ventilation in acute respiratory failure. Am J Respir Crit Care Med. 1995;151(6):1799-1806.

8. Brochard L, Mancebo J, Wysocki M, et al. Noninvasive ventilation for acute exacerbations of chronic obstructive pulmonary disease. N Engl J Med. 1995;333(13):817-822.

9. Plant PK, Owen JL, Elliott MW. Early use of non-invasive ventilation for acute exacerbations of chronic obstructive pulmonary disease on general respiratory wards: a multicentre randomized controlled trial. Lancet. 2000;355(9219): 1931-1935.

10. Squadrone E, Frigerio P, Fogliati C, et al. Noninvasive versus invasive ventilation in COPD patients with severe acute respiratory failure deemed to require ventilatory assistance. Intensive Care Med. 2004;30(7):1303-1310.

11. Ram FS, Picot J, Lightowler J, Wedzicha JA. Non-invasive positive pressure ventilation for treatment of respiratory failure due to exacerbations of chronic obstructive pulmonary disease. Cochrane Database Syst Rev. 2004;3:CD004104.

12. Keenan SP, Sinuff T, Cook DJ, Hill NS. Which patients with acute exacerbation of chronic obstructive pulmonary disease benefit from noninvasive positive pressure ventilation? A systematic review of the literature. Ann Intern Med. 2003;138(11):861-870.

13. Lightowler JV, Wedzicha JA, Elliott MW, Ram FS. Noninvasive positive pressure ventilation to treat respiratory failure resulting from exacerbations of chronic obstructive pulmonary disease: Cochrane systematic review and meta-analysis. BMJ. 2003(7282);326:185-189.

14. Meduri GU, Cook TR, Turner RE, Cohen M, Leeper KV. Noninvasive positive pressure ventilation in status asthmaticus. Chest. 1996;110(3):767-774.

Aplicação da ventilação não invasiva em cardiopatas

15. Soroksky A, Stav D, Shpirer I. A pilot prospective, randomized, placebo-controlled trial of bilevel positive airway pressure in acute asthmatic attack. Chest. 2003;123(4):1018-1025.

16. Ferrer M, Esquinas A, Leon M, Gonzalez G, Alarcon A, Torres A. Noninvasive ventilation in severe hypoxemic respiratory failure: a randomized clinical trial. Am J Respir Crit Care Med. 2003;168(12):1438-1444.

17. Auriant I, Jallot A, Herve P, Cerrina J, Le Roy Ladurie F, Fournier JL, et al. Noninvasive ventilation reduces mortality in acute respiratory failure following lung resection. Am J Respir Crit Care Med. 2001;164(7):1231-1235.

18. Hilbert G, Gruson D, Vargas F, Valentino R, Gbikpi-Benissan G, Dupon M, et al. Noninvasive ventilation in immunosuppressed patients with pulmonary infiltrates, fever, and acute respiratory failure. N Engl J Med. 2001;344(7):481-487.

19. Antonelli M, Conti G, Moro ML, Esquinas A, Gonzalez-Diaz G, Confalonieri M, et al. Predictors of failure of noninvasive positive pressure ventilation in patients with acute hypoxemic respiratory failure: a multi-center study. Intensive Care Med 2001;27(11):1718-1728.

20. Coimbra VRM, Lara RA, Flores EG, Nosawa E, Auler Jr JOC, Feltrim MIZ. Aplicação da ventilação não invasiva em insuficiência respiratória aguda após cirurgia cardiovascular. Arq Bras Cardiol. 2007;89(5):298-305.

21. Pang D, Keenan SP, Cook DJ, Sibbald WJ. The effect of positive pressure airway support on mortality and the need for intubation in cardiogenic pulmonary edema: a systematic review. Chest. 1998;114(4):1185-1192.

22. Masip J, Betbese AJ, Paez J, Vecilla F, Canizares R, Padro J, et al. Non-invasive pressure support ventilation versus conventional oxygen therapy in acute cardiogenic pulmonary oedema: a randomised trial. Lancet. 2000;356(9248): 2126-2132.

23. Nava S, Carbone G, DiBattista N, Bellone A, Baiardi P, Cosentini R, et al. Noninvasive ventilation in cardiogenic pulmonary edema: a multicenter randomized trial. Am J Respir Crit Care Med. 2003;168(12):1432-1437.

24. Park M, Sangean MC, Volpe MS, Feltrim MIZ, Nozawa E, Leite PF, Amato MBP, Lorenzi-Filho G. Randomized, prospective trial of oxygen, continuous positive airway pressure, and bi-level positive airway pressure by face mask in acute cardiogenic pulmonary edema. Crit Care Med. 2004;32(12):2407-2415.

25. Keenan SP, Powers C, McCormack DG, Block G. Noninvasive positive-pressure ventilation for postextubation respiratory distress: a randomized controlled trial. JAMA. 2002;287(24):3238-3244.

26. Ferrer M, Esquinas A, Arancibia F, Bauer TT, Gonzalez G, Carrillo A, et al. Noninvasive ventilation during persistent weaning failure: a randomized controlled trial. Am J Respir Crit Care Med. 2003;168(1):70-76.

27. Esteban A, Ferguson ND, Frutos-Vivar F, et al. Non-invasive positive pressure ventilation does not prevent reintubation and may harmful in patients with post-extubation respiratory distress: results of a randomized-controlled trial (abstract). Am J Respir Crit Care Med. 2003;167(suppl 7):A301.

28. Lopes CR, Brandão CMA, Nozawa E, Auler Jr JOC. Benefits of non-invasive ventilation after extubation in the postoperative period of heart surgery. Rev Bras Cir Cardiovasc. 2008;23(3):344-350.

29. Yan, T. Andrew, Bradley, Douglas, Liu, Peter. The role of continuous positive airway pressure in the treatment of congestive heart failure. CHEST. 2001;120(5):1675-1685.

30. Jellinek, Helmuth; Krafft, Peter; Fitzgerald, Robert D.; Schwarz, Sylvia; Pinsky, Michael R. Rigth atrial pressure predicts hemodynamic response to apneic positive airway pressure. Crit Care Med. 2000;28(3):672-678.

31. Kaye DM, et al. Acute effects os continuous positive airway pressure on cardiac sympathetic tone in congestive heart failure. Circulation. 2001;103:2336-2338.

32. Naughton MT, et al. Effect of continuous positive airway pressure on intrathoracic and left ventricular transmural pressures in patients with congestive heart failure. Circulation. 1995;91:1725-1731.

33. Bradley TD et al. Cardiac output response to continuous positive airway pressure in congestive heart failure. Am Rev Respir Dis. 1992;145(2 pt 1):377-382.

34. Lenique F et al. Ventilatory and hemodynamic effects of continuous positive airway pressure in left heart failure. Am J Respir Crit Care Med. 1997;155(2):500-505.

35. Acosta B, et al. Hemodynamic effects of noninvasive bilevel positive airway pressure on patients with chronic congestive heart failure with systolic dysfunction. Chest. 2000;118:1004-1009.

Seção 2

ASSISTÊNCIA FISIOTERAPÊUTICA AO PACIENTE CARDIOPATA CRÍTICO

CAPÍTULO 1

Caracterização de Unidade de Terapia Intensiva cardiológica

Emília Nozawa

OBJETIVOS

- Ser capaz de identificar os recursos tecnológicos presentes em uma unidade de terapia intensiva (UTI) cardiológica.
- Identificar os requisitos mínimos necessários para o funcionamento de uma UTI cardiológica.
- Conhecer a composição mínima da equipe multiprofissional.
- Ter noções de iniciativas de humanização dentro de uma UTI cardiológica.

PALAVRAS-CHAVE

- Organização, cardiologia, unidade de terapia intensiva, humanização.

1. INTRODUÇÃO

O conceito de unidades hospitalares específicas para tratamento intensivo surgiu após 1960. Por sua vez, os primeiros relatos da criação de unidades de tratamento intensivo voltadas para pacientes cardiopatas ocorreram em 1961 e tratam da monitorização de pacientes com infarto agudo do miocárdio[1]. Essas unidades demonstraram ser eficazes no atendimento estruturado aos pacientes com síndromes coronárias agudas, pós-operatório de cirurgia cardíaca e assumiram dimensões que extrapolaram a visão inicial da terapia intensiva.

Muitos são os fatores que têm contribuído para a evolução dos centros de tratamento intensivo especializados, principalmente em cardiologia, cirurgia e pediatria. Com o surgimento dos ventiladores mecânicos em substituição aos pulmões de aço, a evolução da diálise renal, os implantes de marca-passos, a monitorização hemodinâmica e respiratória complexa, a avaliação clínica criteriosa, a necessidade da análise da terapêutica dos pacientes com insuficiência em mais de um órgão vital, tornou-se imprescindível o desenvolvimento de unidades especializadas no cuidado intensivo aos pacientes criticamente enfermos[2]. Existem várias unidades de tratamento intensivo em grandes instituições hospitalares integradas ao centro cirúrgico, laboratório e assistência de subespecialidades com o máximo de esforço para otimizar a utilização de espaço físico, equipe multiprofissional, equipamentos e recursos humanos.

Historicamente, com a avalanche de conhecimento e avanço tecnológico, do aprimoramento da técnica cirúrgica, e com a modificação das técnicas anestésicas, sedação e analgesia no período pós-operatório, diminuiu-se consideravelmente o tempo de intubação e de permanência dos pacientes na unidade de terapia intensiva (UTI) e possibilitou-se a sobrevida de pacientes que antes não teriam essa chance. O aumento dessas possibilidades terapêuticas tem levado os pacientes a serem submetidos a múltiplas e repetidas intervenções; muitas vezes, no entanto, também podem trazer aspectos negativos do ponto de vista humano e psicológico[3] (Figura 1.1).

As unidades de tratamento intensivo são credenciadas pelo Ministério da Saúde, segundo a Portaria GM\MS nº 3432, de 12 de agosto de 1998[4], nos tipos I, II ou III, de acordo com a necessidade da localidade onde estão inseridas. As UTI do Instituto do Coração do Hospital das Clínicas da Faculdade de Medicina da Universidade de São Paulo (Incor HCFMUSP), estão credenciadas como Unidades de Assistência de Alta Complexidade Cardiovascular por meio da Portaria nº 123, de 28 de fevereiro de 2005, e estão de acordo com os critérios de incorporação de tecnologias, de especialização dos recursos humanos e da área física disponível. Mudanças nas unidades intensivas têm ocorrido devido ao aumento da expectativa de vida da população e da presença de pacientes que requerem cuidados prolongados e complexos. Desta forma, as Sociedades Médicas de Cardiologia e de Enfermagem têm publicado recomendações específicas

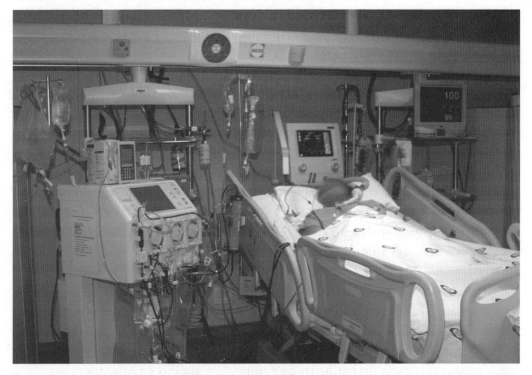

Figura 1.1 Visão geral de um leito em UTI cardiológica: paciente com assistência ventilatória invasiva e terapia de substituição renal (hemodiálise).

quanto às UTI em relação à sua estrutura, equipamentos, organização, monitorização e suporte terapêutico[5-7].

No Brasil, todo produto destinado à área da saúde deve possuir registro no órgão oficial do Ministério da Saúde, a Agência Nacional de Vigilância Sanitária (ANVISA). O escopo da ação da ANVISA é abrangente e envolve as áreas de medicamentos, equipamentos, procedimentos e suporte terapêutico destinados aos cuidados com a saúde[7].

Atualmente, vários hospitais no Brasil apresentam em suas UTI assistência fisioterapêutica em regime de 24 horas diárias, principalmente em unidades cirúrgicas[8]. Por isso, é importante que os fisioterapeutas se preparem para seu papel técnico-científico dentro da equipe de UTI, mas que tenham, também, um entendimento de sua complexa estrutura, organização e funcionamento gerencial, bem como de toda tecnologia presente, que requer processos de cuidados específicos e manutenção que devem ser administrados na prática assistencial.

2. ESTRUTURA FÍSICA

Para o funcionamento de uma UTI sua estrutura física deve estar aprovada junto à autoridade sanitária local, em conformidade com a RDC/Anvisa nº 50, de

21 de fevereiro de 2002[9]. A UTI ideal é aquela que permite visualização direta de cada área do leito a partir do posto de enfermagem e que garante a privacidade do paciente.

a) **Espaço do leito:** deve ser adequado para permitir todas as funções necessárias, como circulação suficiente para atendimento ao paciente, para equipamentos de monitorização contínua, suportes de soro, entradas para oxigênio, ar comprimido e vácuo. A unidade deve proporcionar tranquilidade e serenidade e, preferencialmente, deve promover a visibilidade da luz solar.

b) **Posto de enfermagem:** a distância do paciente até o posto de enfermagem deve ser a mais curta possível respeitando a provisão de cada área do leito. O posto é circundado por amplo espaço e circulação.

c) **Rede de monitorização elétrica:** devido à grande variedade de equipamentos elétricos utilizados nesta unidade, as tomadas elétricas devem estar em lugar acessível.

d) **Painel de gases:** postos de consumo de gases medicinais (oxigênio, ar comprimido e outros) com válvulas reguladoras de pressão e postos de consumo de vácuo.

e) **Banheiro:** deve haver espaço suficiente para acomodar uma cadeira de rodas e estar separado do banheiro da equipe de trabalho e visitantes.

f) **Local de conforto:** espaço para reunião da equipe multiprofissional, que deve estar fora da área de grande circulação.

g) **Pias:** para lavagem das mãos.

h) **Expurgo:** longe do local de preparação de medicação e da guarda de material.

i) **Prateleiras:** para armazenar roupas para pacientes e aventais.

j) **Copa:** longe do descarte do material contaminado (expurgo).

k) **Local de preparação de medicação:** deve estar próximo ao posto de enfermagem, porém separado o suficiente para reduzir erros referentes à preparação de medicamentos e outras atividades de urgência.

l) **Iluminação:** níveis de iluminação para o paciente a fim de permitir a noção de noite/dia/penumbra, de modo que possa, assim, acompanhar o ciclo natural noite/dia. O ideal seria possibilitar o acesso à luz natural.

Número de leitos

a) O Ministério da Saúde estabelece que haja um espaço mínimo individual por leito de 9 m² para possibilitar a circulação suficiente para atendimento ao paciente, monitorizarão contínua, suportes de soro, oxigênio, ar comprimido e vácuo.

b) É necessário que todas as UTI tenham quarto de isolamento.

Caracterização de Unidade de Terapia Intensiva cardiológica

Recursos tecnológicos

No processo de aquisição de materiais e equipamentos hospitalares, algumas etapas são recomendadas e, além disso, devem ser seguidos, pela equipe multiprofissional, os padrões aplicáveis nacionais e internacionais, baseados nas recomendações da ANVISA e Portaria n° 1.169/GM, de 15 de junho de 2004, que institui a Política Nacional de Atenção Cardiovascular de Alta Complexidade.

Essas recomendações devem estar em consonância com as necessidades clínicas e a avaliação do custo-benefício. Além disso, antes da aquisição do equipamento, é necessário realizar uma pesquisa para obtenção de informações específicas sobre equipamentos disponíveis no mercado e que atendam às necessidades da instituição e à avaliação das condições ambientais (dimensões, peso, fontes de alimentação, ambiente inflamável ou explosivo). Alguns parâmetros de avaliação são recomendados para determinar os efeitos decorrentes do uso de equipamentos e materiais, como a efetividade sobre o seu uso e o estado de saúde do paciente, a demanda de recursos, os custos, os riscos, a durabilidade, a segurança clínica, o impacto social e consequências éticas como:

a) equipe técnica capacitada para o recebimento, distribuição e instalação; execução dos testes de segurança do equipamento confrontando se as especificações explicitadas no edital de licitação (para empresas públicas) foram atendidas pelos fornecedores[7];

b) o detalhamento relativo à especificação técnica deve ser elaborado em parceria com profissionais que tenham conhecimento do desempenho e da segurança técnica necessária para que o paciente e usuário usufruam do recurso, além do ambiente hospitalar;

c) um engenheiro clínico hospitalar atua diretamente na descrição técnica do produto, mantém o controle interno de cada artigo e a manutenção preventiva e corretiva;

d) a equipe também deve obter informação apropriada e específica dos equipamentos ajustados e aplicados à assistência cardiocirculatória, respiratória e nefrológica intensiva. Posteriormente a esta fase, deve-se proceder à solicitação e avaliação das propostas comerciais e seleção dos fornecedores.

Inúmeros são os equipamentos utilizados em uma UTI cardiológica. Os fisioterapeutas que estão diretamente em contato com esses recursos, devem aprimorar seu conhecimento e a sua habilidade no manuseio desses equipamentos[7].

2.1. Recursos tecnológicos necessários para a assistência respiratória de alta complexidade em cardiologia

Equipamentos[10,11]

a) ventilador mecânico microprocessado;

b) equipamento de ventilação mecânica não invasiva: binível pressórico e CPAP;

c) ventilador mecânico para transporte;

d) cilindro de oxigênio para transporte;

e) medidor de pressão intrabalonete;

f) oximetro de linha para mensuração da F_IO_2;

g) simulador de pulmão;

h) capnógrafo;

i) nebulizadores e inaladores;

j) manovacuômetro.

Material de assistência ventilatória

a) material para intubação endotraqueal;

b) máscara e circuito de binível e conjunto CPAP nasal (Figura 1.2);

c) sistema bolsa-máscara-válvula com reservatório de oxigênio;

d) conjunto de umidificador com cateter nasal;

e) conjunto de nebulização, com máscara;

f) simulador de pulmão;

g) máscara de Venturi.

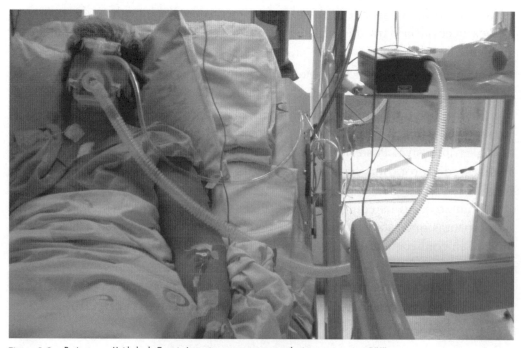

Figura 1.2 Paciente em Unidade de Terapia Intensiva com suporte ventilatório não invasivo (VNI).

Caracterização de Unidade de Terapia Intensiva cardiológica **169**

Material de consumo

a) Sondas de aspiração;

b) luvas;

c) trocador de calor e umidade;

d) fixadores e cânula de intubação.

Nota: a premissa para o cálculo qualitativo e quantitativo dos equipamentos e materiais para assistência ventilatória é realizada com base no perfil da complexidade dos pacientes, nos métodos de reprocessamento disponíveis e na legislação nacional vigente. A previsão de materiais reutilizáveis está baseada no cálculo do número de procedimentos/dia, na rotatividade dos materiais e equipamentos e no método de reprocessamento recomendado para cada tipo de material[7].

2.2. Recursos tecnológicos necessários para a assistência cardiocirculatória de alta complexidade em cardiologia

Equipamentos[10,11]

a) monitor de transporte;

b) bombas de infusão;

c) gerador de marca-passo;

d) eletrocardiógrafo portátil;

e) monitor multiparamétrico contendo os seguintes recursos integrados ou modulares: ECG com monitorização, pressão não invasiva, pressão invasiva, débito cardíaco, temperatura, oxímetro de pulso;

f) aspirador portátil;

g) foco cirúrgico portátil;

h) termômetro clínico;

i) cardiodesfibrilador e carro de emergência com material de ressuscitação cardiopulmonar;

j) balança eletrônica digital;

k) otoscópio;

l) oftalmoscópio;

m) aparelho e radiologia portátil;

n) estufa para aquecimento de soluções e infusão;

o) maca de transporte com cilindro de oxigênio;

p) glucosímetro para aferição de glicemia capilar;

Recursos recomendados, porém não obrigatórios: balão intra-aórtico, equipamentos de suporte cardiocirculatório mecânico de assistência direta, gerador de marca-passo definitivo, desfibrilador implantável.

Nota: quanto à previsão do quantitativo de acessórios especiais utilizados em equipamentos permanentes para assistência cardiocirculatória, o cálculo baseia-se no número e na classificação do equipamento, em sua aplicabilidade (diária, contínua ou esporádica), vida útil e no tempo médio de manutenção corretiva.

2.3. Recursos tecnológicos necessários para a assistência nefrológica intensiva de alta complexidade em cardiologia

Equipamentos[10,11]

a) equipamento de hemodiálise contínua;

b) equipamento de hemodiálise intermitente;

c) cicladora para diálise peritoneal;

d) equipamento para osmose reversa portátil;

e) filtros e membranas.

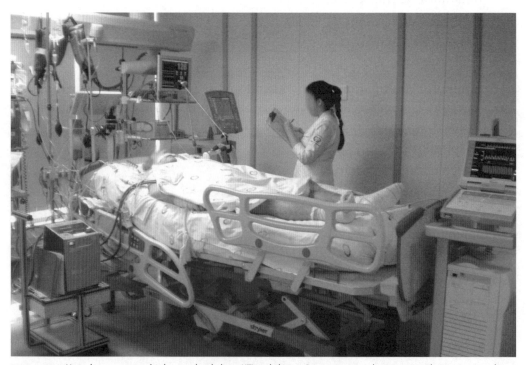

Figura 1.3 Visão de um paciente de alta complexidade na UTI cardiológica. Paciente em uso de suporte ventilatório invasivo, drogas vasoativas, balão intra-aórtico e suporte circulatório extracorpóreo.

Caracterização de Unidade de Terapia Intensiva cardiológica

3. APARELHOS E MATERIAIS ESPECÍFICOS DA FISIOTERAPIA

a) estetoscópio;

b) manovacuômetro;

c) pesos;

d) almofadas para posicionamento;

e) órteses e próteses;

f) aparelhos para inspirometria de incentivo;

g) aparelhos para treinamento de musculatura respiratória;

h) equipamentos para transferências de posturas;

i) máscaras de EPAP; PEP;

j) máquina da tosse;

k) oscilação oral de alta frequência.

4. EQUIPE MULTIPROFISSSIONAL

Além da organização, é necessário um entendimento das relações de interdependência entre os diversos profissionais que hoje compõem uma UTI. As redes informais de relacionamento que os membros da equipe estabelecem dentro dessa unidade são fundamentais para o cumprimento de suas tarefas, agregando-lhes valor e criando, dessa maneira, um ambiente propício para a disseminação dos conhecimentos e a troca de experiências.

A Portaria do Ministério da Saúde GMq/MS nº 3.432, de 12 de agosto de 1998, DOU nº 154, estabelece que a equipe de tratamento intensivo para as UTI do tipos II e III devem contar com uma equipe básica composta por:

a) um médico responsável técnico com título de especialista em medicina intensiva;

b) um médico com título de especialista em medicina intensiva para cada 10 leitos;

c) um médico plantonista exclusivo para até 10 leitos;

d) um enfermeiro coordenador, exclusivo da unidade;

e) um enfermeiro exclusivo da unidade para cada 10 leitos, por turno;

f) um fisioterapeuta para cada 10 leitos (turnos: manhã e tarde);

g) acesso a cirurgião geral, torácico, neurocirurgião, ortopedista e radiologista e infectologista;

h) avaliação dos pacientes por meio do APACHE tipo II.

Além dessas exigências, o hospital deve ter condições de realizar exames de tomografia axial computadorizada, anatomia patológica, estudo hemodinâmico, angiografia seletiva, fibrobroncoscopia e ultrassonografia portátil.

Considerações

Em geral, em nosso meio, as UTI são compostas por médicos e enfermeiros especializados que necessitam de certificação de suas especialidades devido às recomendações impostas pela ANVISA e por suas respectivas entidades de classe[12]. Nas últimas décadas, o fisioterapeuta foi gradativamente sendo inserido nas UTI. Em levantamento realizado em 2008, Nozawa et al.[8] verificaram que os fisioterapeutas estão atuando principalmente em UTI caracterizadas como geral por estas admitirem casos de diversas etiopatogenias (64,5%), seguidas de UTI cirúrgicas (54,4%), ambas com pacientes adultos. A atuação ocorre em 34,4% de UTI pediátrica, 29,1% de UTI neonatal e 25,4% em unidades coronarianas.

5. HUMANIZAÇÃO

A humanização representa um conjunto de iniciativas que visam à produção de cuidados em saúde capazes de conciliar a melhor tecnologia disponível com a promoção de acolhimento e respeito ético e cultural ao paciente. Fornece espaços de trabalho favoráveis ao bom exercício técnico e à satisfação dos profissionais da saúde e usuários[13,14].

A UTI é um ambiente inóspito, onde a exposição intensa a estímulos nociceptivos como estresse e dor é frequente devido a ruídos, luz intensa e contínua, bem como a procedimentos clínicos invasivos constantes nessa rotina[15]. A busca por contemplar o cuidado humanizado ao paciente envolve, dentre vários aspectos, o cuidado em sua integralidade e excelência.

Neste contexto, lidar cotidianamente com o sofrimento humano traz sobrecargas físicas e psíquicas à equipe multiprofissional que atua nas terapias intensivas. Para tanto, o cuidado humanizado necessita de estratégias cotidianas no cuidar, que devem ser continuadas, com a inserção de novos modelos de concepção e atuação no que se refere à humanização em terapia intensiva. Quanto ao aspecto de estrutura física, a unidade deve proporcionar ao paciente noção espacial e temporal e deve possuir relógio, calendário, acesso a rádio e televisão, para que o paciente não se sinta isolado. A unidade deve ser climatizada para manter o ambiente agradável.

Quanto aos pacientes, é garantida a visita diária de familiares, que deverão ser diariamente informados sobre a evolução do paciente. Por vezes, o acesso dos familiares aos pacientes críticos é permitido mesmo que não haja ambiente específico para sua permanência.

Ofertar um ambiente que forneça a melhor tecnologia de saberes, procedimentos e equipamentos, conjugada às necessidades dos pacientes e dos profissionais e ao reconhecimento das lógicas culturais dos pacientes é um dos grandes desafios de atenção à saúde[15].

Caracterização de Unidade de Terapia Intensiva cardiológica

173

REFERÊNCIAS BIBLIOGRÁFICAS

1. Julian DG. The history of coronary care units. Br Heart J. 1987;57(6): 497-502.

2. Kinney JM. Projeto de um centro de tratamento intensivo. In: Berk JL, Sampliner JE. Manual de tratamento intensivo. 2a ed. Rio de Janeiro (RJ): Editora MEDSI; 1983. p. 15-32.

3. Cardoso LF, Issa VS, Oliveira RL. Unidades de tratamento cardiológico intensivo. In: Serrano Jr CV, Timmerman A, Stefanini E. Tratado de Cardiologia SOCESP. 2a ed. Barueri (SP): Manole; 2009. p. 1886-1889.

4. Brasil. Ministério da Saúde. Portaria GM\MS n° 3.432, de 12 de agosto de 1998. Dispõe sobre critérios e classificação para unidades de tratamento intensivo – UTI. Diário Oficial da União, Brasília, DF, 13 ago. 1998. Seção 1, p. 109.

5. Hasin Y et al. Working Group and acute cardiac care of the European Society of Cardiology: recommendations for the structure, organization, and operation of intensive cardiac care units. Eur Heart J. 2005;26(16):1676-1682.

6. Vincent JL et al. Organization of intensive care units in Europe: lesson of EPIC study. Intensive Care Med. 1997;23(11):1181-1184.

7. Palomo JS et al. Gerenciamento de recursos tecnológicos em complexidade e do capital intelectual em serviços de enfermagem. In: Palomo JS. Enfermagem em cardiologia: cuidados avançados: alta. Barueri (SP): Manole; 2007. p. 379-419.

8. Nozawa E et al. Perfil dos fisioterapeutas brasileiros que atuam nas unidades de terapia intensiva. Fisioter Pesqui. 2008;15(2):177-182.

9. Brasil. Ministério da Saúde. Anvisa. Resolução RDC n° 50, de 21 de fevereiro de 2002. Dispõe sobre o regulamento técnico para planejamento, programação, elaboração e avaliação de projetos físicos de estabelecimentos assistenciais de saúde. Diário Oficial da União, Brasília, DF, 22 fev. 2002. Seção 2, p. 24.

10. Brasil. Ministério da Saúde. Portaria SAS\MS n° 123, de 28 de fevereiro de 2005. Dispõe sobre a política nacional de alta complexidade cardiovascular. Diário Oficial da União, Brasília, DF, 1 mar. 2005. Seção 1, p. 67.

11. Brasil. Ministério da Saúde. Anvisa. Consulta pública n° 21, de 27 de abril de 2006. Anexo: dispõe sobre o regulamento técnico para funcionamento das unidades de terapia intensiva e unidades de cuidados intermediários. Diário Oficial da União, Brasília, DF, 28 abr. 2006. Seção 1, p. 136.

12. Sociedade Brasileira de Terapia Intensiva - Sobrati. Portaria n° 1.071, 4 julho de 2005. Anexo VII: Das unidades assistenciais para adultos. [citado em 2012 mar 10]. Disponível em: http://www.sobrati.com.br/portaria-adulto.htm

13. Deslandes SF. Análise do discurso oficial sobre humanização da assistência hospitalar. Ciênc Saúde Coletiva. 2004;9(1):7-14.

14. Puccini PT, Cecílio LC. A humanização dos serviços e o direito à saúde. Cad Saúde Pública. 2004;20(5):1342-1353.

15. Lamego TC, Deslandes SF, Moreira ME. Desafios para a humanização do cuidado em uma Unidade de Terapia Intensiva neonatal e cirúrgica. Ciênc Saúde Coletiva. 2005;10(3):669-675.

CAPÍTULO 2

Avaliação fisioterapêutica no paciente crítico

Denise Peres Leite

OBJETIVOS

• Ser capaz de identificar o problema, classificar a gravidade, determinar as causas, desenvolver medidas técnicas adequadas, implementar estratégias de resolução, analisar os dados e informar à equipe multiprofissional os resultados obtidos por meio das estratégias.

PALAVRAS-CHAVE

• Avaliação, sistema cardiovascular, unidade de terapia intensiva (UTI).

1. INTRODUÇÃO

Devido aos avanços da medicina intensiva, a atenção ao paciente crítico tem se desenvolvido de tal maneira que as condutas, técnicas e aparelhos para suporte de vida estão cada vez mais específicos para determinadas situações. Com o avanço tecnológico e a maior complexidade dos pacientes submetidos à cirurgia cardíaca, os cuidados no período pós-operatório requerem profissionais especializados e experientes definindo parâmetros de segurança para que se permita uma completa recuperação dos pacientes. Com isso, o paciente crítico, definido como todo aquele que apresenta uma doença aguda com risco iminente de morte, necessita de uma avaliação global, com dados de monitorização contínua de vários órgãos, podendo estar dependente de aparelhos de suporte ventilatório, drogas inotrópicas, vasoativas e sedação.

2. AVALIAÇÃO RESPIRATÓRIA

No momento da avaliação, o paciente pode estar necessitando de suporte ventilatório invasivo ou não invasivo, com alteração da mecânica respiratória e dos parâmetros gasométricos[1].

Em pacientes extubados, realiza-se a propedêutica pulmonar por meio de:

a) Inspeção da parede torácica: observa-se o tipo de respiração pelo movimento toracoabdominal, o ritmo respiratório, a presença de tiragem diafragmática ou intercostal, o batimento de asa de nariz e alteração da frequência respiratória. Verifica-se a presença de drenos mediastinais e/ou pleurais, o aspecto da drenagem, a oscilação do líquido e o escape de ar. Observa-se sua inserção e o posicionamento de cateteres e sondas.

b) Palpação: avalia-se a expansibilidade torácica, presença de enfisema subcutâneo e de lesões de pele, superficiais e/ou profundas.

c) Percussão: avalia-se o frêmito toracovocal, podendo haver som de timpanismo ou de macicez.

d) Ausculta pulmonar: o som pulmonar pode estar presente, aumentado ou diminuído associado a ruídos adventícios como roncos, estertores e sibilos.

Na avaliação do suporte de oxigenoterapia, observa-se o sistema utilizado, que pode ser de baixo fluxo com catéter, ou de alto fluxo com a máscara de oxigênio. A titulação do fluxo de oxigênio é realizada com base nos valores de gasometria arterial ou da oximetria de pulso.

Em pacientes submetidos à via aérea artificial, realiza-se a avaliação com o paciente em decúbito dorsal e tórax desnudo, observando-se a simetria e a expansão da caixa torácica durante o ciclo respiratório. A presença de assimetria na expansão pode indicar diminuição da ventilação pulmonar em consequência

Avaliação fisioterapêutica no paciente crítico

do posicionamento inadequado do tubo endotraqueal. Este, quando muito introduzido, pode seletivar o pulmão direito devido à disposição anatômica da árvore brônquica, levando a atelectasia do pulmão esquerdo. A radiografia torácica é de fundamental importância para a confirmação do diagnóstico. Assimetria torácica também ocorre quando há obstrução intrínseca da via aérea por tampão mucoso, compressão intrínseca ou extrínseca da estrutura pulmonar causada por derrame pleural, pneumotórax extenso unilateral e tumores. Na palpação também se verificam alterações do frêmito toracovocal, provocadas pelo acúmulo de secreções brônquicas, que são confirmadas pela ausculta pulmonar[1,2].

A cânula traqueal é uma das interfaces entre o paciente e o circuito do ventilador, podendo ser inserida via nasal ou oral. O tubo deve ser posicionado preferencialmente na linha média da rima bucal, evitando lesão da comissura labial e sua mobilização ou mesmo extubação acidental. Deve-se medir a pressão do balonete do tubo endotraqueal, localizado na extremidade inferior da cânula; esta pressão é responsável pela vedação entre a cânula e a traqueia, o que garante a ventilação e evita o escape de ar e a broncoaspiração. O balonete deve ser insuflado por meio de uma válvula externa a uma pressão que não deve exceder 25 a 30 cmH$_2$O. Pressões excessivas no balonete podem levar à isquemia e necrose de traqueia.

O circuito do ventilador deve ser inspecionado logo após a montagem, verificando-se a existência ou não de vazamentos e seguindo as especificações dos fabricantes. A umidificação também faz parte da interface, sendo necessário verificar a que for mais adequada. É importante que não se use o filtro junto com a umidificação, pois acarreta aumento da resistência das vias aéreas.

Em pacientes submetidos à ventilação mecânica, a oxigenação e ventilação dependem da correta utilização dos recursos disponíveis no ventilador. Os parâmetros mais utilizados são frequência respiratória (f), volume corrente (VC), fração inspirada de oxigênio (F$_I$O$_2$), pressão positiva ao final da expiração (PEEP) e pressão de suporte (PSV). É necessário avaliar a frequência respiratória espontânea, o volume corrente exalado(VCexal), o auto-PEEP e pico de pressão inspiratória (PIP).

3. MONITORIZAÇÃO DO SISTEMA RESPIRATÓRIO

3.1. Índices de oxigenação e ventilação

Saturação arterial da hemoglobina medida por oximetria de pulso

A saturação arterial da hemoglobina medida por oximetria de pulso mede a fração da oxi-hemoglobina em relação à hemoglobina reduzida por meio da espectrofotometria, com sensores posicionados no lóbulo da orelha ou nos dedos. Alguns fatores podem reduzir sua acurácia, como luz ambiente, presença de arritmia cardíaca, má perfusão periférica, uso de esmalte, hipotermia, corantes intravasculares e intoxicação por monóxido de carbono. Quando houver dúvida no valor obtido, é importante a solicitação de gasometria arterial. O valor de referência é entre 95 e 98%.

Gasometria arterial

A monitorização dos gases sanguíneos é um instrumento útil para a avaliação da ventilação alveolar e do grau de oxigenação. É um procedimento invasivo, que pode acarretar lesão na artéria puncionada, hematoma, trombos e sangramento em pacientes com coagulopatia. Graças ao advento da oximetria de pulso, o número de coletas para gasometria tem diminuído na terapia intensiva, minimizando os danos da punção[2,3].

Gasometria venosa

É um parâmetro indireto para se avaliar a função cardíaca, relacionando-se à extração e ao transporte de oxigênio pelos tecidos, e é um indicador do desempenho cardíaco. Alguns fatores podem reduzir seu valor, como a diminuição do débito cardíaco e da PaO_2 e o aumento do consumo de O_2. O shunt intracardíaco E-D, a diminuição do consumo de O_2, o quadro hiperdinâmico como a sepse e a hipertermia podem elevar seu resultado[2,3].

Relação PaO_2/F_IO_2

Trata-se de um índice bastante utilizado na prática diária como critério para avaliação da função pulmonar, trocas gasosas, e para avaliação da supressão do suporte ventilatório. Pode-se iniciar o desmame do ventilador em pacientes que apresentam relação acima de 200. Valores abaixo de 200 sugerem lesão pulmonar importante e abaixo de 150 revelam shunt elevado com necessidade de suporte ventilatório artificial. No quadro abaixo apresentamos a nova classificação de ARDS, proposta no Consenso de Berlin de 2012[1-4].

PaO_2/F_IO_2	Indica
>300	Normalidade
$200 < PaO_2 / F_IO_2 \leq 300$	ARDS leve
$100 < PaO_2 / F_IO_2 \leq 200$	ARDS moderada
$PaO2/FIO2 \leq 110$	ARDS grave

As classificações de ARDS acima descritas foram definidas para uma PEEP $\geq$ 5 cmH$_2$O.

Avaliação fisioterapêutica no paciente crítico

Shunt pulmonar

Expressa a quantidade de sangue que atinge o sistema arterial sem passar por regiões ventiladas do pulmão, sendo seu valor de normalidade de 3 a 5%. Valores de 15 a 24% sugerem insuficiência respiratória moderada e acima de 25%, insuficiência pulmonar grave[1-4].

Diferença alvéolo-arterial de oxigênio

Este índice avalia a eficácia da troca de oxigênio entre o alvéolo e o capilar pulmonar. A diferença alvéolo-arterial de oxigênio normal decorre de dois mecanismos principais: as alterações da relação ventilação-perfusão, próprias do pulmão mesmo nas condições de normalidade funcional, e a mistura venosa. Os valores de normalidade variam de 10 a 50 mmHg para o paciente intubado com $F_IO_2 = 1$[1-4].

Relação frequência respiratória/volume corrente ou índice de Tobin

Esta relação indica o grau de dependência do paciente da ventilação mecânica e é utilizado para desmame ventilatório. Valores próximos de 105 indicam insucesso no processo de desmame da ventilação mecânica. Valores menores que 50 otimizam o desmame. Valor de normalidade são aqueles abaixo de 100[4].

Capnografia

A capnografia é um meio não invasivo para se medir o gás carbônico (CO_2) na saída da via aérea artificial durante o ciclo respiratório. Por meio de um analisador contínuo de CO_2 adaptado à cânula de intubação do paciente, é possível obter o valor do CO_2 no ar exalado ao final da expiração $(PetCO_2)$, que significa pressão expiratória final de dióxido de carbono. É possível, ainda, o registro gráfico da curva de CO_2 em função do tempo, durante todo o ciclo respiratório, chamado de capnograma[2,3].

3.2. Medidas de mecânica respiratória

Complacência[2,3]

É a medida da distensibilidade do tecido conjuntivo das vias aéreas, pulmões e vasos sanguíneos e da tensão superficial da interface alveolar gás-líquido. A complacência pulmonar é definida como alteração do volume que produz alteração de pressão, dada pela fórmula:

$$Cpulm = \Delta V / \Delta P$$

A complacência estática (Cest) é a relação entre o volume e a pressão em determinado ponto estático da curva, mensurado durante a aplicação de uma pausa inspiratória, um período de tempo no qual o fluxo é zero. Esta medida reflete os componentes pulmonares e da parede torácica, sendo definido pela fórmula:

$$Cest = volume\ corrente/pressão\ plateau - PEEP$$

A complacência estática fornece informações sobre a condição mecânica do tecido pulmonar, como nos casos de pneumonia, atelectasia e edema pulmonar. O valor normal esperado é de 80 mL/cmH$_2$O. Em pacientes com insuficiência respiratória secundária (por afecções que infiltram o parênquima pulmonar com perda de surfactante, em fibrose pulmonar intersticial, e em edema intersticial), podem ser observados valores inferiores a 50 mL/cmH$_2$O[2,3].

Complacência dinâmica

A complacência dinâmica é obtida de forma progressiva durante a insuflação pulmonar, e a resistência ao fluxo inspiratório eleva a pressão obtida. Leva em consideração a complacência dos circuitos do ventilador, da parede torácica e pulmões, além da resistência das vias aéreas do paciente e do tubo traqueal.

$$Cdyn = volume\ corrente/pressão\ de\ pico - PEEP$$

A complacência dinâmica fornece informações sobre as propriedades resistivas do pulmão, sendo afetada nos casos de broncoconstricção e secreção nas vias aéreas. Seu valor normal varia entre 30 e 40 mL/cmH$_2$O[2,3].

Resistência das vias aéreas (Raw)

É calculada pela divisão da diferença de pressão aplicada pelo fluxo inspiratório, expressa pela equação:

$$Raw = pressão\ de\ pico - pressão\ de\ plateau/fluxo\ inspiratório$$

Valores de normalidade estão entre 2 e 5 cmH$_2$O/L/seg. O aumento da resistência das vias aéreas pode ser indicativo de obstrução por secreções pulmonares, obstrução do circuito do ventilador mecânico ou por fator intrínseco pulmonar, como nos casos de broncoespasmo[2,3].

Pressão muscular respiratória

Expressa a capacidade dos músculos respiratórios em gerar força. Atualmente, tem-se valorizado as pressões musculares inspiratórias durante a ventilação mecânica prolongada, pois sua diminuição resulta na permanência em ventilação mecânica, com consequente tempo de internação prolongado.

Indivíduos saudáveis alcançam valores de pressão inspiratória máxima (PImáx) de -115±27 cmH$_2$O. Estudos observam que os pacientes que apresentaram valores de -30 cmH$_2$O com via aérea ocluída se mantiveram extubados; aqueles com valores inferiores a -20 cmH$_2$O não sustentaram a ventilação espontânea[1,2].

4. AVALIAÇÃO HEMODINÂMICA

Os dados hemodinâmicos mais frequentemente utilizados em UTI são frequência cardíaca (FC), ritmo cardíaco, pressão arterial sistêmica (PA), saturação arterial da hemoglobina medida por oximetria de pulso (SpO$_2$) e pressão venosa central (PVC). Todas essas variáveis são obtidas por monitorização à beira do leito.

Com a passagem do cateter de Swan-Ganz, obtêm-se medidas de pressão do átrio direito, pressões sistólica, diastólica e média de artéria pulmonar (PAP), pressão em cunha ou oclusão de artéria pulmonar, débito cardíaco, índice cardíaco, resistência vascular pulmonar e sistêmica[4-7].

As complicações mais frequentes durante a passagem do cateter de Swan-Ganz incluem pneumotórax, arritmia, infarto pulmonar, ruptura do balão e infecção do sítio do cateter.

Dentre as medidas mais comuns, destacam-se as apresentadas a seguir[4-7].

Débito cardíaco (DC)

É a quantidade de sangue bombeado pelo coração por minuto. Este índice permite avaliar a função ventricular, e seu valor normal varia de 4 a 6 L/min.

Índice cardíaco

É a relação entre o valor do débito cardíaco e a massa corporal. Essa medida é mais precisa para avaliar a função dos ventrículos. Os valores hemodinâmicos indexados são calculados utilizando a massa corporal do paciente, que é calculada por meio do seu peso e da sua altura. O valor normal do índice cardíaco varia de 2,8 a 4,0 L/min/m^2.

Pressão de átrio direito ou pressão venosa central (PVC)

A PVC é obtida por meio de um acesso venoso central ou pela via proximal do cateter de Swan-Ganz, informando a função ventricular direita. O valor varia de 0 a 9 mmHg.

Pressão em cunha ou pressão de oclusão da artéria pulmonar (PoAP)

É obtida na oclusão da artéria pulmonar. Dessa forma, elimina-se a influência das pressões do lado direito do coração, e a pressão medida reflete a do átrio esquerdo. Valores normais variam de 6 a 10 mmHg.

Pressão da artéria pulmonar (PAP)

A pressão arterial pulmonar reflete a pressão gerada pelo ventrículo direito durante a sístole. Seus valores normais são de 15 a 30 mmHg para PAP sistólica e de 8 a 12 mmHg para PAP diastólica. A PAP média varia de 10 a 20 mmHg.

Resistência vascular pulmonar (RVP)

A pós-carga do ventrículo direito é medida pelo cálculo da resistência pulmonar. O valor varia de 50 a 200 dina.seg/cm[5][6-8].

Resistência vascular sistêmica (RVS)

Mede a pós-carga ou a resistência do ventrículo esquerdo, com valores variando de 770 a 1500 dina.seg/cm[5][6-8].

5. AVALIAÇÃO NEUROLÓGICA

A utilização da circulação extracorpórea (CEC) durante o procedimento cirúrgico, os períodos de instabilidade hemodinâmica, a presença de arritmia cardíaca e a imobilização no leito, podem resultar em formação de trombos, e acarretar eventos neurológicos como acidente vascular encefálico, edema cerebral, lesão cerebral difusa, com necessidade de monitorização da pressão intracraniana. Exames como eletroencefalograma (EEG), tomografia computadorizada (TC) e ressonância nuclear magnética (RNM) fornecem o diagnóstico etiológico e topográfico das lesões[9-12].

Além desses exames, para avaliação do quadro neurológico, utiliza-se também o cateter para monitorização da pressão intracraniana (PIC). Estas medidas permitem saber o momento mais adequado para a manipulação do paciente de forma segura, evitando o agravamento da lesão.

Avaliação fisioterapêutica no paciente crítico

Na avaliação clínica dos pacientes com alterações neurológicas, o fisioterapeuta verifica:

a) Nível de consciência

Observa-se o estado de alerta do paciente, se está acordado ou com rebaixamento do nível de consciência, orientado ou confuso. Por meio de um comando, observa-se se o paciente consegue responder verbalmente ou com resposta motora e se está localizado no tempo e no espaço.

b) Tônus muscular

O tônus muscular é o estado de tensão do músculo estriado, mesmo quando em repouso. O músculo pode ser analisado de várias formas na prática clínica – por meio da resistência ao movimento passivo, realizada a diferentes velocidades e angulações, mediante o balanceio dos membros, pela hiperextensibilidade do membro e pela rigidez do movimento voluntário do membro contralateral. Recomenda-se sempre comparar com o membro do lado oposto para obter informação útil sobre o aumento ou diminuição do tônus e possível presença de assimetria.

c) Força muscular

A força pode ser avaliada por meio da Escala MRC (Medical Research Council), Tabela 2.1. Testam-se os grupos musculares uni e bilateralmente.

Tabela 2.1 Graduação da força muscular pela escala MRC – Medical Research Council

Grau 0	Não apresenta contratilidade
Grau 1	Apenas contração muscular
Grau 2	Realiza movimento sem a gravidade
Grau 3	Realiza movimento contra a gravidade
Grau 4	Realiza exercícios contra resistência
Grau 5	Normal

Pacientes podem apresentar incapacidade total em realizar movimento (plegia) ou diminuição da força muscular (paresia). Esta alteração da força pode ser: monoparesia/monoplegia acometendo 1 membro; diparesia/diplegia acometendo 2 membros ou face; paraparesia/paraplegia quando o comprometimento é de ambos os membros inferiores; hemiparesia/hemiplegia com alterações em um lado do corpo; e tetraparesia/tetraplegia com disfunção dos 4 membros.

d) Pupilas e movimentos oculares

As alterações das pupilas são geralmente encontradas em estados de coma devido a lesão cerebral. Observa-se o tamanho, a simetria e a reatividade pupilar à luz. Deve-se observar se as pupilas estão isocóricas ou anisocóricas, midriáticas ou mióticas e se apresentam desvio do globo ocular (nistagmo).

e) Resposta motora e reflexos

Dependendo do grau e progressão da lesão neurológica, pode-se observar movimentos de:

- decorticação;
- descerebração;
- reflexo de Babinki;
- reflexo de retirada;
- hiper-reflexia;
- hiporreflexia.

f) Padrões patológicos de respiração

Alguns padrões podem estar presentes, como:

- Cheyne-Stokes: caracteriza-se por hiperventilação e hipoventilação, intercalados por períodos de apneia;
- neurogênica central: hiperventilação rápida e sustentada;
- apnêustica: respiração profunda com pausa de 2 a 3 segundos no final da inspiração;
- atáxica: padrão irregular da frequência, ritmo e amplitude respiratória;
- em salvas (*cluster*): movimentos respiratórios periódicos de amplitude e frequência irregulares, intercalados por pausas respiratórias.

Em pacientes sob sedação contínua há a necessidade de se observar a progressão da lesão. Para isso, o "despertar diário", desligamento temporário da sedação, tornou-se rotina nas UTI. Desta forma, analisa-se o nível de consciência pela escala de coma de Glasgow (Tabela 2.2), ou escala de Jouvet (Tabela 2.3) ou escala para sedação de Ramsay (Tabela 2.4). Para a avaliação dos estados entre agitação e sedação, utiliza-se a Escala de agitação e sedação de Richmond (RASS) (Tabela 2.5). Outro recente recurso disponível é o índice bispectral (BIS®) (Tabela 2.6), desenvolvido especificamente para descrever alterações no EEG que se relacionam com os níveis de sedação, anestesia, perda de consciência e lembrança.

Avaliação fisioterapêutica no paciente crítico

Tabela 2.2 Escala de coma de Glasgow

Pontuação	Resposta
Abertura ocular	
4	Espontânea
3	Estímulo verbal
2	Estimulo doloroso
1	Ausente
Resposta motora	
6	Obedece ao comando
5	Localiza dor
4	Retirada ao estímulo doloroso
3	Flexão ao estímulo doloroso (postura decorticada)
2	Extensão ao estímulo doloroso (postura descerebrada)
1	Ausente
Resposta verbal	
5	Orientado
4	Confuso
3	Palavras inapropriadas
2	Sons inespecíficos
1	Ausente

Tabela 2.3 Escala de Jouvet

Parâmetros	Resposta observada	Escore
Perceptividde	Lúcido, obedece a ordens complexas, até escrita	P1
	Desorientado temporoespacialmente, ou não obedece aos comandos escritos	P2
	Obedece apenas a ordens verbais	P3
	Apresenta apenas *blinking*	P4
	Não apresenta *blinking*	P5
Reatividade inespecífica	Ao estímulo verbal: acorda e orienta	R1
	Ao estímulo verbal: apenas acorda	R2
	Ao estímulo verbal: resposta negativa	R3
Reatividade específica (dor)	Acorda, retira, mimica, vocaliza	D1
	Não vocaliza, não mimica, acorda e retira	D2
	Só tem retirada motora	D3
	Sem resposta	D4
Reatividade autonômica	Taquicardia, midríase, apneia	V1
	Resposta negativa	V2

Tabela 2.4 Escala de Ramsay

Ramsay	Resposta
1	Ansioso, agitado
2	Cooperativo, orientado e tranquilo
3	Sonolento, atende aos comandos
4	Dormindo, responde rapidamente ao estímulo glabelar ou ao estímulo sonoro vigoroso
5	Dormindo, responde lentamente ao estímulo glabelar ou estímulo sonoro vigoroso
6	Dormindo, sem resposta

Avaliação fisioterapêutica no paciente crítico

Tabela 2.5 Escala de agitação e sedação de Richmond (RASS)

Termo	Pontuação	Descrição
+ 4	Combativo	Abertamente combativo, violento, perigo imediato para a equipe
+ 3	Muito agitado	Puxa ou remove tubos ou cateteres; agressivo com a equipe
+ 2	Agitado	Movimentos frequentes sem finalidade ou não sincronizado com o ventilador
+ 1	Ansioso	Ansioso e apreensivo, mas sem movimentos vigorosos ou agressivos
0	Alerta e calmo	
- 1	Sonolento	Não totalmente alerta, mas a uma ordem mantém-se acordado (mais de 10 seg) com contato visual
- 2	Sedação leve	Ao comando verbal, acorda brevemente (menos de 10 seg), mantendo contato visual
- 3	Sedação moderada	Ao comando verbal, agita, mas não mantém contato visual
- 4	Sedação profunda	Não responde ao comando verbal, mas se mexe ao estímulo físico
- 5	Não responsivo	Não responde ao comando verbal nem ao estímulo físico

Tabela 2.6 Escala Bispectral (BIS®)

100	Paciente desperto ou sedação leve
70	Efeito hipnótico leve
60	Efeito hipnótico moderado. Estado de inconsciência
40	Anestesia profunda
0 (zero)	Supressão do EEG

6. AVALIAÇÃO RENAL

Fatores como idade, nível de creatinina, *diabetes mellitus*, baixo débito cardíaco, tempo de CEC, hipovolemia, vasoconstrição renal e uso de substâncias nefrotóxicas podem levar à hipoperfusão e à isquemia renal, ocasionando insuficiência renal aguda[13-16].

A necrose tubular aguda é um evento grave que pode tornar-se crônico, necessitando da passagem de cateter para diálise, o que aumenta a taxa de morbimortalidade na UTI.

Distúrbios acidobásicos – O equilíbrio acidobásico é mantido pelo tamponamento dos íons H^+ intra e extracelulares, através da ventilação alveolar e eliminação renal de H^+. A taxa de produção de ácidos está relacionada ao catabolismo, como nos pacientes hipercatabólicos, casos como o de politraumatizados, pós-operatório, sepse, queimaduras, rabdomiólise e uso de corticosteroides. Nos pacientes com insuficiência renal aguda (IRA) e catabolismo normal, a acidose será lenta e gradual, com níveis séricos de bicarbonato em torno de 12 a 20 mEq/L.

Eletrólitos e água – Os rins são responsáveis pela excreção de 90% da carga ingerida de potássio, sendo o restante eliminado nas fezes. Nos pacientes com IRA evoluindo com catabolismo normal pode ocorrer aumento de potássio, acompanhado de aumento nos níveis de creatinina, ureia, fósforo, ácido úrico e redução no bicarbonato ($HCO3^-$) sérico. O grau de toxicidade do potássio pode levar a fraqueza, paralisia muscular e alterações na condução cardíaca, ocorrendo assistolia. A reposição de água baseia-se na diurese, portanto, é importante saber se o paciente se encontra em anúria ou oligúria.

6.1. Alteração do débito urinário

A situação mais comum nos pacientes em insuficiência renal é a oligúria, que significa a redução da diurese entre 100 e 400 mL/24h. O termo anúria, situação na qual há ausência de diurese, é utilizado pela maioria dos autores para diurese menor que 100 mL em 24 horas.

6.2. Ureia e creatinina plasmáticas

A ureia é um marcador que tem forte importância em casos que envolvam mudanças da função renal geral. É mais sensível a alterações primárias das condições renais. Os valores de referência para ureia variam de 10 a 40 mg/dL.

A creatinina avalia o ritmo de filtração glomerular, aumentando sua concentração no sangue à medida que reduz a taxa de filtração renal. Os valores de referência para a creatinina em adulto são de 0,60 a 1,30 mg/dL; em criança de 0 a 1 semana, 0,60 a 1,30 mg/dL; 1 a 6 meses de 0,40 a 0,60 mg/dL; 1 a 18 anos de 0,40 a 0,90 mg/dL. Esses valores podem ter ligeiras variações, dependendo do laboratório.

Avaliação fisioterapêutica no paciente crítico

6.3. Formas de diálise

A indicação de diálise, o momento para iniciar e a melhor forma de diálise dependem das condições clínicas do paciente.

Diálise peritoneal

A diálise peritoneal é realizada inserindo-se um cateter agudo semirrígido ou um cateter de Tenckhoff com *cuff* único. Esta modalidade de diálise não necessita de anticoagulação sistêmica, e por isso está indicada no tratamento de pacientes com IRA no período de pós-operatório imediato, em casos de trauma grave, hemorragia intracerebral, instabilidade hemodinâmica, estados de hipocoagulabilidade em neonatologia e pediatria. Observam-se o tempo de infusão, o período de permanência na cavidade e o volume drenado.

Hemodiálise

Ocorre com a passagem de acesso vascular, por veia jugular interna, subclávia e femoral, artéria e veias femorais. Os cateteres venosos de duplo lúmen são os mais utilizados, porém são calibrosos e apresentam risco de trombose ou estenose tardia da veia subclávia.

Ultrafiltração lenta contínua

É a terapia indicada para controle volêmico. A ultrafiltração lenta contínua é usada em pacientes no pós-operatório de cirurgia cardíaca com sobrecarga volêmica.

Hemodiálise arteriovenosa contínua

Hemodiálise lenta, que utiliza fluxo sanguíneo arteriovenoso reduzido e um pequeno fluxo de solução de diálise. Pode ser realizada 24 horas por dia, durante vários dias seguidos.

Hemodiálise venovenosa contínua

Como utiliza bomba de sangue, pode ocorrer embolia gasosa, tornando-se necessário o uso do detector de bolhas.

Hemofiltração arteriovenosa contínua

O banho de diálise é infundido por gravidade e em fluxo contrário ao do sangue. É uma técnica útil para manter o paciente normovolêmico, preservando a estabilidade hemodinâmica, porém é insuficiente para manter o controle adequado do nível de ureia em pacientes hipercatabólicos.

Hemofiltração venovenosa contínua

É semelhante à hemofiltração arteriovenosa contínua, utilizando a assistência de uma bomba para manter o fluxo sanguíneo efetivo no sistema extracorpóreo.

Hemodiafiltração ateriovenosa contínua

Combina-se a técnica de depuração por convecção com um elemento de difusão (diálise). É efetiva na remoção de catabólitos sanguíneos.

Hemodiafiltração venovenosa contínua

É necessário o uso de bomba de sangue no sistema extracorpóreo, o que torna o procedimento mais efetivo e constante, pois mantém um fluxo de sangue sempre próximo do ideal.

Hemofiltração intermitente

Retirada de grandes volumes de ultrafiltrado plasmático, com a infusão quase proporcional de um fluido isotônico-padrão, em um período curto de tempo (3 a 6 horas).

A avaliação adequada dos dados da gasometria arterial, eletrólitos e equilíbrio acidobásico otimizará o desmame ventilatório no paciente renal, em que o equilíbrio do pH é mais importante do que a correção da $PaCO_2$ para os níveis normais. Em pacientes extubados, deve-se observar a ausculta pulmonar, a frequência respiratória, SpO_2 e o desconforto respiratório para a instituição da ventilação não invasiva.

Cuidados com a tosse, mobilização e posicionamento dos membros são importantes nos pacientes em diálise, uma vez que essas técnicas podem alterar as pressões dos capilares.

7. AVALIAÇÃO MUSCULOESQUELÉTICA

O período prolongado de internação em unidade de terapia intensiva, o desgaste acarretado pela própria doença, as drogas utilizadas para a sua recuperação e a imobilização no leito podem levar à perda de força muscular, atrofias e limitações articulares. Quanto mais precoce for a abordagem da Fisioterapia e a adequação dos recursos a serem utilizados, mais rápida será a recuperação do paciente, visando à manutenção das atividades da vida diária[1]. Neste período, o enfoque da avaliação e do atendimento está direcionado para inserir o paciente o quanto antes na sua rotina diária.

Existem inúmeras escalas que avaliam o desempenho do paciente diante das diversas situações, dentre as quais é comum utilizar a escala MRC (Medical

Avaliação fisioterapêutica no paciente crítico **191**

Research Council), que gradua a força muscular e avalia se o paciente consegue gerar contração muscular e vencer a gravidade (Tabela 2.1).

Também se pode avaliar a dependência do paciente para as atividades diárias, empregando a escala de Barthel (Tabela 2.7), estabelecida desde a década de 1960. Nessa tabela, constam as tarefas simples referidas como independência até a incapacidade de realizá-las. Embora seja aplicada em UTI, ela apresenta limitações dependendo do perfil da unidade.

Tabela 2.7 Escala de Barthel

Alimentação	0	Incapaz
	1	Precisa de ajuda para cortar, passar a manteiga etc.
	2	Independente (a comida é providenciada)
Banho	0	Dependente
	1	Independente (ou no chuveiro)
Higiene pessoal	0	Necessita de ajuda para o cuidado pessoal
	1	Independente no barbear e no cuidado com os dentes, rosto e cabelo (utensílios fornecidos)
Vestir-se	0	Dependente
	1	Precisa de ajuda, mas faz cerca de metade sem ajuda
	2	Independente (incluindo laços, nó, botões e fechos)
Intestino	0	Incontinente ou precisa de enema
	1	Acidente ocasional (uma vez por semana)
	2	Continente
Sistema urinário	0	Incontinente ou sondado e incapacitado em fazê-lo
	1	Acidente ocasional (máximo uma vez a cada 24 horas)
	2	Continente (por mais de 7 dias)
Toillet	0	Dependente
	1	Precisa de ajuda, mas consegue fazer alguma coisa sozinho
	2	Independente
Transferência da cama para a cadeira	0	Incapaz – não tem equilíbrio ao sentar-se
	1	Grande ajuda física (1 ou 2 pessoas), mas consegue sentar-se
	2	Pequena ajuda (verbal ou física)
	3	Independente
Mobilidade	0	Imobilizado
	1	Independente na cadeira de rodas, incluindo cantos etc.
	2	Anda com ajuda de uma pessoa (verbal ou física)
	3	Independente (alguns têm ajuda de bengala)
Escadas	0	Incapaz
	1	Precisa de ajuda (verbal, física, ajudante para carregá-lo)
	2	Independente para subir ou descer

8. AVALIAÇÃO NUTRICIONAL

Um fator importante para a recuperação do paciente crítico é o fornecimento de suprimento balanceado de nutrientes para que a função respiratória seja satisfatória. A ingesta pobre ou inadequada causa desequilíbrio de energia com comprometimento do funcionamento dos órgãos, alterando o metabolismo. Pode ocorrer diminuição da massa corporal total, com consequente diminuição da massa miocárdica e perda da força muscular, acarretando diminuição dos movimentos respiratórios, dificultando a remoção de secreções e predispondo o paciente a infecção respiratória. Portanto, a oferta terapêutica adequada de proteínas, energia, minerais, vitaminas e água é fator importante para a recuperação desse paciente[17-20].

Observa-se o tempo de utilização de determinada dieta, bem como as específicas para pacientes em insuficiência respiratória e renal.

A equipe médica, associada ao serviço de nutrição, verifica as necessidades nutricionais e escolhe a melhor via de administração, que pode ser oral, enteral ou parenteral. Em pacientes com alimentação por via oral, observa-se a aceitação e a quantidade ingerida e, se não for suficiente para o consumo energético, opta-se pela administração por sonda (enteral) ou cateter central (parenteral).

A administração nutricional pode ser realizada por meio de terapia nutricional enteral ou parenteral.

Terapia Nutricional Enteral (TNE)

A ANVISA traz na Portaria n° 337 a definição de nutrição enteral como: "Alimentação para fins especiais, com ingestão controlada de nutrientes, na forma isolada ou combinada, de composição química definida ou estimada, especialmente elaborada para uso por sonda ou via oral, industrializados ou não, utilizada exclusiva ou parcialmente para substituir ou complementar a alimentação oral em pacientes desnutridos ou não, conforme suas necessidades nutricionais, em regime hospitalar, domiciliar ou ambulatorial, visando à síntese ou manutenção de tecidos, órgãos ou sistemas".

Os resíduos gástricos e distúrbios hidroeletrolíticos, glicemia e acidobásico são também monitorados, uma vez que essa terapia nutricional poderá desencadear diarreia, constipação, distensão abdominal, refluxo esofágico, regurgitação e vômitos.

Terapia Nutricional Parenteral (TNP)

É a administração de uma solução ou emulsão, contendo carboidratos, aminoácidos, lipídios, água, vitaminas e minerais. Está indicada quando não há condição de o paciente receber dieta via oral ou enteral ou quando hou-

Avaliação fisioterapêutica no paciente crítico

ver absorção inadequada dos nutrientes. Ela é administrada via cateter venoso central ou por via periférica. Pode apresentar risco de crescimento bacteriano e fúngico, que aumenta consideravelmente após 24 horas. Por isso não é a primeira escolha para o paciente crítico. Também pode acarretar hiperglicemia, alterações no equilíbrio eletrolítico, acidobásico, disfunção hepática e síndrome da realimentação.

Atualmente, os nutrientes imunomoduladores auxiliam a regular os processos imunológico, metabólico e inflamatório, resultando em efeitos benéficos no tratamento de pacientes críticos e cirúrgicos. Há grande avanço nos estudos que avaliam diversos desses nutrientes, como a arginina, glutamina, ácido graxo ômega 3 (n-3) e nucleotídeos em pacientes críticos. Os resultados nessa área de pesquisa mostram efeitos favoráveis para os pacientes tratados com dieta imunomoduladora em relação à dieta padrão. Os benefícios englobam a melhora da barreira imunológica com a glutamina; ação anti-inflamatória com o n-3; aumento do número de linfócitos T (célula de defesa imunológica) com a arginina e nucleotídeos, dentre outros.

Para a recuperação do paciente e melhor resposta ao atendimento fisioterapêutico, faz-se necessário atender às necessidades nutricionais, garantindo que não haja perda muscular, com sobrecarga ao sistema cardiorrespiratório.

9. AVALIAÇÃO INFECCIOSA

Na unidade de terapia intensiva, a presença do quadro infeccioso é causa importante de morbidade e mortalidade. O tempo de internação, o número de procedimentos invasivos, a imobilização no leito, a nutrição inadequada, a fraqueza muscular acarretando diminuição da tosse e a permanência na ventilação mecânica podem afetar significativamente o risco de infecção, por isso o fisioterapeuta deve ter muita atenção em relação à avaliação do quadro clínico, bem como à própria manipulação do paciente infectado. Durante o atendimento ao paciente, o fisioterapeuta deve observar a incisão cirúrgica, o local dos drenos, a tosse e o aspecto da secreção; além disso, deve realizar a ausculta pulmonar, cujos dados serão transmitidos à equipe multiprofissional, favorecendo a intervenção o mais precocemente possível[7,21].

Em pacientes críticos, a avaliação pré-operatória, os dados antropométricos, e o risco cirúrgico são fatores decisivos para o sucesso do procedimento cirúrgico.

Quanto ao pós-operatório, deve-se considerar a infecção primária da corrente sanguínea, a infecção do trato urinário sintomática, a pneumonia e a infecção do sítio cirúrgico.

Em infecção do trato respiratório, o fisioterapeuta deve observar sinais indicativos como tosse com secreção purulenta, dispneia, taquipneia, estertores inspiratórios ou abolição do som pulmonar, percussão com macicez, broncofonia, mudança no aspecto e/ou quantidade da secreção, febre (T ≥ 37,8°C) ou hipotermia (T ≤ 35,5°C), leucopenia (≤ 4.000leuc/mm³ ou leucocitose ≥ 12.000 leuc/mm³) e radiografia de tórax com infiltrado, consolidação, cavitação ou derrame pleural.

Nas infecções do sítio cirúrgico, o fisioterapeuta deve observar se há dor incisional ou deiscência de ferida operatória, secreção local ou sinais inflamatórios de hiperemia, calor, edema ou febre.

REFERÊNCIAS BIBLIOGRÁFICAS

1. Scalan GL et al. Fundamentos da terapia respiratória de Egan. 7a ed. Barueri (SP): Manole; 2000.

2. Carvalho CRR, Toufen Jr C, Franca SA. Ventilação mecânica: princípios, análise gráfica e modalidades ventilatórias. J Bras Pneumol. 2007;33(supl. 2):54-70.

3. Auler JO Jr, Carvalho MJ. Monitorização respiratória. Rev Bras Anestesiol. 1992;42(1):41-49.

4. Tobin MJ et al. The pattern of breathing during successful and unsuccessful trials of weaning from mechanical ventilation. Am Rev Respir Dis. 1986;134(6): 1111-1118.

5. The ARDS Definition Task Force. Acute respiratory distress syndrome: the Berlin Definition. JAMA. 2012 Jun;307(23):2526-2533.

6. Boldt J. Clinical review: hemodynamic monitoring in the intensive care unit. Crit Care. 2002;6(1):52-59.

7. Auler JO Jr, Oliveira SA. Pós-operatório de cirurgia torácica e cardiovascular. Porto Alegre (RS): Artmed; 2004.

8. Pinsk MR, Payen D. Functional hemodynamic monitoring. Crit Care. 2005;9(6): 566-572.

9. D'Ancona G et al. Determinants of stroke after coronary artery bypass grafting. Eur J Cardiothorac Surg. 2003;24(4):552-556.

10. Johansen JW, Sebel PS. Development and clinical application of electroencephalographic bispectrum monitoring. Anesthesiology. 2000;93(5):1336-1344.

11. Carlotti Jr CG, Colli BO, Dias LA. Hipertensão intracraniana. Medicina, Ribeirão Preto. 1998;31:552-562.

12. Hogue CW Jr et al. Sex differences in neurological outcomes and mortality after cardiac surgery: a society of thoracic surgery national database report. Circulation. 2001;103(17):2133-2137.

13. Wilkins RG, Faragher EB. Acute renal failure in an intensive care unit: incidence, prediction and outcome. Anaesthesia. 1983;38(7):628-634.

14. Santos LM et al. Proteção renal na Unidade de Terapia Intensiva Cirúrgica. RBTI. 2006;18(3):282-291.

15. Costa JA, Vieira-Neto OM, Moysés Neto M. Insuficiência renal aguda. Medicina, Ribeirão Preto. 2003;36:307-324.

16. Abelha FJ et al. Determinants of postoperative acute kidney injury. Crit Care. 2009;13(3):R79.

17. Powell-Tuck J. Nutritional interventions in critical illness. Proc Nutr Soc. 2007;66(1):16-24.

18. Roberts SR et al. Nutrition support in the intensive care unit: adequacy, timeliness, and outcomes. Crit Care Nurse. 2003;23(6):49-57.

19. Côrtes JF et al. Terapia nutricional no paciente criticamente enfermo. Medicina, Ribeirão Preto. 2003;36:394-398.

20. Debaveye Y, Van den Berghe G. Risks and benefits of nutritional support during critical illness. Annu Rev Nutr. 2006;26:513-538.

21. Gelape CL. Infecção do sítio operatório em cirurgia cardíaca. Arq Bras Cardiol. 2007;89(1):e3-9.

CAPÍTULO 3

Avaliação da assistência fisioterapêutica por meio de escore

Alcino Costa Leme
Emilia Nozawa

OBJETIVOS

- Entender a importância de uma prática fisioterapêutica baseada em evidência científica.
- Entender a necessidade de uma avaliação minuciosa, para que seja tomada a melhor conduta terapêutica.
- Desenvolver uma ferramenta que avalie o grau de dependência do paciente em relação ao fisioterapeuta.
- Que esta ferramenta seja prática e capaz de orientar a melhor conduta fisioterapêutica.

PALAVRAS-CHAVE

- Escore, evidências científicas, avaliação, Fisioterapia, competência, assistência.

1. INTRODUÇÃO

A maioria dos serviços de Fisioterapia, no seu dia a dia, encontra uma série de dificuldades relacionadas aos aspectos quantitativos e qualitativos na administração de recursos, sejam eles humanos, materiais ou físicos.

Atualmente, os hospitais, independentemente de sua característica, pública ou privada, visam à qualidade no atendimento ao cliente e à ausência de desperdícios ao gerenciar os recursos. A qualidade da assistência fisioterapêutica depende basicamente de dois fatores: adequada formação profissional e quantidade suficiente de recursos humanos e materiais[1].

A atuação do fisioterapeuta nas instituições hospitalares e, principalmente, nas unidades de terapia intensiva (UTI) possibilitou que esse profissional fosse reconhecido como integrante fundamental da equipe multiprofissional[2].

A demanda por qualidade máxima do cuidado em saúde tem contribuído para aumentar a pressão sobre os profissionais da área no sentido de assegurar a implantação de uma prática baseada em evidências científicas. O reconhecimento dessas evidências exige dos profissionais conhecimentos científicos e habilidades técnicas para aperfeiçoar a assistência fisioterapêutica empregada e diminuir as incertezas nas decisões tomadas na clínica diária[3]. No entanto, em nossa área são poucos os estudos que são capazes de sustentar uma prática profissional baseada em evidências científicas, o que contribui para que a aplicação de diversas técnicas sejam baseadas em tradições, rituais e tarefas rotineiras[4,5].

2. COMPETÊNCIA PROFISSIONAL

A qualificação dos fisioterapeutas para seu trabalho em unidades de terapia intensiva está comprovada por meio da exigência mínima de se ter uma chefia com nível de especialização na área de Fisioterapia cardiorrespiratória. Alguns serviços também exigem que todos os profissionais da equipe tenham tido treinamento em serviço, ou dentro de seu curso de especialização ou por prática anterior, com um mínimo de 960 horas. O Serviço de Fisioterapia do InCor mantém programas de especialização para a capacitação de profissionais que buscam seu aprimoramento e constante atualização científica. Os Serviços de Fisioterapia precisam manter uma gestão focada na educação continuada de seus profissionais, principalmente porque a evolução das terapias de urgência ocorre de maneira contínua e rápida, o que impõe a necessidade de preparo constante da equipe que atua nas unidades de terapia intensiva.

Até o momento não existe uma ferramenta fisioterapêutica específica capaz de mensurar a necessidade de assistência fisioterapêutica intra-hospitalar para os pacientes. A recomendação do Conselho Federal de Fisioterapia e Terapia Ocupacional (COFFITO) estabelece que, para cada dez leitos de Terapia Intensiva, é

Avaliação da assistência fisioterapêutica por meio de escore

obrigatório a presença de um fisioterapeuta, obedecendo a portaria GM/MS nº 3.432 de 12 de agosto de 1998[6]. Esta resolução trouxe um grande avanço, pois garante um mínimo de assistência à população, porém não atende completamente à necessidade. Isso porque há diversidade de UTI, e o tipo de inserção do profissional nesse meio sofre modificações conforme seu vínculo de trabalho e a proposta da instituição hospitalar.

Em nossa Instituição, os fisioterapeutas recém-contratados realizam treinamento supervisionado por um período mínimo de três meses. Para todos os programas de capacitação e desenvolvimento, por meio de aulas com temas de atualização e reciclagem, discussão de casos e temas inovadores faz parte do processo de gerenciamento do preparo para práticas de excelência.

O InCor está inserido no Plano Nacional de Gestão em Saúde, realizado pela Fundação Nacional da Qualidade, que, anualmente, avalia e busca melhorias contínuas de seus sistemas de gestão.

A assistência ventilatória é realizada no Incor, principalmente pelos fisioterapeutas, em comum acordo com a equipe médica, sendo que as condutas são baseadas em protocolos previamente estabelecidos, como parte de uma estratégia de garantia de qualidade. Essa prática também é adotada por outros serviços de fisioterapia[5-9].

Para garantir a qualidade da assistência fisioterapêutica prestada no InCor, existe um sistema aleatório de auditorias realizadas por fisioterapeutas, que objetiva a detecção de oportunidades de melhoria dentro do processo assistencial. Assim, nesse processo a avaliação fisioterapêutica é fundamental, pois possibilita o estabelecimento de protocolos definidos e a formulação de um plano terapêutico adequado, promovendo, desse modo, mais qualidade e melhor desempenho no atendimento[10].

3. SISTEMA DE AVALIAÇÃO E CLASSIFICAÇÃO

Para a adequação da assistência e uniformização de condutas, em 2002, Nozawa e Feltrim[2] propuseram uma sistematização do atendimento fisioterapêutico no Incor, estratificando os pacientes por graus de complexidade. A classificação baseava-se na condição clínica do paciente e nos recursos necessários para aplicação da terapia indicada. Essa classificação abrangia quatro categorias. Na categoria 1 estavam aqueles pacientes cuja condição clínica demandava assistência fisioterapêutica mínima. Por sua vez, pacientes classificados na categoria 4 demandavam terapias elaboradas e de maior tempo, com aplicação de maiores recursos. De acordo com cada categoria, estabelecia-se a frequência de assistência fisioterapêutica em um período de 24 horas, bem como o tempo mínimo de execução.

Proposta de novo modelo de classificação

Nos dias atuais, existe a necessidade de mensuração do trabalho do fisioterapeuta para que os recursos humanos sejam bem alocados e que se tenha uma ferramenta capaz de classificar o grau de dependência dos pacientes à assistência fisioterapêutica. Nossa proposta foi de revisar a classificação anterior e apresentar um novo instrumento que trouxesse critérios objetivos e, auxiliasse na tomada de decisão para a intensidade de atenção fisioterapêutica a ser planejada para o paciente cardiológico que necessitasse de cuidados respiratórios[11-13].

Para isso, uma série de variáveis objetivas, simples e que são rotineiramente medidas durante a prática clínica dos fisioterapeutas foram agrupadas. Essas variáveis, quando colocadas em conjunto, fornecem preciosas informações para uma condução adequada da terapêutica. Evita-se, dessa forma, o atendimento baseado em simples rotinas e favorece a prática norteada nas evidências apresentadas.

O sistema de avaliação baseia-se em parâmetros objetivos para que a análise possa ser reproduzida e utilizada em qualquer tipo de paciente, local ou instituição.

Para cada variável utilizada adotou-se uma pontuação entre 0 e 5. A pontuação 0 refere-se à condição de normalidade do parâmetro analisado, e a pontuação 5, a condição que mais se afasta da normalidade, muitas vezes presente na doença mais grave ou no pior estado funcional do paciente, que requer, consequentemente, maior dependência da assistência fisioterapêutica. Quanto maior o grau de atenção de assistência fisioterapêutica, maior a carga de trabalho imposta ao fisioterapeuta e maior o desafio profissional. Tal distinção se faz necessária principalmente nas Unidades de Terapia Intensiva, pois em diversas condições clínicas em que o paciente se encontra muito grave, com risco de morte, a necessidade de assistência fisioterapêutica é mínima. A Tabela 3.1 ilustra os parâmetros avaliados em pacientes em respiração espontânea: (1) porcentagem da capacidade inspiratória prevista; (2) porcentagem do *peak flow* previsto; (3) ausculta pulmonar; (4) capacidade de remoção de secreção brônquica; (5) saturação arterial de hemoglobina medida por oximetria de pulso (SpO_2); (6) medida da frequência respiratória; (7) escore da análise de radiografia de tórax.

Tabela 3.1 Parâmetros de avaliação aplicados no paciente cardiológico extubado

Escore do paciente extubado		
Escore	**(1) Capacidade inspiratória prevista (litros)**	**Grau**
0	≥ 90%	
1	80 – 89 %	
2	51 – 79%	
3	26 – 50%	
4	13 – 25%	
5	0 – 12%	

(continua)

Avaliação da assistência fisioterapêutica por meio de escore

Tabela 3.1 Parâmetros de avaliação aplicados ao paciente cardiológico extubado (continuação)

Escore	(2) *Peak flow* previsto (L/min)	Grau
0	≥ 90%	
1	80 – 89%	
2	51 – 79%	
3	26 – 50%	
4	13 – 25%	
5	0 – 12%	

Escore	(3) Som pulmonar	Grau
0	Sem ruídos adventícios	
1	Estertores crepitantes basais	
2	Diminuído globalmente sem ruídos adventícios	
3	Diminuído globalmente com estertores crepitantes	
4	Ausência de som pulmonar AHTx e/ou EC e/ou ESC em AHTx	
5	Ruídos adventícios difusos	

Escore	(4) Higiene brônquica	Grau
0	Tosse seca eficaz	
1	Expectoração sem auxílio	
2	Expectorar com auxílio	
3	Necessita de manobras de remoção e tosse assistida	
4	Hipersecretivo, necessita de técnicas instrumentais	
5	Tosse ineficaz com necessidade de aspiração	

Escore	(5) SpO_2% – ar ambiente após 5 minutos de repouso sentado	Grau
0	≥ 97%	
1	96 – 93%	
2	92%	
3	91 – 89%	
4	88 – 86%	
5	≤ 85%	

Escore	(6) Frequência respiratória (irpm)	Grau
0	10 a 18	
1	19 a 24	
2	25	
3	26 a 30	
4	31 a 35	
5	≥ 36 e ≤ 9	

Escore	(7) Radiografia de tórax	Grau
0		
1		
2	Somatório da avaliação radiológica (A+B+C+D)	
3		
4		
5		

AHTx: ambos hemitórax; EC: estertores crepitantes; ESC: estertores subcrepitantes.

Fisioterapia cardiorrespiratória na Unidade de Terapia Intensiva cardiológica

Para os pacientes cardiológicos em respiração artificial (intubados), a avaliação baseia-se nos parâmetros mostrados na Tabela 3.2: (1) ausculta pulmonar; (2) saturação arterial da hemoglobina medida por oximetria de pulso (SpO_2) ou relação PaO_2/F_1O_2; (3) sincronia entre paciente e ventilador e necessidade de ajustes da ventilação mecânica; (4) medidas de mecânica respiratória, complacência e resistência do sistema; (5) presença de secreção brônquica; (6) escore da análise de radiografia de tórax.

Tabela 3.2 Parâmetros de avaliação aplicados ao paciente cardiológico intubado

Escore do paciente intubado		
Escore	**1) Som pulmonar**	**Grau**
0	Sem ruídos adventícios	
1	Estertores crepitantes basais	
2	Diminuído globalmente sem ruídos adventícios	
3	Diminuído globalmente com estertores crepitantes	
4	Ausência de som pulmonar AHTx e/ou EC e/ou ESC em AHTx	
5	Ruídos adventícios difusos	
Escore	**2) SpO$_2$% ou relação (PaO$_2$/F$_1$O$_2$)**	**Grau**
0	≥ 97% e/ou ≥ 400	
1	95 a 96% e/ou 300 a 399	
2	92% e/ou 290 a 299	
3	91 a 88% e/ou 200 a 289	
4	87 a 84% e/ou 150 a 199	
5	≤ 83% e/ou ≤ 149	
Escore	**3) Interação paciente-ventilador mecânico**	**Grau**
0	Sincrônico, sem ajustes de parâmetros ventilatórios	
1	Sincrônico, poucos ajustes nos parâmetros ventilatórios	
3	Sincrônico, com frequentes ajustes nos parâmetros ventilatórios	
5	Assincrônico, necessidade constante de ajustes de parâmetros ventilatórios	
Escore	**4) Ventilação mecânica / mecânica pulmonar**	**Grau**
3	VM prolongada causa hemodinâmica complacência estática ≥ 60 mL/cmH$_2$O e/ou resistência expiratória ≤ 10 cmH$_2$O/L/seg e/ou ausência padrão serrilhado curva fluxo x volume	
7	VM prolongada/difícil desmame e/ou complacência estática 41 a 59 mL/cmH$_2$O e/ou resistência expiratória 11 a 14 cmH$_2$O/L/seg e/ou padrão serrilhado na curva fluxo x volume	
10	POI em desmame ou TQT (VM - Neb) e ou complacência ≤ 40 mL/cmH$_2$O e/ou resistência ≥ 15 cmH$_2$O/L/seg e/ou padrão serrilhado ramo insp./exp. na curva F x V	
Escore	**5) Higiene brônquica**	**Grau**
4	Hipersecretivo	
5	Hipersecretivo com presença de tampão mucoso	
Escore	**6) Radiografia de tórax**	**Grau**
0		
1		
2	Somatório da avaliação radiológica (A+B+C+D)	
3		
4		
5		

AHTx: ambos hemitórax; EC: estertores crepitantes; ESC: estertores subcrepitantes; VM: ventilação mecânica; POI: pós-operatório imediato; TQT: traqueostomia; VM-Neb: ventilação mecânica alternada com períodos de nebulização.

Avaliação da assistência fisioterapêutica por meio de escore

A avaliação radiológica é realizada por meio de um sistema de escore demonstrado na Tabela 3.3.

Tabela 3.3 Pontuação obtida na avaliação radiológica

Avaliação radiológica		
Escore	**Parênquima**	**A**
0	Normal	
1	Atelectasia laminar	
2	Atelectasia de 1 segmento	
3	Atelectasia de mais de 1 segmento	
4	Atelectasia lobar	
5	Atelectasia de 2 lobos ou mais ou presença de broncograma aéreo	
Escore	**Pleura**	**B**
0	Normal ou pequeno derrame pleural: basal ou no seio costofrênico	
1	Derrame ocupando até 3 espaços intercostais ou pneumotórax apical	
2	Pneumotórax drenado ou derrame pleural ocupando metade de um hemitórax	
3	Pneumotórax não drenado ou derrame pleural ocupando mais de um hemitórax	
Escore	**Vasculatura pulmonar**	**C**
0	Normal	
2	Aumentada	
5	Opacidade heterogênea difusa em ambos hemitórax	
Escore	**Músculo**	**D**
0	Pulmões expandidos, abaixo do 7º EIC à direita e 8º EIC à esquerda	
1	Elevação de 1 ou 2 cúpulas diafragmáticas em 1 espaço intercostal (EIC)	
2	Elevação das 2 cúpulas em 2 ou mais EIC	
3	Redução de volume pulmonar bilateral entre 8º e 9º EIC	
4	Redução de volume pulmonar bilateral entre 6º e 7º EIC	
5	Redução de volume pulmonar bilateral entre 5º ou menos EIC	
Somatório da avaliação radiológica (A+B+C+D)		
Total	**Escore radiológico**	**Grau**
0	0	
1 a 2	1	
3 a 7	2	
8 a 10	3	
11 a 14	4	
15 a 18	5	

EIC: espaço intercostal

204 Fisioterapia cardiorrespiratória na Unidade de Terapia Intensiva cardiológica

Para os pacientes em respiração espontânea e/ou em respiração artificial, a soma de pontos obtida nos parâmetros analisados determinam sua classificação para o tipo de atenção respiratória que receberá. A pontuação varia de 0 (mínima atenção) a 35 (máxima atenção).

A classificação está estratificada em 5 categorias: A, B, C, D, E. A classificação 0 (escore A): determina assistência fisioterapêutica mínima, que pode ser o acompanhamento da evolução do paciente ou nenhuma terapia programada. De 1 a 7 (escore B): é necessária assistência fisioterapêutica, 1 vez ao dia; o fisioterapeuta é capaz de atender com qualidade, num período de 6 horas de trabalho, no máximo 10 pacientes nesta condição. De 8 a 14 (escore C): são necessárias 2 assistências ao dia, sendo que um fisioterapeuta é capaz de atender, no máximo, 7 pacientes nesta condição em um período de 6 horas. De 15 a 21 (escore D): estão indicadas 3 assistências num período de 24 horas; nesta condição, são 6 pacientes a capacidade máxima de atendimento por fisioterapeuta em um período de 6 horas. De 22 a 35 (escore E): são necessárias pelo menos 4 assistências por 24 horas, sendo que cada fisioterapeuta atende satisfatoriamente, no máximo, 5 pacientes por período de 6 horas.

Esta classificação permite programar os recursos instrumentais fisioterapêuticos necessários para a execução da terapia, qualificando a organização gerencial e tornando ainda mais eficiente o plano terapêutico proposto. Acreditamos que essa ferramenta auxilie o fisioterapeuta em sua avaliação e proposta de atendimento, baseando-se numa avaliação meticulosa e não na simples indicação de execução de manobras (Tabela 3.4).

Tabela 3.4 Pontuação do escore com os recursos instrumentais fisioterapêuticos nos pacientes extubados

Pontuação	Escore	Atendimento	Recursos instrumentais propostos
0	0	Acompanhamento	Não indicado
1 a 7	1	1 x/24 horas	Exercícios respiratórios Inspirometria de incentivo
8 a 16	2	2 x/24 horas	Exercícios com pressão positiva intermitente (RPPI)
17 a 24	3	3 x/24 horas	Ventilação não invasiva (CPAP)
25 a 35	4	mínimo 4 x/24 horas	Ventilação não invasiva (binível)

Avaliação da aplicabilidade da classificação proposta

Terminada a fase de elaboração dessa nova classificação de um escore de assistência, 44 fisioterapeutas do serviço de fisioterapia foram convocados para uma fase de teste da nova ferramenta. Aleatoriamente, pacientes foram selecionados. Os fisioterapeutas procederam à avaliação proposta e utilizaram a classificação

Avaliação da assistência fisioterapêutica por meio de escore **205**

com a indicação da terapia proposta. Ao final, responderam a um questionário composto por quatro questões. O resultado mostrou um alto índice de aprovação (Tabela 3.5).

Tabela 3.5 Resultado da aprovação do escore proposto

Questões	Sim	Não	Talvez
1.Você gostaria de utilizar esta ferramenta na prática assistencial diária?	40 (90%)	3 (8%)	1 (2%)
2. É uma ferramenta prática e precisa?	37 (84%)	4 (10%)	3 (6%)
3. O escore foi apropriado para avaliar seus pacientes?	41 (93%)	2 (5%)	1 (2%)
4. A necessidade de assistência fisioterapêutica pelo escore coincidiu com sua própria avaliação?	40 (90%)	2 (5%)	2 (5%)

Em uma segunda etapa, verificou-se o grau de concordância na avaliação entre os fisioterapeutas. Novamente, pacientes foram escolhidos ao acaso e cada um foi avaliado segundo os mesmos critérios por três fisioterapeutas. Houve concordância em 95% das avaliações realizadas.

Essa nova ferramenta tem se mostrado útil convertendo práticas rotineiras em ações planejadas e com prognóstico, facilitando a comunicação entre os membros da equipe e homogeneizando a assistência.

4. CONCLUSÃO E PERSPECTIVAS

A Fisioterapia vem ocupando espaço cada vez maior entre as equipes multiprofissionais, e isto exige que as condutas sejam uniformes e baseadas em evidências científicas. Quando estas ainda não forem estabelecidas, uma rotina de atendimento deve ser discutida e implantada baseando-se na experiência profissional dos líderes da equipe.

O objetivo de criar esta ferramenta de avaliação é tornar as análises o mais objetivas possíveis e com isso ajudar na tomada de decisão e homogeneizar a melhor conduta.

Para que esta ferramenta possa ser utilizada por todos os fisioterapeutas, com base em evidência científica, torna-se necessário sua validação em diferentes serviços.

REFERÊNCIAS BIBLIOGRÁFICAS

1. Yamaguti WP et al. Fisioterapia respiratória em UTI: efetividade e habilitação profissional. J Bras Pneumol. 2005;31(1):89-90.

2. Nozawa E et al. Perfil dos fisioterapeutas brasileiros que atuam nas unidades de terapia intensiva. Fisioter Pesqui. 2008;15(2):177-182.

3. Maluf Filho F. A contribuição da medicina baseada em evidência para a introdução de novo conhecimento na prática clínica. Arq Gastroenterol. 2009;46(2):87-89.

4. Filippin LI, Wagner MB. Fisioterapia baseada em evidência: uma nova perspectiva. Rev Bras Fisioter. 2008;12(5):432-433.

5. Nozawa E, Feltrim MI. Organização operacional do serviço de fisioterapia na unidade de terapia intensiva no pós-operatório de cirurgia torácica e cardiovascular. In: Auler Jr JO, Oliveira SA. Pós-operatório de cirurgia torácica e cardiovascular. Porto Alegre (RS): Artmed; 2004. p. 169-173.

6. Brasil. Ministério da Saúde. Portaria GM\MS n° 3.432, de 12 de agosto de 1998. Dispõe sobre critérios e classificação para unidades de tratamento intensivo – UTI. Diário Oficial da União, Brasília, DF, 13 ago. 1998. Seção 1, p. 109.

7. Marelich GP et al. Protocol weaning of mechanical ventilation in medical and surgical patients by respiratory care practioners and nurses: effect on weaning time and incidence of ventilator-associated pneumonia. Chest. 2000;118(2):459-467.

8. Wood G, MacLeod B, Moffatt S. Weaning from mechanical ventilation: physician-directed vs. a respiratory therapist-directed protocol. Respir Care. 1995;40(3):219-224.

9. Kester L, Stoller JK. Qualidade da terapia respiratória e fundamentos da terapia respiratória. In: Scalan EC, Wilkins RL, Stoller JK. Fundamentos da terapia respiratória. 7a ed. Barueri (SP): Manole; 2000. p. 4-18.

10. Hulzebos EH et al. Preoperative Intensive inspiratory muscle training to prevent postoperative pulmonary complications in high-risk patients undergoing CABG surgery: a randomized clinical trial. JAMA. 2006;296(15):1851-1857.

11. Perroca MG, Gaidzinski RR. Sistema de classificação de pacientes: construção e validação de um instrumento. Rev Esc Enf USP. 1998;32(2):153-168.

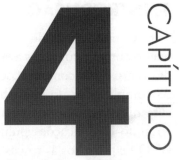

Particularidades das técnicas de expansão pulmonar no paciente cardiopata grave

Flávia Baggio Nerbass
Camila Cristina Mantovani Buzetto

OBJETIVOS

- Identificar as particularidades da aplicação das técnicas de expansão pulmonar no paciente cardiopata internado na Unidade de Terapia Intensiva, em diversas condições clínicas.
- Compreender as implicações decorrentes da aplicação dessas técnicas no sistema cardiovascular.
- Reconhecer a indicação de cada técnica considerando a gravidade do paciente.

PALAVRAS-CHAVE

- Fisioterapia, cardiopatias, paciente crítico, unidade de terapia intensiva.

1. INTRODUÇÃO

A permanência de um paciente cardiopata em estado crítico em uma UTI requer recursos e cuidados avançados específicos, pois esta condição implica uma série de eventos e/ou complicações que podem surgir durante seu período de internação. As complicações do aparelho respiratório são frequentes e, em geral, os pacientes cursam com comprometimento da ventilação alveolar e da expansão pulmonar, provocando complicações pulmonares com alteração da relação ventilação/perfusão (V'/Q') e prejuízos às trocas gasosas, conforme demonstrado na Figura 4.1.

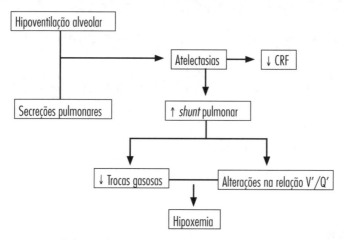

Figura 4.1 Consequências da hipoventilação alveolar.

Em pacientes clínicos, essas complicações podem ser multifatoriais, incluindo: tempo prolongado de imobilização no leito, que provoca hipoventilação com áreas de colapso alveolar (atelectasias); pneumonias nosocomiais; derrame pleural; edema pulmonar cardiogênico; tempo prolongado de ventilação mecânica, entre outros.

Nos pacientes cirúrgicos são inúmeros os fatores intra e pós-operatório que podem deteriorar a função pulmonar, como: dor provocada pela incisão cirúrgica (esternotomia), tempo prolongado em posição supina, disfunção diafragmática induzida pela anestesia ou por lesão direta do nervo frênico, pleurotomia para utilização da artéria torácica interna, presença de drenos torácicos, síndrome da resposta inflamatória sistêmica (SIRS) ocasionada pela circulação extracorpórea e uso de sedativos[1]. Todas essas situações podem propiciar o aparecimento de infiltrados, áreas hipoventiladas e/ou acúmulo de secreções brônquicas, resultando em atelectasias[1]. Assim, há um maior prejuízo às trocas gasosas, o que pode levar à hipoxemia, com consequente insuficiência respiratória.

Em um estudo realizado no InCor que incluiu 90 pacientes que realizaram cirurgia de revascularização do miocárdio, foram avaliados quanto à presença de atelectasias desde o pós-operatório imediato (POI) até o 6º dia de pós-operatório

Particularidades das técnicas de expansão pulmonar no paciente cardiopata grave **209**

(PO). Os autores relatam que 90% dos casos cursaram com algum grau de atelectasias no POI, sendo que 30% dos pacientes ainda tinham sinais radiológicos de colapso até o 6º PO. Os autores consideraram como principal fator causal do colapso alveolar a pleurotomia, realizada para ressecção da artéria mamária interna, visto que esses pacientes apresentaram piores valores espirométricos e de oxigenação, medidos pela pressão de oxigênio no sangue arterial (PaO_2)[2].

Na prática clínica, a Fisioterapia tem papel indispensável na prevenção e/ou tratamento das complicações respiratórias. Todavia, a maioria dos estudos permanece com resultados controversos e/ou inconsistentes, principalmente por falhas metodológicas, trabalhos não randomizados ou sem grupo controle, ou em função de metodologia pobre e de baixa qualidade, o que os torna de discutível valor científico.

Contudo, pacientes cardiopatas apresentam um perfil de alta complexidade, em que muitos deles cursam com comprometimento associado de outros órgãos e sistemas, como respiratório, renal, neurológico, metabólico e hemodinâmico. Assim, algumas situações podem interferir na eleição e aplicação de algumas técnicas, porque o paciente pode necessitar de monitorização cardíaca contínua, vigilância respiratória, suporte hemodinâmico com drogas vasoativas ou uso de dispositivos de assistência circulatória mecânica. Além disso, sinais de hipotensão arterial, arritmias cardíacas, instabilidade hemodinâmica, necessidade de aumento na dose de drogas vasoativas e fístulas broncopleurais[3] necessitam de intervenção e podem restringir ou contraindicar algumas das técnicas fisioterapêuticas.

Dentro desse cenário, podemos encontrar tanto pacientes em respiração espontânea quanto sob suporte ventilatório mecânico, invasivo ou não invasivo. A terapia para expansão pulmonar, independentemente da técnica utilizada, baseia-se no princípio de que o incremento no volume pulmonar decorre do aumento do gradiente de pressão transpulmonar (P_p), que representa a diferença entre as pressões alveolar (Palv) e pleural (Ppl).

$$P_p = Palv - Ppl$$

Assim, para aumentar o gradiente P_p e obter maior volume pulmonar, deve-se ou elevar a Palv ou reduzir a Ppl[4*].

Neste capítulo, discorreremos sobre as particularidades para aplicação de cada técnica de expansão pulmonar nos pacientes cardiopatas, internados em UTIs. Para melhor entendimento, dividiremos as técnicas de expansão pulmonar baseadas em seus princípios fisiológicos, para pacientes em respiração espontânea e para pacientes em ventilação mecânica invasiva.

---

* Para efeito didático, neste capítulo, entende-se como diminuição da Ppl a redução da pressão atmosférica no espaço pleural em seu valor absoluto. Como a Ppl é expressa com valor negativo, o aumento dessa negatividade é, de fato, a redução da pressão atmosférica no espaço pleural.

2. PACIENTES EM RESPIRAÇÃO ESPONTÂNEA

2.1. Conceito: diminuição da pressão pleural

Exercícios respiratórios

Estão indicados em pacientes estáveis, capazes de compreendê-los e realizá-los adequadamente[5].

No PO de cirurgia cardíaca ocorre redução da capacidade vital e capacidade residual funcional, levando à perda de suspiros fisiológicos[5-7]. A indicação desses exercícios, de modo isolado ou associado a outras técnicas de expansão, destina-se a pacientes com pequenas alterações pulmonares.

Estudo de Westerbahl et al.[8] incluíram 90 pacientes em PO de revascularização do miocárdio, e 72% dos pacientes que realizaram exercícios de respiração profunda apresentaram menor incidência de atelectasias e menor redução nos valores de volume expiratório forçado no primeiro segundo (VEF_1) e capacidade vital forçada (CVF) em relação ao grupo controle. Contudo, os estudos ainda são inconsistentes para justificar sua eficácia em pacientes cirúrgicos[7,9,10], tanto por prováveis falhas metodológicas quanto pelo curto período em que foram aplicados[11].

Em nossa prática diária, aplicamos os exercícios respiratórios, visando otimizar a ventilação alveolar e prevenir o aparecimento de complicações pulmonares. O paciente é orientado a realizar o exercício direcionando o fluxo de ar para área desejada, o que também pode ser realizado com estímulo proprioceptivo pela imposição das mãos, como demonstrado na Figura 4.2.

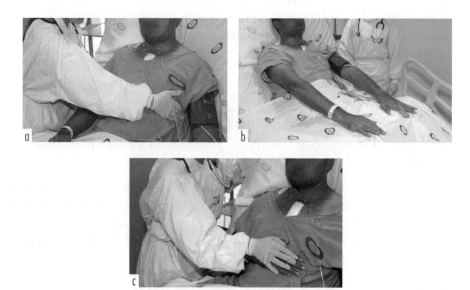

Figura 4.2 Paciente realizando exercícios respiratórios: a) direcionamento do fluxo inspiratório; b) associação com elevação de membros superiores; c) exercício respiratório do tipo diafragmático.

Inspirometria de incentivo

A inspirometria de incentivo é alvo de estudos para averiguar seu benefício na prevenção de complicações pulmonares, principalmente em pós-operatório de cirurgias torácica e abdominal[12,13].

Trata-se de um dispositivo mecânico a fluxo ou volume, projetado para incentivar o paciente a mimetizar um suspiro natural, a fim de estimular uma respiração profunda e sustentada[4]. É ativado pelo esforço inspiratório. Há uma escala calibrada num cilindro, na qual uma esfera ou êmbolo mostra tanto o volume inspirado (num inspirômetro de incentivo orientado a volume) ou a geração de um fluxo (inspirômetro orientado a fluxo)[13]. Nestes dispositivos encontram-se marcações visuais que indicam ao paciente que foi atingido o fluxo ou volume desejado[4].

Ao utilizar este dispositivo, ocorre redução na Ppl durante toda a fase inspiratória, que se mantém por alguns segundos e, assim, amplia-se a P_p. Na fase expiratória, há retorno da Ppl a valores normais.

A escolha do tipo de dispositivo (fluxo ou volume) depende da condição clínica do paciente e, principalmente, do trabalho respiratório adicional que estes impõem ao paciente, o que torna um parâmetro clínico relevante na escolha do terapeuta. Desta forma, os dispositivos a fluxo tendem a ocasionar maior trabalho respiratório em relação aos volumétricos, 136% *versus* 69% a 72%, respectivamente[13]. Pouco se conhece acerca das diferenças na construção e função sobre os vários tipos de inspirômetros e sobre seu potencial impacto na eficácia terapêutica.

Alguns dados literários sugerem que o uso de inspirômetros seja mais benéfico na prevenção de complicações pulmonares em pós-operatório de cirurgia abdominal, quando comparado com a não realização de nenhuma técnica fisioterapêutica[14,15]. Outros estudos indicam que sua realização de forma profilática não se justifica[11,16]. Porém, são escassos os estudos randomizados, controlados, com boa metodologia para comprovar sua eficácia preventiva e terapêutica[17].

Pode ser utilizado em qualquer situação em que se objetive estimular o paciente a realizar exercícios para expansão pulmonar independentemente da presença do terapeuta. Está indicado na presença de hipoventilação alveolar, como ocorre em pós-operatórios de cirurgia torácica e abdominal e em casos de repouso prolongado no leito. É necessário que o paciente tenha um bom entendimento, esteja consciente e seja cooperativo.

Sua utilização não está indicada em: pacientes inconscientes, aqueles incapazes de utilizá-lo corretamente após instruções e pacientes com limitações inspiratórias importantes (por exemplo, doenças neuromusculares) com CV menor que 10 mL/Kg ou CI menor que 1/3 do predito.

Da mesma forma, são poucas as complicações decorrentes do uso deste equipamento. Destacam-se: alcalose respiratória e fadiga muscular que podem ser revertidas rapidamente com a interrupção do exercício[4].

Os dados da literatura indicam que a inspirometria de incentivo pouco influencia quando o objetivo é a prevenção de complicações pulmonares após cirurgia cardíaca[11,18]. Não é incomum ocorrer hiperventilação, descoordenação toracoabdominal e referência de fadiga por parte do paciente[3]. Portanto, a técnica deve ser realizada com orientação e supervisão de um profissional. Caso ocorram arritmias cardíacas e dessaturação, a terapia deve ser suspensa e reavaliada.

Em casos de disfunção diafragmática, a terapia está contraindicada porque a geração de maior pressão no compartimento torácico provoca elevação do diafragma debilitado e não o seu recrutamento.

Manobra de compressão/descompressão

A técnica consiste na realização de uma pressão manual na região comprometida do tórax (geralmente, região inferior), acompanhando todo o movimento expiratório, que pode ser prolongado e mantém esta compressão, no sentido diagonal (para dentro e para baixo)[19] até o terço inicial da inspiração, onde realiza uma descompressão rápida do local. Esta técnica permite a expansão pulmonar por meio da variação de pressão pleural e alveolar,[20] visto que a resistência manual dificulta a negativação da pressão pleural na fase inicial da inspiração, enquanto ainda há compressão. Com a descompressão, há uma maior negativação desta pressão e subsequente direcionamento do fluxo aéreo para a região acometida[21]. Pode ser realizada em um hemitórax por vez ou concomitantemente em ambos[19] (Figura 4.3).

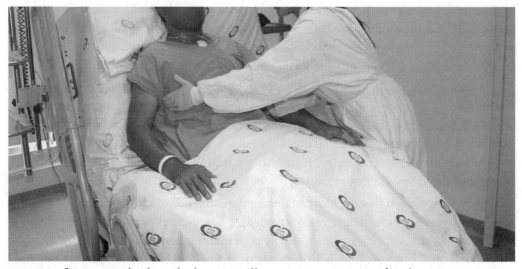

Figura 4.3 Fisioterapeuta realizando manobra de compressão/descompressão na região torácica inferior do paciente.

Esta manobra manual, embora rotineiramente empregada em nossa prática clínica, não apresenta evidência científica de sua eficácia nos pacientes em respiração espontânea. No PO são necessários cuidados específicos como a não realização da compressão no local de inserção de drenos e da incisão cirúrgica, pois pode causar dor[16] e, em pacientes com instabilidade de esternal, agravar essa condição.

2.2. Conceito: aumento da pressão alveolar

Respiração com pressão positiva intermitente (RPPI)

A indicação das técnicas de expansão pulmonar pode variar, visando tanto prevenir complicações pulmonares quanto atuar diretamente na reversão das complicações já existentes. A RPPI é um exercício muito utilizado em nosso serviço de forma profilática ou terapêutica.

Os pacientes cardiopatas podem apresentar um estado hemodinâmico muito complexo, cursando ou não com comprometimento respiratório. Alguns pacientes podem apresentar alto risco para desenvolver complicações pulmonares, como na presença de dispositivo de assistência circulatória mecânica (como balão intra-aórtico) ou uso de drogas vasoativas em altas doses, o que exige restrição e permanência prolongada no leito. Em geral, essas condições provocam áreas de hipoventilação e atelectasias laminares. Em alguns casos, a associação de uma válvula de PEEP à válvula exalatória do circuito pode ser utilizada (Figura 4.4).

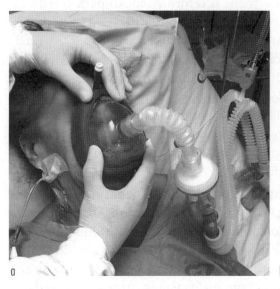
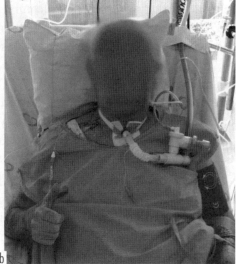

Figura 4.4 Paciente realizando RPPI: a) por meio de máscara facial acoplada ao ventilador mecânico, no caso utiliza-se o modo PSV com PEEP; b) por meio do ventilador Bird Mark 7 em paciente traqueostomizado.

Outra aplicação desse dispositivo é em pacientes traqueostomizados em desmame da ventilação mecânica. Pode ser utilizado alternadamente aos períodos de nebulização (respiração espontânea com oxigênio suplementar em sistema de umidificação), para garantir a manutenção do volume pulmonar e o sucesso no desmame. Esses pacientes geralmente apresentam certo grau de restrição no leito devido à sua cronicidade e ao tempo prolongado de ventilação mecânica, o que induz à diminuição do volume pulmonar predispondo o surgimento de áreas de colapso e pneumonias nosocomiais.

Alguns cuidados são necessários para a segurança da aplicação dessa técnica: se o paciente apresentar aumento do trabalho respiratório, tonturas ocasionadas por hiperventilação, arritmias cardíacas com instabilidade hemodinâmica[22], deve-se interromper a terapia e aguardar a estabilização do quadro. Em pacientes cirúrgicos, às vezes é necessário discutir a viabilidade da técnica com a equipe médica, caso haja presença de borbulhamento nos drenos pleurais antes e/ou durante aplicação da pressão positiva, sinais de pneumotórax na radiografia de tórax e enfisema subcutâneo.

3. EFEITOS DA PRESSÃO POSITIVA NO SISTEMA CARDIOVASCULAR – INTERAÇÃO CARDIOPULMONAR

A aplicação de pressão positiva na via aérea tanto de forma invasiva quanto não invasiva pode provocar alterações hemodinâmicas, como diminuição do débito cardíaco (DC) e na oferta de oxigênio aos tecidos, efeito que se torna mais pronunciado em indivíduos com função cardíaca mais comprometida. O uso da PEEP aumenta a pressão intratorácica e reduz o retorno venoso para o lado direito do coração, representando uma redução na pré-carga do ventrículo direito (VD), o que também diminui o DC para o lado esquerdo do coração. Essa situação acentua-se principalmente em casos de hipovolemia ou vasoplegia. Além disso, a pressão positiva eleva a resistência vascular pulmonar (pós-carga de VD) e dificulta a ejeção do sangue pelo VD para as artérias pulmonares[23]. Por isso, em pacientes com insuficiência cardíaca direita ou hipertensão pulmonar, a utilização da pressão positiva deve ser cautelosa e muito bem indicada. Em alguns casos, há necessidade de ajuste de volemia e drogas vasoativas a fim de manter a estabilidade hemodinâmica e o sucesso do tratamento.

Contudo, a redução no DC direito reflete redução do débito cardíaco para o lado esquerdo do coração (pré-carga do ventrículo esquerdo). Aliado a isso, a compressão mecânica do coração pelos pulmões expandidos e a diminuição da pressão transmural do VE reduzem sua pós-carga, otimizando a ejeção do sangue pelo ventrículo esquerdo e o DC[23]. Neste caso, a pressão positiva torna-se um recurso muito bem indicado em pacientes com insuficiência cardíaca esquerda.

O uso dos dispositivos de pressão positiva, CPAP e binível, para expansão pulmonar é importante, mas deve ser cauteloso. Em situações de comprometimento importante da função cardíaca, a pressão positiva pode provocar alterações hemodinâmicas, pois o tratamento requer um tempo contínuo e prolongado, o que expõe o indivíduo aos seus efeitos sistêmicos.

Pressão positiva contínua na via aérea

Sabe-se que o CPAP atua nas vias aéreas aumentando a CRF que, associado ao fenômeno de interdependência e ventilação colateral, favorece a expansão das áreas de colapso pulmonar. Além disso, a aplicação do CPAP favorece a liberação de prostaglandinas no ducto alveolar, que relaxam a musculatura lisa e favorecem a entrada de maior volume de ar[24].

Devido aos inúmeros fatores que podem ocasionar atelectasias, a maioria dos pacientes cirúrgicos evolui com áreas de colapso, e destes, cerca de 20% a 70% cursam com consequente hipoxemia. Além disso, essas áreas de colapso e de pneumonias estão associadas a um risco maior (30 a 50%) de desenvolver insuficiência respiratória aguda e necessidade de intubação orotraqueal. Nesse contexto, uma recente meta-análise demonstrou que o uso do CPAP precoce associado à terapia convencional foi efetivo para reduzir os riscos de complicações pulmonares, atelectasias e pneumonias após grandes cirurgias, quando comparado apenas à terapia convencional[25].

Outros estudos realizados em PO de cirurgia abdominal[26] e cardíaca[27,28] demonstram que o uso do CPAP tanto em pacientes que evoluíram com hipoxemia 1 hora após a extubação ($PaO_2/F_IO_2 < 300$) quanto seu uso profilático resultou em redução no tempo de internação hospitalar e de UTI, menor necessidade de reintubação orotraqueal, menor incidência de pneumonia[26,28] de infecção e sepse[26], além da melhora na oxigenação arterial[26,28] (Figura 4.5).

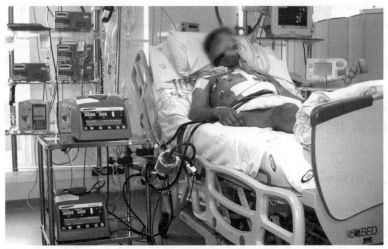

Figura 4.5 Paciente com assistência circulatória mecânica utilizando VNI.

Em pacientes com insuficiência cardíaca congestiva, o CPAP de 10 cmH$_2$O correlacionou-se com redução na atividade simpática cardíaca[29] e também mostrou ser um bom recurso para a melhora da oxigenação em pacientes com edema pulmonar cardiogênico. Neste estudo, o CPAP apresentou efeitos hemodinâmicos benéficos. Em indivíduos com função sistólica normal, o CPAP reduziu a pré-carga do VE e, naqueles com disfunção de VE, melhorou a pré-carga e também a fração de ejeção[30].

Quando o objetivo for expansão pulmonar, é necessário bom nível de consciência e cooperação do paciente e, ainda, boa adaptação com a interface por máscara nasal, oronasal ou facial[3]. Pode-se associar a essa terapia exercícios respiratórias e manobras de compressão e descompressão.

Pressão positiva bifásica na via aérea

As alterações hemodinâmicas decorrentes de dois níveis pressóricos assemelham-se às do CPAP no que tange aos efeitos da pressão positiva no sistema cardiovascular, podendo diminuir o DC, principalmente na presença de baixa pressão de capilar pulmonar[31]. No entanto, pelo fato de apresentar dois níveis pressóricos, além de aumentar a CRF, ainda otimiza o volume corrente, o que é mais bem tolerado pelos pacientes, principalmente em casos nos quais há sinais de aumento no trabalho respiratório. Assim, a escolha entre CPAP e binível dependerá dos sinais e sintomas apresentados[24].

Existem poucos dados na literatura correlacionando os efeitos do binível para melhora da expansão pulmonar. Seu principal objetivo nos trabalhos encontrados é como ventilação não invasiva para pacientes com insuficiência respiratória de origem cardiogênica ou outras. Em PO de cirurgia cardíaca, quando comparado ao CPAP, o binível mostrou-se superior para reversão de atelectasias, porém sem diferenças na oxigenação arterial, função pulmonar, tempo de internação hospitalar e mortalidade[32]. Quando utilizado precocemente e/ou associado com manobra de recrutamento alveolar, melhorou a oxigenação, a função pulmonar e reduziu atelectasias quando comparados ao grupo controle[33].

4. TÉCNICAS APLICADAS EM PACIENTES EM VENTILAÇÃO MECÂNICA INVASIVA

4.1. Conceito: diminuição da pressão pleural

Compressão torácica manual

Não existem relatos na literatura acerca da realização desta manobra em pacientes cardiopatas sob ventilação mecânica. No entanto, no InCor, é empregada em

Particularidades das técnicas de expansão pulmonar no paciente cardiopata grave **217**

associação à hiperventilação manual, recebendo a denominação de *bag squeezing*, e sua maior aplicabilidade se dá com intuito de remover secreções das vias aéreas.

4.2. Conceito: aumento da pressão alveolar

Hiperventilação manual

O principal efeito desta técnica é a remoção de secreção das vias aéreas. Contudo, também está indicado para promover expansão pulmonar por aumentar o volume corrente em cerca de 50% em relação ao ofertado pelo ventilador mecânico, aumentando a complacência estática do sistema respiratório por provável recrutamento de áreas colapsadas[34,35], além de otimizar a oxigenação[34].

Todavia, alguns efeitos hemodinâmicos provocados por esta técnica devem ser considerados, visto que ela provoca variações de volume e pressão intratorácicos. Esta técnica é realizada com o ressuscitador manual acoplado no tubo orotraqueal. A desinsuflação lenta do ressuscitador provoca a entrada de ar nos pulmões, aumentando o volume; realiza-se uma pausa inspiratória, e a expiração ocorre com a liberação rápida do ressuscitador manual. Essa variação provoca inicialmente uma compressão dos vasos pulmonares aumentando o volume de sangue para o VE com elevação no volume sistólico[36]. Posteriormente, há uma redução no retorno venoso com diminuição no DC, ocasionando uma elevação compensatória na resistência vascular sistêmica pelo barorreflexo. Com a interrupção da técnica, o volume sistólico retorna aos seus valores de repouso e, enquanto houver resposta vasoconstritora periférica, o DC estará otimizado[36].

Em modelo animal saudável, a técnica reduziu a média da pressão arterial e do débito cardíaco por provável elevação na pressão intratorácica, além de aumento posterior na resistência vascular sistêmica[36]. Em humanos, pode provocar alterações no DC que tendem mais a se correlacionar com variações de volume pulmonar do que com as pressões utilizadas[37]. Em pacientes críticos não cardiopatas, resultou em elevação na resistência vascular pulmonar e na pressão diastólica de VE[38,39], com elevação nos níveis plasmáticos de norepinefrina[39], sugerindo um aumento na atividade simpática, porém sem prejuízos ao sistema cardiovascular[38]. Seus efeitos hemodinâmicos prejudiciais parecem estar correlacionado com o estado cardiovascular inicial do paciente[40].

No pós-operatório de cirurgia cardíaca, sua aplicação resultou em melhora da oxigenação, da complacência estática e menor tempo de intubação. Entretanto, neste estudo seus efeitos hemodinâmicos não foram avaliados[41].

Manobra de recrutamento alveolar

A manobra de recrutamento alveolar consiste na elevação sustentada da PEEP para expandir áreas pulmonares colapsadas por meio de ventilação invasiva.

Antigamente, valores de PEEP acima de 10 cmH_2O não eram recomendados para essa população, pela possibilidade de redução no DC. No entanto, o uso de valores mais altos podem ser necessários a fim de reduzir o *shunt* e melhorar a troca gasosa[42,43]. Nesses casos, ajustes de volemia e na dose de drogas vasoativas podem ser necessários.

Estudo realizado em nossa instituição demonstrou que PEEP de 15 cmH_2O não foi suficiente para reverter hipoxemia no PO imediato. A melhora da PaO_2/ F_IO_2 e da saturação periférica ocorreu com valores de PEEP de 20 e 30 cmH_2O[44].

O recrutamento alveolar realizado em PO melhora a oxigenação e reduz atelectasias[42]. Contudo, quanto maior o valor utilizado de PEEP, maiores efeitos hemodinâmicos ocorrerão, como redução na pressão arterial[42] e no DC[44].

Em pacientes que evoluíram em choque cardiogênico após revascularização do miocárdio, esta manobra foi bem tolerada desde que realizada em curtos períodos, com paciente hemodinamicamente estável ou com doses de drogas vasoativas otimizadas[45].

Em conclusão, é importante ressaltar que a indicação de cada técnica, bem como sua interrupção, dependerá da necessidade de tratamento do paciente, do seu estado hemodinâmico prévio e dos sinais que apresente durante sua execução. É de extrema importância a participação da equipe multiprofissional na tomada de decisões para melhor assistir o paciente e garantir o sucesso das técnicas, intervindo sempre que necessário.

REFERÊNCIAS BIBLIOGRÁFICAS

1. Regenga MM. Fisioterapia em cardiologia: da UTI à reabilitação. São Paulo (SP): Editora Roca; 2000.

2. Vargas FS et al. Influence of atelectasis on pulmonary function after coronary artery bypass grafting. Chest. 1993;104(2):434-437.

3. Feltrim MIZ et al. Organização operacional do Serviço de Fisioterapia na Unidade de Terapia Intensiva. In: Auler Jr JO, Oliveira SA. Pós-operatório de cirurgia torácica e cardiovascular. Porto Alegre (RS): Editora Artmed, 2004. p. 167-173.

4. Scanlan CL, Wilkins RL, Stoller JK. Fundamentos da terapia respiratória de Egan. 7a ed. Barueri (SP): Manole; 2000.

5. Gambaroto G. Fisioterapia respiratória em unidade de terapia intensiva. São Paulo: Editora Atheneu; 2005.

6. Sarmento GJ. Fisioterapia respiratória no paciente crítico: rotinas clínicas. Barueri (SP): Manole; 2005.

7. Brasher PA et al. Does removal of deep breathing exercises from a physiotherapy program including pre-operative education and early mobilisation after cardiac surgery alter patient outcomes? Aust J Physiother. 2003;49(3):165-173.

Particularidades das técnicas de expansão pulmonar no paciente cardiopata grave

8. Westerdahl E et al. Deep-breathing exercises reduce atelectasis and improve pulmonary function after coronary artery bypass surgery. Chest. 2005;128(5):3482-3488.

9. Jenkins SC et al. Physiotherapy after coronary artery surgery: are breathing exercises necessary? Thorax. 1989;44(8):634-639.

10. Stiller K et al. Efficacy of breathing and coughing exercises in the prevention of pulmonary complications after coronary artery surgery. Chest. 1994;105(3):741-747.

11. Pasquina P, Tramèr MR, Walder B. Prophylactic respiratory physiotherapy after cardiac surgery: Systematic Review. BMJ. 2003;327(7428):1379.

12. Weindler J, Kiefer RT. The efficacy of postoperative incentive spirometry is influenced by the device-specific imposed work of breathing. Chest. 2001;119:1858-1864.

13. Thomas JA, Mcintosh JM. Are incentive spirometry, intermittent positive pressure breathing and deep breathing exercises effective in the prevention of postoperative pulmonary complications after upper abdominal surgery? A systematic overview and meta-analysis. Phys Ther. 1994;74(1):3-10.

14. Hall JC et al. Prevention of respiratory complications after abdominal surgery: a randomised clinical trial. BMJ. 1996;312(7024):148-152.

15. Gosselink R et al. Incentive spirometry does not enhance recovery after thoracic surgery. Crit Care Med. 2000;28(3):679-683.

16. Lawrence VA, Cornell JE, Smetana GW; American College of Physicians. Strategies to reduce postoperative pulmonary complications after noncardiothoracic surgery: systematic review for the American College of Physicians. Ann Intern Med. 2006;144(8):596-608.

17. Overend TJ et al. The effect of incentive spirometry on postoperative pulmonary complications: a systematic review. Chest. 2001;120(3):971-978.

18. Presto B, Presto LD. Fisioterapia na UTI. São Paulo(SP): Editora BP; 2006.

19. Britto RR, Brant TC, Parreira VF. Recursos manuais e instrumentais em fisioterapia respiratória. Barueri (SP): Manole; 2009.

20. Sorenson HM, Shelledy DC; AARC. AARC clinical practice guideline: intermitent positive pressure breathing: 2003 revision & update. Respir Care. 2003;48(5):540-546.

21. Carvalho CRR, Ventilação mecânica: básico. São Paulo (SP): Atheneu; 2000.

22. Denehy L, Berney S. The use of positive pressure devices by physiotherapists. Eur Respir J. 2001;17(4):821-829.

23. Ferreyra GP et al. Continuous positive airway pressure for treatment of respiratory complications after abdominal surgery: a systematic review and meta-analysis. Ann Surg. 2008;247(4):617-626.

24. Squadrone V et al. Continuous positive airway pressure for treatment of postoperative hypoxemia: a randomized controlled trial. JAMA. 2005;293(5): 589-595.

25. Ruoff M et al. Effects of CPAP-application via nasal mask and mouth-piece on gas exchange and respiratory mechanics after cardiac surgery. Clin Intens Care. 2000;11(1):29-34.

26. Zarbock A et al. Prophylactic nasal continuous positive airway pressure following cardiac surgery protects from postoperative pulmonary complications: a prospective randomized controlled trial in 500 patients. Chest. 2009;135(5): 1252-1259.

27. Kaye DM et al. Acute effects of continuous positive airway pressure on cardiac sympathetic tone in congestive heart failure. Circulation. 2001;103(19):2336-2338.

28. Bendjelid K et al. Does continuous positive airway pressure by face mask improve patients with acute cardiogenic pulmonary edema due to left ventricular diastolic dysfunction? Chest. 2005;127(3):1053-1058.

29. Philip-Joet FF et al. Hemodynamic effects of bilevel nasal positive airway pressure ventilation in patients with heart failure. Respiration. 1999;66(2):136-143.

30. Pasquina P et al. Continuous positive airway pressure versus noninvasive pressure support ventilation to treat atelectasis after cardiac surgery. Anesth Analg. 2004;99(4):1001-1008.

31. Celebi S et al. Pulmonary effects of noninvasive ventilation combined with the recruitment maneuver after cardiac surgery. Anesth Analg. 2008;107(2): 614-619.

32. Jones AY, Hutchinson RC, Oh TE. Effects of bagging and percussion on total static compliance of the respiratory system. Physiotherapy. 1992;78(9):661-666.

33. Hodgson C et al. An investigation of the early effects of manual lung hyperinflation in critically ill patients. Anaesth Intensive Care. 2000;28(3):255-261.

34. Anning L et al. Effect of manual hyperinflation on haemodynamics in an animal model. Physiother Res Int. 2003;8(3):155-163.

35. Singer M et al. Hemodynamic effects of manual hyperinflation in critically ill mechanically ventilated patients. Chest. 1994;106(4):1182-1187.

36. Paratz J, Lipman J, McAuliffe M. Effect of manual hyperinflation on hemodynamics, gas exchange and respiratory mechanics in ventilated patients. J Intensive Care Med. 2002;17:317-324.

37. Paratz J, Lipman J. Manual hyperinflation causes norepinephrine release. Heart Lung. 2006;35(4):262-268.

38. Jellema WT et al. Hemodynamic effects of intermittent manual lung hyperinflation in patients with septic shock. Heart Lung. 2000;29(5):356-366.

39. Blattner C, Guaragna JC, Saadi E. Oxygenation and static compliance is improved immediately after early manual hyperinflation following myocardial revascularisation: a randomised controlled trial. Aust J Physiother. 2008;54(3): 173-178.

40. Celebi S et al. The pulmonary and hemodynamic effects of two different recruitment maneuvers after cardiac surgery. Anesth Analg. 2007;104(2):384-390.

41. Auler Jr JO et al. The effects of positive end-expiratory pressure on respiratory system mechanics and hemodynamics in postoperative cardiac surgery patients. Braz J Med Biol Res. 2000;33(1):31-42.

42. Auler Jr JO et al. Manobra de recrutamento alveolar na reversão da hipoxemia no pós-operatório imediato em cirurgia cardíaca. Rev Bras Anestesiol. 2007;57(5):476-488.

43. Malbouisson LM et al. Hemodynamic impact of alveolar recruitment maneuver in patients evolving with cardiogenic shock in the immediate postoperative period of myocardial revascularization. Rev Bras Anestesiol. 2008;58(2): 112-123.

CAPÍTULO **5**

Peculiaridades das técnicas de remoção de secreção brônquica

Angela Sachiko Inoue
Natalia Faccio Simonato

OBJETIVOS

- Identificar os fatores associados à retenção de secreção brônquica.
- Identificar a aplicabilidade de diferentes técnicas de remoção de secreção em pacientes críticos.

PALAVRAS-CHAVE

- Paciente crítico, modalidades de terapia respiratória.

1. INTRODUÇÃO

Os avanços médicos, tecnológicos e cirúrgicos proporcionaram aos pacientes internados em UTI maior sobrevida com a otimização dos cuidados oferecidos. O aumento da sobrevida pode prolongar o tempo de internação, o que, frequentemente, vem acompanhado de aumento da comorbidade e exposição a riscos maiores de complicações.

A imobilidade e a restrição ao leito, o uso de drogas sedativas e relaxantes, a doença ou a própria causa de internação, nutrição e hidratação inadequadas e, principalmente, a dependência, em menor ou maior grau, de assistência ventilatória mecânica são alguns dos fatores que podem contribuir para a retenção de secreção brônquica e suas consequentes complicações[1,2].

O aumento na produção de secreção, associado ao transporte mucociliar alterado e/ou à incapacidade de gerar tosse eficaz, traz como resultado aumento do trabalho ventilatório e alterações nas trocas gasosas e na relação ventilação/perfusão. Tais alterações podem predispor ao maior risco de infecções e maior tempo de internação[3,4].

A causa de internação do paciente cardiopata na UTI geralmente não está associada à hipersecreção pulmonar. No entanto, quando estes apresentam pneumopatias associadas, como a doença pulmonar obstrutiva crônica ou o próprio prolongamento de sua internação, podem apresentar complicações pulmonares e acúmulo de secreção brônquica[5,6].

O fisioterapeuta está diretamente envolvido no cuidado desses indivíduos, tanto no tratamento quanto na prevenção de complicações decorrentes desta internação na UTI, otimizando a ventilação e a complacência pulmonar e diminuindo a resistência de via aérea e o trabalho ventilatório.

No que diz respeito às técnicas para auxiliar a remoção de secreção brônquica, existe uma vasta literatura envolvendo diferentes técnicas e resultados.

Em estudo observacional multicêntrico aplicado em cinco hospitais universitários, dentre os 12.281 atendimentos fisioterapêuticos realizados durante três meses, a maioria deles consistindo de manobras de remoção de secreção brônquica, apenas 0,2% apresentaram efeitos adversos, que foram a presença de hipotensão e arritmia. Estes ocorreram em pacientes que recebiam altas doses de inotrópicos por instabilidade hemodinâmica de base e com progressiva piora das condições cardiovasculares. Esses resultados são indicativos de que a intervenção fisioterapêutica em pacientes de UTI é segura[7], no entanto, há uma carência de evidências e padronizações que direcionem o profissional em sua decisão clínica[1,8]. Recentemente, Gosselink et al.[1] publicaram revisão sistemática sobre a efetividade da Fisioterapia em pacientes críticos agudos ou crônicos, recomendando aos fisioterapeutas que direcionem a aplicação de suas técnicas baseando-se em evidências clínicas.

Peculiaridades das técnicas de remoção de secreção brônquica **225**

As técnicas de remoção de secreção brônquica aplicadas em pacientes críticos podem ser divididas em dois grupos, conforme a situação em que se encontram: em ventilação mecânica invasiva ou em respiração espontânea.

2. PACIENTES EM VENTILAÇÃO MECÂNICA INVASIVA

Pacientes em ventilação mecânica invasiva, em especial no período pós-operatório de procedimentos cirúrgicos cardíacos, podem cursar com retenção de secreção pulmonar devido aos efeitos anestésico e cirúrgico, a condição clínica pré--operatória e, principalmente, inabilidade para executar a tosse, seja pela presença da prótese ventilatória ou pela dor na incisão cirúrgica ou no local dos drenos.

O controle do fluxo expiratório para remoção de secreção brônquica, por qualquer técnica fisioterapêutica, foi descrito e reconhecido como eficaz pelo Consenso de Lyon (2000)[9]. Estudos também demonstraram que o aumento do fluxo expiratório tem correlação direta com o deslocamento da secreção[10,11]. Dessa forma, as técnicas mais comumente utilizadas nos pacientes em ventilação mecânica invasiva são a hiperinsuflação manual, *bag squeezing,* manobra PEEP-ZEEP, compressão torácica manual e aspiração traqueal.

Hiperinsuflação manual e *bag squeezing*

As técnicas de hiperinsuflação manual (HM) e *bag squeezing* (BS) foram inicialmente descritas em 1968 por Clement e Hubsch como recursos para melhorar a oxigenação pré e pós-aspiração traqueal, mobilizar a secreção brônquica, reexpandir as áreas pulmonares colapsadas e, com isso, melhorar a complacência pulmonar. Elas são utilizadas frequentemente pelo fisioterapeuta para assistir ao paciente na remoção de secreção brônquica e na prevenção ou reversão de atelectasias[12].

Estas técnicas apresentam variações entre países e serviços, porém, em princípio, consistem em aplicar uma inspiração lenta e profunda, proporcionada por um ressuscitador manual, seguida de uma pausa inspiratória e uma expiração rápida. A inspiração profunda promove aumento de pressão transpulmonar e do volume corrente. A pausa inspiratória proporciona redistribuição do fluxo nas unidades alveolares, seguindo o princípio da interdependência alveolar. Por fim, a expiração rápida, gerada pela liberação súbita de pressão no dispositivo de ressuscitação manual na fase expiratória aumenta o fluxo expiratório e pode estimular a tosse.

Alguns autores diferenciam a técnica de HM da técnica de BS. Na BS é aplicada uma compressão torácica manual na fase expiratória, o que auxilia no aumento do fluxo expiratório[2,12,13]. A Figura 5.1 demonstra a aplicação da técnica de HM, e a Figura 5.2, a técnica de BS.

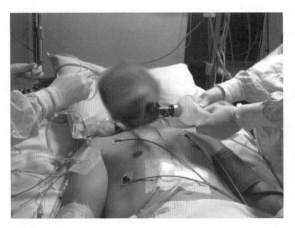
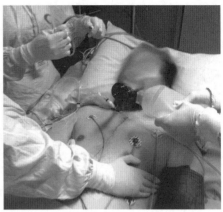

Figura 5.1 Técnica de hiperventilação manual para remoção de secreção brônquica em paciente intubado.

Figura 5.2 Técnica de *bag squeezing* para remoção de secreção brônquica em paciente intubado.

Especialmente nos pacientes em pós-operatório de cirurgia cardíaca, essa técnica deve ser aplicada com precauções no que diz respeito aos efeitos hemodinâmicos, pois causa aumento do gradiente da pressão transpulmonar, gerada pelo aumento do volume corrente. Por isso, deve-se estar sempre atento às alterações de parâmetros hemodinâmicos, principalmente frequência cardíaca, pressão arterial média e débito cardíaco[1], sobretudo naquelas situações de baixo débito cardíaco.

Na experiência do Incor, quando esta técnica foi aplicada em indivíduos estáveis (PAM > 60 mmHg) e com efeito anestésico superficial, houve um incremento da frequência cardíaca e da pressão arterial média atribuído à resposta vasoconstritora simpática e liberação adrenérgica imposta pelo estresse do procedimento, porém estas alterações não foram clinicamente significativas[14]. Em pacientes com instabilidade hemodinâmica, sabe-se que o aumento do volume corrente e o aumento da pressão intratorácica levam, respectivamente, a inibição do tônus simpático e, consequentemente, bradicardia, diminuição do retorno venoso e aumento da resistência pulmonar, resultando em diminuição do débito cardíaco e hipotensão arterial. Nesses pacientes, tais técnicas devem, então, ser utilizadas após a otimização da infusão das drogas vasoativas e avaliação criteriosa.

Manobra PEEP-ZEEP

Esta manobra, também conhecida como manobra de pressão positiva expiratória final zero ou manobra PEEP-ZEEP, surgiu em nosso meio como uma alternativa à manobra de HM e BS. A técnica visa aumentar os níveis de PEEP, mantê-la por determinado tempo e diminuí-la abruptamente a zero, associada à compressão torácica manual na fase expiratória. Com o aumento da PEEP, busca-se a redistribuição da ventilação e a reabertura de pequenas vias aéreas, descolando o muco aderido à sua parede; durante a fase expiratória, altera-se o padrão do fluxo expiratório, interferindo no mecanismo de transporte de secreções[14].

Em nossa Instituição, esta manobra foi estudada e é conhecida como manobra de PEEP-ZEEP por expressar melhor as duas fases da técnica. Os resultados apresentados por Herbst-Rodrigues[14] (Figura 5.3), comparando as técnicas de BS e PEEP-ZEEP, mostraram que ambas foram eficazes na mobilização de secreção em indivíduos no pós-operatório de cirurgia cardíaca. Demonstraram, também, que a técnica é segura quanto aos efeitos hemodinâmicos. A manobra PEEP-ZEEP permite maior controle dos parâmetros ventilatórios, com monitoramento das pressões e fluxos, uma vez que não necessita de desconexão do ventilador mecânico. Herbst-Rodrigues et al.[15] confirmaram a segurança da técnica, demonstrando que esta foi capaz de produzir aumento no fluxo expiratório e mostrando ser uma alternativa para a remoção de secreção brônquica em pacientes submetidos a cirurgia de revascularização miocárdica.

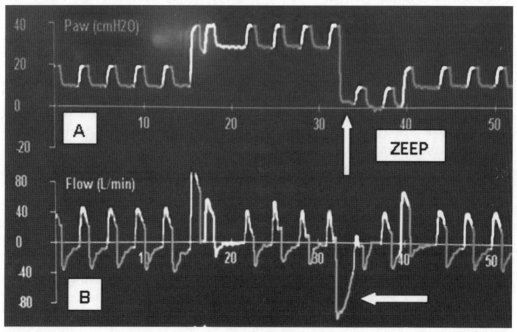

Figura 5.3 Representação gráfica da manobra PEEP-ZEEP [a seta na curva de pressão (A) indica o momento em que a PEEP é reduzida para o nível zero, momento em que se observa alteração na curva de fluxo (B), na seta inferior, com aumento do fluxo expiratório].

Manobra de compressão torácica manual

Esta técnica objetiva aumentar o fluxo expiratório por meio de aplicação manual de força externa à caixa torácica do paciente, facilitando a mobilização de secreção[2,13]. Acredita-se que, associada às outras técnicas como HM, BS e

PEEP-ZEEP, contribui para maior deslocamento de secreção. Na literatura, contudo, existem controvérsias sobre seus reais efeitos.

Avena et al.[11], em estudo com pacientes cirúrgicos, demonstraram que, quando comparada à aspiração traqueal, a técnica reduziu significativamente a resistência do sistema respiratório e aumentou a saturação de oxigênio; nenhuma alteração foi observada em relação à complacência pulmonar e às pressões de pico e de platô.

Herbst-Rodrigues et al.[16], avaliando seu efeito em indivíduos saudáveis, mostraram que a compressão manual foi capaz de aumentar o fluxo expiratório. Contudo, demais estudos não mostraram resultados significativos na remoção de secreção. Além disso, a compressão torácica levou à diminuição da pressão transpulmonar, o que pode acarretar surgimento ou agravamento de áreas de colapso pulmonar[17].

Na nossa experiência, em pacientes em pós-operatório de cirurgia cardíaca, quando a compressão torácica manual foi associada às técnicas de HM e BS, em pacientes sedados e curarizados, a pressão exercida no tórax inferior não adicionou aumento no fluxo expiratório. A curarização e o edema da parede torácica, consequentes ao procedimento cirúrgico, podem ter contribuído para a redução da mobilidade torácica, dificultando a conversão da força extrínseca manual em aumento do fluxo[18].

Embora exista o risco de desenvolvimento de atelectasias, esta manobra pode ser seguida de inspirações profundas, hiperinsuflação manual ou, ainda, manobras de recrutamento alveolar, o que reverteria este efeito indesejável. Na prática clínica, a técnica PEEP-ZEEP tem sido eficaz quando aplicada de forma criteriosa em pacientes que evoluem com hipersecreção pulmonar, principalmente naqueles com fraqueza muscular e pouca efetividade na tosse.

Aspiração traqueal

A aspiração traqueal é frequentemente aplicada com o objetivo de remover secreções, manter a via aérea pérvea e prevenir infecções pulmonares.

Para a realização da técnica há dois sistemas: aberto e fechado. O sistema aberto é aquele que necessita da desconexão do ventilador mecânico (Figura 5.4); o sistema fechado é aquele em que a aspiração é realizada com uso de uma sonda protegida, o que permite a realização do procedimento sem a necessidade de desconexão do ventilador (Figura 5.5).

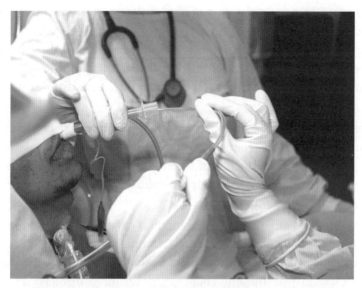

Figura 5.4 Procedimento de aspiração da cânula orotraqueal com sistema aberto.

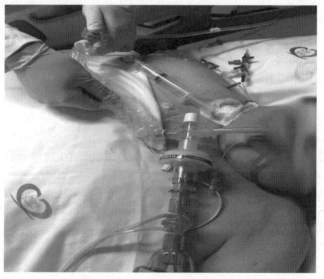

Figura 5.5 Procedimento de aspiração da cânula orotraqueal com sistema fechado.

Durante o procedimento de aspiração traqueal, são tomados cuidados para evitar lesões de mucosa traqueal e riscos de contaminações, o que pode facilitar o surgimento das infecções pulmonares. Em pacientes no pós-operatório de cirurgia cardíaca, é preciso estar atento aos efeitos hemodinâmicos que este procedimento pode causar, como a hipoxemia, que pode induzir arritmias e parada cardíaca. Comumente, esse procedimento deve ser precedido de manobra de hiperinsuflação pulmonar, hiperoxigenação e aplicação da técnica de aspiração correta, em curto período, preconizado em 15 segundos[13,19-21].

Na literatura, a aspiração por sistema aberto não se mostra superior ao sistema fechado nem o inverso. Porém, alguns estudos mostram que o sistema aberto pode promover hipoxemia ou instabilidade hemodinâmica, principalmente naqueles pacientes dependentes de pressurização; por sua vez, a hiperinsuflação manual, realizada em associação, é capaz de estimular a tosse e mobilizar mais secreção[13].

No sistema fechado de aspiração traqueal há menor risco de contaminação e infecção pulmonar. Este sistema permite manter a pressurização nos pacientes que correm risco de perda de recrutamento alveolar durante o procedimento, como aqueles em uso de altas frações inspiradas de oxigênio ou PEEP, condições frequentes nas injúrias pulmonares agudas[2,21].

Pacientes em pós-operatório de cirurgia cardíaca frequentemente podem evoluir com hipoxemia secundária à resposta inflamatória com necessidade de se utilizarem elevados níveis de PEEP. Nestes casos, o sistema de aspiração fechada deve ser o de escolha por sua eficiência em diminuir o número de complicações induzidas pelo procedimento, além de eliminar a necessidade de desconexão do ventilador mecânico e permitir melhor monitorização dos parâmetros ventilatórios apresentados durante o procedimento.

A aspiração traqueal deve ser realizada somente quando necessário, e não como rotina, avaliando-se criteriosa e regularmente o paciente, por meio da inspeção, ausculta pulmonar e mesmo da alteração gráfica da ventilação mecânica, pelas variações nas curvas de pressão e de fluxo[2,21].

A instilação da solução salina (soro fisiológico a 0,9%) permanece frequente durante o procedimento de aspiração traqueal, com a premissa de que esta ajudaria no transporte da secreção durante o procedimento ou mesmo estimularia a tosse. No entanto, a literatura nos mostra que esse procedimento está associado a uma série de eventos adversos, como aumento da colonização bacteriana, desoxigenação prolongada e até surgimento de broncoespasmo em pacientes com hiper-reatividade de vias aéreas. O uso controlado deste recurso previne esses eventos adversos sem interferir na duração da ventilação mecânica, na mortalidade e na incidência de infecções pulmonares[2,19].

No entanto, o estudo de Caruso et al.[22] mostrou que nos pacientes em que a solução salina foi instilada antes da aspiração traqueal houve menor incidência de pneumonia associada à ventilação mecânica do que nos que foram aspirados sem instilação de solução salina. A incidência de atelectasias em ambos os grupos foi semelhante.

A atual recomendação da American Association for Respiratory Care (AARC) é para que o uso de solução salina na técnica de aspiração traqueal não seja de rotina[21].

3. PACIENTES EXTUBADOS

O uso de técnicas de remoção de secreção brônquica em pacientes em pós-operatório de cirurgia cardíaca é limitado pela presença de incisão cirúrgica, drenos torácicos, marca-passo, eletrodos de monitorização, cateteres e, principalmente, pela labilidade hemodinâmica e presença de dor, os quais limitam a função pulmonar.

Para Sasseron et al.[4], a principal queixa de pacientes no pós-operatório de cirurgia cardíaca foi a dor, provocada pela incisão cirúrgica, pela presença de drenos ou mesmo de origem osteoarticular. A dor foi acompanhada por redução significativa das pressões inspiratória e expiratória máximas, do volume corrente e de ventilação minuto.

Medidas que minimizem esses fatores, como a adequação de analgésicos, adesão às técnicas recomendadas pela Comissão de Prevenção de Infecção Hospitalar e orientação adequada ao paciente são fundamentais para a prevenção de retenção de secreção.

As principais técnicas de remoção de secreção nesses pacientes visam à otimização do volume pulmonar e ao aumento do fluxo expiratório.

Otimização do volume pulmonar

A otimização do volume pulmonar por meio de posicionamento, exercícios respiratórios, controle respiratório como no ciclo ativo da respiração, controle do volume pulmonar como na técnica de drenagem autógena, recursos mecânicos como máscara de PEP e uso de pressão positiva (RPPI, VNI) favorecem tanto a prevenção de retenção como a remoção de secreção brônquica. Essas técnicas impactam na expansão pulmonar, na melhora da ventilação regional, na diminuição de resistência e no aumento de complacência pulmonar[1,19,23].

Fiore et al.[24] mostraram que mesmo havendo escassa literatura e grande limitação metodológica sobre a indicação e aplicação de VNI, a maioria dos fisioterapeutas utiliza este recurso, aplicando-o em pacientes submetidos à cirurgia abdominal, torácica e cardíaca. A CPAP, por meio do gerador de fluxo (78%), a RPPI, com uso do Bird Mark 7 (73%), o binível (60%), e, por fim, a máscara de EPAP, por meio da máscara facial acoplada à válvula de PEEP (50%), são recursos utilizados em associação às manobras de remoção de secreção brônquica, exercícios respiratórios e técnicas de expirações forçadas.

Em estudo realizado pelo grupo do InCor foi demonstrado que a associação de aplicação de pressão positiva de forma intermitente foi capaz de aumentar de forma significativa o pico de fluxo inspiratório e expiratório quando comparados aos valores em repouso em indivíduos normais[16]. Dessa forma, associamos essa técnica sempre que o paciente apresenta alguma dificuldade de mobilização e eliminação de secreção.

Aumento do fluxo expiratório

As técnicas que visam ao aumento do fluxo expiratório incluem a expiração forçada, tanto ativa quanto passiva, e o uso de recursos mecânicos como a máquina da tosse.

A expiração forçada ativa é realizada por meio da tosse (com a glote fechada) ou *huff* e/ou TEF (técnica de expiração forçada). Essas técnicas podem ser manualmente assistidas com a compressão torácica ou suporte torácico para otimizar o fluxo expiratório e promover o deslocamento do muco das vias aéreas[25], como é demonstrado na Figura 5.6.

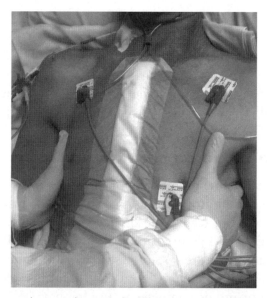

Figura 5.6 Posicionamento das mãos sobre o tórax do paciente para compressão torácica durante a realização de técnicas de remoção de secreção brônquica que visam ao aumento do fluxo expiratório.

Observa-se na prática que o grande limitante da assistência manual é a dor que estes indivíduos podem referir, porque a tosse assistida não é capaz de diminuir a sensação de dor referida pelos pacientes durante sua execução.

Em nossa experiência, observamos que muitos pacientes relatam maior conforto e segurança com o apoio torácico sobre a incisão esternal, seja este realizado pelo fisioterapeuta ou pelo próprio paciente.

As expirações forçadas, quando associadas às respirações controladas e/ou diafragmáticas, de maneira lenta e profunda e intercaladas com exercícios de expansão pulmonar e das manobras de compressão torácica, caracterizam a técnica de ciclo ativo da respiração. Após a execução dessa técnica, o pico de fluxo expiratório pode ser maior do que quando realizado após expirações forçadas isoladamente[25].

Peculiaridades das técnicas de remoção de secreção brônquica **233**

Ainda no que diz respeito à remoção de secreção em pacientes extubados, pode-se aplicar a técnica de drenagem autógena, que permite mobilizar secreções desde vias aéreas de menor calibre para as vias aéreas de maior calibre, sem a realização de expirações forçadas e, portanto, sem colapsos nas vias aéreas. A técnica é realizada pela variação de volumes pulmonares durante sua aplicação, partindo do volume de reserva expiratório, progredindo para o volume corrente e, finalmente, para o volume de reserva inspiratório, nas fases chamadas de descolamento, coleta e remoção de secreção. A finalização da técnica se dá pela realização de *huffs*. A drenagem autógena, quando associada às outras técnicas, como drenagem postural, tosse dirigida, ciclo ativo da respiração e TEF, promove maior remoção de secreção; no entanto, quando comparada ao uso de elevadas pressões de PEP mostrou menor produção de secreção, porém melhores resultados nos testes de função pulmonar[25].

A tosse, que também pode ser reproduzida mecanicamente, assistida com dispositivo de insuflação-desinsuflação mecânica, conhecido também como máquina da tosse (*mechanical insufflator-exsuflator*), surge como um novo recurso para remoção de secreção brônquica, por aumentar o fluxo expiratório pela pressão negativa gerada pelo aparelho durante a fase expiratória[1]. Sua eficácia tem sido descrita, principalmente, em indivíduos com fraqueza muscular respiratória e/ou doenças neuromusculares. Não há referência literária disponível sobre sua aplicação em pacientes submetidos à cirurgia cardíaca.

Quando todas as técnicas disponíveis não forem efetivas para remoção de secreção, a aspiração oro ou nasotraqueal[19] deve ser considerada, levando-se em conta os riscos e os cuidados na sua aplicação.

REFERÊNCIAS BIBLIOGRÁFICAS

1. Gosselink R et al. Physiotherapy for adult patients with critical illness: recommendations of the European Respiratory Society and European Society of Intensive Care Medicine Task Force on Physiotherapy for Critically Ill Patients. Intensive Care Med. 2008;34(7):1188-1199.

2. Branson RD. Secretion Management in the mechanically ventilated patient. Respir Care. 2007;52(10):1328-1342.

3. Hess RD. Airway clearance: physiology, pharmacology, techniques, and practice. Respir Care. 2007;52(10):1392-1396.

4. Sasseron AB et al. Does the pain disturb the respiratory function after heart surgeries? Rev Bras Cir Cardiovasc. 2009;24(4):490-496.

5. Feltrim MI, Jatene FB, Bernardo WM. Em pacientes de alto risco, submetidos à revascularização do miocárdio, a fisioterapia respiratória pré-operatória previne as complicações pulmonares? Rev Assoc Med Bras. 2007;53(1):8-9.

6. Fiore Jr JF et al. Do directed cough maneuvers improve cough effectiveness in the early period after open heart surgery? Effect of thoracic support and maximal inspiration on cough peak expiratory flow, cough expiratory volume, and thoracic pain. Respir Care. 2008;53(8):1027-1034.

7. Zeppos L et al. Physiotherapy in intensive care is safe: an observational study. Aust J Physiother. 2007;53(4):279-283.

8. Clini E, Ambrosino N. Early physiotherapy in the respiratory intensive care unit. Respir Med. 2005;99(9):1096-1104.

9. Feltrim MI, Parreira, VF. Fisioterapia respiratória. Proceedings da 1a Conferência do Congresso em Fisioterapia Respiratória; 1994 dez. 2-3; Lyon. Lyon; 1994.

10. Volpe MS et al. Ventilation patterns influence airway secretion movement. Respir Care. 2008;53(10):1287-1294.

11. Avena Kde M et al. Efeitos da tosse manualmente assistida sobre a mecânica do sistema respiratório de pacientes em suporte ventilatório total. J Bras Pneumol. 2008;34(6):380-386.

12. Denehy L. Use of manual hyperinflation in airway clearance. Eur Respir J. 1999;14(4):958-965.

13. Jerre G. (coord.). Fisioterapia no paciente sob ventilação mecânica. J Bras Pneumol. 2007;33(supl. 2):S142-50.

14. Herbst-Rodrigues MV. Estudo do comportamento hemodinâmico, da troca gasosa, da mecânica respiratória e da análise do muco brônquico na aplicação de técnicas de remoção de secreção brônquica em pacientes sob ventilação mecânica [Tese]. São Paulo (SP): Faculdade de Medicina da Universidade de São Paulo; 2007.

15. Herbst-Rodrigues MV et al. PEEP-ZEEP technique: cardiorespiratory repercussions in mechanically ventilated patients submitted to a coronary artery bypass graft surgery. J Cardiothorac Surg. 2011 Sep;6:108.

16. Herbst-Rodrigues MV et al. Flow, volume and pressure on pulmonary system analysis in the use of manually assisted coughing (MAC), PEEP-ZEEP (PZ) and PZ without MAC maneuvers. Eur Respir J. 2005;26(40):498S.

17. Unoki T et al. Effects of expiratory rib-cage compression on oxygenation, ventilation, and airway-secretion removal in patients receiving mechanical ventilation. Respir Care. 2005;50(11):1430-1437.

18. Herbst-Rodrigues MV et al. Compressão torácica manual (CTM) pode aumentar o fluxo expiratório em pacientes sob ventilação mecânica submetidos à cirurgia cardíaca valvar? Rev Bras Fisioter. 2006 set;supl:28.

19. Jelic S, Cunningham JA, Factor P. Clinical review: airway hygiene in the intensive care unit. Crit Care. 2008;12(2):209.

Peculiaridades das técnicas de remoção de secreção brônquica

20. Vonberg RP et al. Impact of the suctioning system (open vs. closed) on the incidence of ventilation-associated pneumonia: meta-analysis of randomized controlled trials. Intensive Care Med. 2006;32(9):1329-1335.

21. AARC Clinical Practice Guidelines. Endotracheal suctioning of mechanically ventilated patients with artificial airways 2010. Respir Care. 2010;55(6):758-764.

22. Caruso P et al. Saline instillation before tracheal suctioning decreases the incidence of ventilator-associated pneumonia. Crit Care Med. 2009;37(1):32-38.

23. McCool FD, Rosen MJ. Nonpharmacologic airway clearance therapies: ACCP evidence-based clinical practice guidelines. Chest. 2006;129(suppl 1):250S-259S.

24. Fiore FJ et al. Utilization of positive-pressure devices for breathing exercises in the hospital setting: a regional survey in São Paulo, Brazil. Respir Care. 2010;55(6):719-724.

25. Fink JB. Forced expiratory technique, directed cough, and autogenic drainage. Respir Care. 2007;52(9):1210-1223.

CAPÍTULO 6

Mobilização no paciente crítico

Veruska Del Vecchio
Emília Nozawa

OBJETIVOS

- Ser capaz de descrever os efeitos fisiológicos da imobilização nos vários sistemas.
- Reconhecer a importância da mobilização no paciente crítico.
- Conhecer os cuidados a serem tomados quando da realização das técnicas de mobilização.

PALAVRAS-CHAVE

- Mobilização, exercícios, pacientes críticos, Fisioterapia.

1. INTRODUÇÃO

Historicamente, sempre houve controvérsia a respeito do repouso prolongado. A permanência do paciente no leito fazia parte do tratamento, porém muitas dúvidas eram levantadas quanto ao seu real benefício. A partir da segunda metade do século XX, após a Segunda Guerra Mundial, houve um avanço significativo na introdução da mobilização e deambulação precoces nos pacientes hospitalizados, principalmente naqueles que se encontravam acamados e criticamente doentes.

Atualmente, sabe-se que, entre as ações mais importantes realizadas pelo fisioterapeuta na unidade hospitalar, a retirada do paciente do leito o mais rápido possível pode evitar os efeitos deletérios do imobilismo, tais como úlcera por pressão e pneumonias. Considera-se período de repouso o intervalo de 7 a 10 dias; de imobilização o período de 12 a 15 dias, e, após 15 dias, repouso de longa duração[1].

As primeiras conferências sobre repouso no leito foram publicadas em 1944. Nessa época, os jornais internacionais publicavam títulos explícitos como: "sequelas malignas do repouso total no leito". Com esse tipo de iniciativa, os benefícios advindos da mobilização e da retirada mais precoce do paciente de seu leito foram se tornando mais conhecidos. Percebeu-se que a saúde em geral, bem como a força muscular eram preservadas, e a recuperação, muito mais rápida.

O médico Thomas Petty[2], especialista em cuidados intensivos, relata uma comparação entre os cuidados médicos em Unidades de Terapia Intensiva (UTI) nos dias de hoje, e o que ocorria no início das abordagens de cuidados críticos do início da década de 1960. Sua observação aponta para o fato de que, atualmente, as Unidades de Terapia Intensiva apresentam pacientes sedados, sem movimentação, parecendo "mortos", que perdem o tônus muscular e o processo de atrofia se inicia[2].

No início da década de 1970, sobre os pacientes que requeriam ventilação mecânica havia relatos de que ficavam acordados, alertas, geralmente sentados em cadeiras, podendo interagir com a equipe multidisciplinar, sentindo-se mais humanos, além de manterem o tônus muscular. Por exemplo, em 1972, a Universidade de Colorado publicou uma foto ilustrativa de um paciente em ventilação mecânica deambulando na UTI. O valor terapêutico dessa deambulação precoce leva à melhor sensação de bem-estar e à manutenção da força muscular em geral[2].

A imobilização completa leva à formação de aderências e contraturas, diminui a circulação e aumenta o tempo de recuperação. O descondicionamento físico pode ser descrito como múltiplas mudanças na fisiologia dos sistemas que são induzidas pela inatividade e revertidas com o retorno às atividades[3].

A prevenção de tais complicações deve ser a prioridade básica de qualquer plano de tratamento e, para se obter bons resultados, deve ter início precocemente.

2. FATORES QUE LEVAM À IMOBILIZAÇÃO

Vários fatores favorecem a imobilização do paciente, sendo eles: restrição ao leito, período de permanência na UTI, uso de sedativos, anestésicos, bloqueadores neuromusculares, trações esqueléticas, gessos e talas, comprometimento neurológico, paralisia, depressão do sistema nervoso central, dor, debilidade geral, fraqueza, subnutrição e uso de equipamentos para monitorização.

Como consequência, o paciente torna-se descondicionado, com redução de sua capacidade de realizar exercícios aeróbicos e sua tolerância aos esforços, o que pode comprometer o desmame da ventilação mecânica dos pacientes criticamente doentes.

Com a imobilização, à medida que os músculos antigravitacionais perdem proteínas contráteis, existe um aumento no conteúdo de tecidos não contráteis, incluindo o colágeno. O número total de fibras musculares parece permanecer intacto com a imobilização. Os grupos musculares que podem perder força mais rapidamente são os grupos envolvidos com a manutenção da postura, a transferência de posição e a deambulação[3].

3. EFEITOS DA IMOBILIZAÇÃO NOS DIVERSOS SISTEMAS

Com o repouso prolongado ocorre uma diminuição do volume de sangue circulante, sendo o grande causador de vertigens e desmaios quando o paciente adota a posição vertical. Isso é decorrente da vasodilatação, que ocorre quando o paciente está na posição dorsal, e da diminuição da capacidade de vasoconstrição dos vasos quando o paciente assume a posição vertical[4,5].

Além disso, quanto mais tempo em repouso no leito, maior a incidência de trombose venosa profunda. Vários fatores predispõem à sua formação, como as mudanças na composição sanguínea, a perda da integridade da parede dos vasos e a estase vascular.

Pacientes acamados apresentam uma diminuição progressiva do volume sanguíneo plasmático, com um aumento da viscosidade sanguínea e maior predisposição à ocorrência de fenômenos tromboembólicos[5]. O deslocamento de possíveis coágulos venosos pode levar à embolia pulmonar[6].

O repouso prolongado também leva a alterações funcionais em quase todos os sistemas do corpo – sistema músculoesquelético, respiratório, metabólico, urinário, gastrointestinal, nervoso central e cardiovascular[6].

Sistema musculoesquelético: como sabemos, a imobilização decorrente do repouso prolongado causa fraqueza muscular generalizada, o que dificulta ainda mais a recuperação dos pacientes criticamente doentes, impossibilitando as atividades de vida diária (AVDs), transferências no leito, alterações no padrão da marcha, entre outras.

Observa-se como consequência do imobilismo a presença de hipotrofia, atrofia muscular, descondicionamento físico, osteoporose, osteomielite e deformidades. A contratura articular é um achado importante, pois trata-se de restrições na amplitude articular do movimento após a imobilização causadas pelas mudanças no tecido conectivo periarticular e intra-articular[7,8]. A úlcera por pressão é um efeito secundário à imobilização causado por uma área sob pressão, onde a pele está intimamente superposta ao osso, podendo causar necrose do tecido. A úlcera por pressão não é somente uma lesão de pele, mas também do músculo e até do próprio osso, podendo causar infecções graves, gerando altos custos, impossibilitando a recuperação e a reabilitação desses pacientes. Sua prevenção é fácil, bastando que se realizem com frequência as mudanças de decúbito (Figura 6.1).

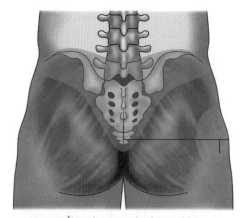 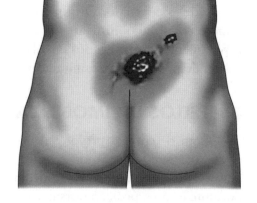

Figura 6.1 Úlcera de pressão devido à imobilização.

Os pacientes críticos, em especial os idosos, têm maior predisposição a desenvolver as complicações da síndrome do imobilismo. Entretanto, a eficácia dos exercícios passivos em prevenir contra as alterações musculoesqueléticas tem sido pouco estudada[9].

Durante o período de inatividade, a massa muscular declina, bem como o potencial eficiente do músculo para a realização de exercícios aeróbicos. A perda de força tem seu pico durante a primeira semana de imobilização, declinando cerca de 40% após esse período[10].

Sistema respiratório: algumas alterações ocorrem na função respiratória em decorrência da adaptação da posição vertical para a supina, como a diminuição da capacidade pulmonar total resultante do fechamento de pequenas vias aéreas em regiões dependentes.

Em relação às alterações mecânicas, ocorre a diminuição do diâmetro anteroposterior e o aumento do diâmetro lateral da caixa torácica e do abdome; a diminuição no tamanho dos alvéolos dependentes, e, consequentemente, diminuição da PaO_2, déficit no mecanismo de tosse e movimento ciliar[11].

Mobilização no paciente crítico

Em pacientes críticos, o comprometimento do mecanismo da tosse e do movimento ciliar podem levar à formação de atelectasias e infecções respiratórias devido à presença da cânula endotraqueal, anestesia ou sedação, fraqueza muscular, deficiência neurológica, trauma torácico e dor.

Dessa forma, o fisioterapeuta possui um importante papel em relação à mobilização desses pacientes, no adequado posicionamento e na utilização de técnicas de remoção de secreção, evitando, assim, complicações pulmonares[11].

Sistema metabólico: a principal consequência metabólica que ocorre devido à imobilização é o aumento da excreção de cálcio, que pode provocar a osteoporose por meio da desmineralização e perda da integridade óssea consequente à diminuição da ação osteoblástica e do fluxo sanguíneo ósseo. Além disso, ocorre aumento da perda da excreção de nitrogênio, potássio, magnésio e fósforo[11].

Sistema urinário: a imobilização, principalmente em pacientes idosos, pode causar complicações no trato urinário, como retenção urinária e perda de mineral. Quando o paciente se encontra em decúbito dorsal, essa posição dificulta a drenagem da urina da pélvis para a bexiga. A retenção urinária pode ocasionar distensão do músculo da bexiga, aumentando a dificuldade de urinar, o que, consequentemente, causa mais retenção, estase urinária e infecção. O cálcio que não é utilizado ou está perdido predispõe o paciente a cálculos renais[11].

Sistema gastrointestinal: o repouso prolongado e a falta de movimento podem causar alterações gastrointestinais, como a falta de apetite e a constipação, que podem ser resultantes da inibição adrenérgica, redução do peristaltismo, baixa ingestão de líquidos e perda de volume plasmático que acompanham o repouso[12].

Sistema nervoso central: a imobilização pode acarretar diminuição da velocidade da atividade eletroencefalográfica, mudanças comportamentais, labilidade emocional, regressão no comportamento para padrões infantis, aumento da ansiedade e da depressão. Ocorre diminuição do período de atenção e da atividade psicomotora nas áreas do intelecto, percepção e coordenação, mudanças no padrão do sono profundo, privação sensorial e febre[12].

Sistema cardiovascular: essas alterações são estudadas desde 1940. Entre as mais frequentes estão a diminuição do volume total de sangue e de plasma, de glóbulos vermelhos e da concentração de hemoglobina. Há redução do consumo máximo de oxigênio e tolerância ortostática[12].

Com a imobilização, o paciente torna-se descondicionado; sua capacidade de executar trabalho aeróbio reduz, diminuindo, assim, sua resistência à fadiga.

A hipotensão ortostática é uma alteração comum que ocorre com os pacientes acamados. No indivíduo normal, quando há a transferência da posição dorsal para a posição ereta, ocorre a redistribuição de volume sanguíneo, com deslocamento de 700 mL de sangue do tórax para os membros inferiores. A pressão venosa nos tornozelos aumenta da posição dorsal para a posição ereta, e ocorre a diminuição do débito cardíaco e da pressão sanguínea sistólica, em média 14 mmHg. Os mecanismos compensatórios entram em ação ativando os reflexos simpáticos protetores, como os reflexos adrenérgicos, e aumentando os níveis plasmáticos de noradrenalina, o que leva ao aumento transitório no pulso, de até 15 bpm, e vasoconstrição mais prolongada nos vasos dos membros inferiores e da irrigação sanguínea mesentérica, normalizando a pressão arterial[4-7].

Na hipotensão postural, o sistema circulatório é incapaz de manter uma pressão arterial estável por períodos mais prolongados e, por razões desconhecidas, é incapaz de manter também uma resposta simpática adequada. Além disso, a secreção de renina e angiotensina plasmáticas, depois da inclinação, não diminuem para uma escala normal, e, como consequência, há acúmulo de sangue nos membros inferiores, com diminuição do volume de sangue circulante e do retorno venoso. A redução do retorno venoso com aumento da frequência cardíaca impede o enchimento ventricular durante a diástole. O volume sistólico dependente do volume diastólico não mantém a perfusão cerebral adequada.

Como sinais e sintomas, incluem-se parestesias, queimação em membros inferiores, tonturas, desmaios, vertigens, aumento do pulso em mais de 20 bpm e atenuação da pressão sistólica em mais de 20 mmHg.

Atenção maior é direcionada aos pacientes coronariopatas, pois sintomas de angina podem ocorrer, uma vez que o fluxo sanguíneo coronariano depende do enchimento diastólico.

O desempenho cardiovascular é alterado, pois o pulso em repouso aumenta 1 bpm a cada 2 dias de repouso no leito, indicando diminuição da eficiência cardíaca.

4. MOBILIZAÇÃO NO PACIENTE CRÍTICO

4.1. Objetivos

As técnicas de mobilização apresentam vários objetivos que se somam entre si, como: (a) garantir a manutenção ou o aumento da amplitude de movimento; (b) evitar contratura da cápsula articular, aderência de tecidos moles, espasmo muscular e/ou encurtamento; (c) reduzir os efeitos da imobilidade na manutenção ou restauração da distribuição normal de fluidos; (d) promover a melhora na resistência vascular sistêmica do paciente; (e) melhorar a sensibilidade neural e inibir a dor; (f) proporcionar sensação de bem-estar naqueles pacientes capazes de interagir com a equipe multiprofissional; (g) diminuir as complicações pulmonares pela maior atividade funcional do paciente.

4.2. Aspectos da mobilização

É importante ressaltar que quanto mais precoce são introduzidas as técnicas de mobilização, menos prejuízos os pacientes têm em relação a todos os sistemas. A mobilização otimiza o transporte de oxigênio, aumenta a ventilação alveolar e a relação ventilação/perfusão[13].

No paciente crítico, a mobilização pode compreender atividades como realizar mudanças de decúbito, virando o paciente de um lado para o outro em períodos regulares, executar círculos com os tornozelos e elevar e deprimir os ombros[14].

Após 5 a 7 dias de imobilização, a perda absoluta de massa muscular parece tornar-se mais lenta. Do ponto de vista da atividade enzimática, as enzimas oxidativas respondem pela diminuição de sua atividade durante a imobilização, justificando que as fibras musculares que possuem metabolismo predominantemente oxidativo (tipo I) sejam mais suscetíveis à atrofia muscular.

Cada segmento do corpo responde de um jeito específico em relação à imobilização, dependendo do estímulo do músculo e do tipo de fibra que nele predomina. Por exemplo, os músculos posturais (como o sóleo) possuem atividade basal maior que os não posturais[15].

Os pacientes mais graves são vistos como muito doentes para tolerar atividades vigorosas no estágio inicial de seu acometimento, tornando-se inevitável a imobilização prolongada, que desenvolve um papel importante nas anormalidades neuromusculares, que acabam por complicar o estado clínico desses pacientes. Revisões realizadas sobre o efeito da inatividade nos pacientes criticamente doentes mostram que a força muscular esquelética pode declinar de 1 a 1,5% por dia, em função do repouso rígido. Estudos mostram que, quando em repouso no leito e imobilizado por 3 a 5 semanas, o paciente chega a perder até metade de sua força muscular. A redução da atividade muscular seguida por contração muscular incompleta pode comprometer a irrigação sanguínea, afetando a atividade metabólica e comprometendo a resistência muscular[3].

Algumas citações sugerem que a maioria das mudanças ocorre nos primeiros sete dias.

Para Gosselink[16], a mobilização melhora o transporte de oxigênio, a função muscular, a mobilidade articular e a coordenação de movimentos. A prevenção da atrofia muscular é mais bem alcançada quando se obtêm contrações musculares ativas.

Nos últimos anos, os fisioterapeutas têm utilizado a estimulação elétrica neuromuscular como coadjuvante nos programas de exercícios físicos direcionados a pneumopatas e cardiopatas. Parece que o uso dessa técnica pode melhorar a função muscular periférica, resultando em benefícios na capacidade física dos pacientes críticos[17,18].

Estudos recentes sustentam a necessidade de treinamento com exercícios depois do período crítico de doenças para melhorar a capacidade funcional, valorizando o início mais precoce quando esses pacientes se encontram em seu período de estabilidade, uma vez que são pacientes com elevado grau de complexidade clínica. Assim, as técnicas de mobilização contemplam ações terapêuticas de mudar a posição do paciente no leito, realizar transferências do leito durante o banho, proporcionar movimentos de correção postural no leito ou mobilização, com transferência do leito para a maca de transporte, posição sentada ou em pé[3,16].

Todas as técnicas devem ser utilizadas em pacientes críticos, principalmente naqueles sob ventilação mecânica, incluindo exercícios ativos, se o paciente for capaz de realizar tal atividade[10].

5. TÉCNICAS PARA MOBILIZAÇÃO

Para se definir a melhor técnica de mobilização a ser aplicada nos pacientes criticamente doentes, deve-se fazer uma avaliação completa de seu estado, observando fatores como doença de base, medicação em uso, tipo de sedação, presença de algum tipo de deformidade, plegia ou paresia prévia, dentre outras.

Em geral, deve-se realizar um posicionamento ideal e confortável do paciente, permitindo que ele mova o segmento como um todo, deixando-o livre de roupas e lençóis que causem restrições ao movimento. O fisioterapeuta deve se posicionar de tal modo que use a mecânica corporal adequada, segurando o membro a ser mobilizado ao redor da articulação, a fim de controlar melhor o movimento do paciente. Além disso, deve-se respeitar a amplitude de movimento existente, não forçar o movimento, mover o segmento em toda sua amplitude livre de dor e realizar o movimento de maneira homogênea e rítmica, com 5 a 10 repetições[19].

As técnicas podem ser aplicadas nos planos anatômicos (sagital, frontal e transverso) da amplitude de movimento, podendo também ser utilizados padrões combinados, incorporando vários planos de movimento e padrões funcionais, como os movimentos utilizados nas AVDs.

Os pacientes podem ser passivamente posicionados em poltronas ou cadeiras, mesmo quando em suporte ventilatório, devendo verificar as conexões de drenos, de equipamentos de monitorização e cateteres intravasculares, observando previamente se o comprimento desses fios é suficiente para permitir a movimentação do paciente. Se houver necessidade, pode-se desconectar temporariamente o paciente do ventilador, para que seja transferido, evitando-se traumas desnecessários.

Os sinais vitais, mudança de temperatura, cor do segmento e presença de dor são verificado antes, durante e após o procedimento.

Como tipos de exercícios de mobilização temos os exercícios passivos, os ativos-assistidos, os ativos e a estimulação elétrica[19].

5.1. Exercícios passivos

Os leitos hospitalares atuais permitem que os pacientes sejam posicionados passivamente de várias maneiras, podendo ficar completamente sentados como se estivessem em uma poltrona. A mobilização passiva pode melhorar o estado nutricional do membro mobilizado e sua circulação; melhorar a lubrificação da articulação com aumento do líquido sinovial, promovendo um retorno mais rápido da amplitude de movimento; manter a flexibilidade dos tecidos e a integridade da articulação ou tecidos moles; auxiliar o processo de cicatrização pelo aumento da circulação; e, evitar estase venosa e formação de trombos.

A mobilização passiva está indicada quando o paciente não pode mover ativamente um segmento, como, por exemplo, aqueles comatosos ou com algum tipo de plegia ou restrição total ao leito. A mobilização passiva é quase sempre possível, apesar da presença de cateteres, tubo endotraqueal e monitorizações.

O movimento é realizado dentro da amplitude de movimento e a força a ser produzida é inteiramente externa (fisoterapeuta ou aparelho mecânico). Assim, nenhuma assistência ou resistência é realizada pelos músculos que cruzam a articulação, não havendo contração muscular voluntária (Figura 6.2).

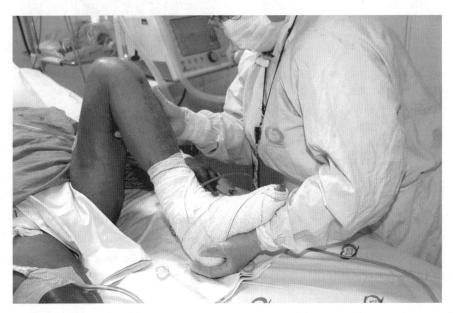

Figura 6.2 Aplicação de mobilização passiva.

É importante ressaltar que a mobilização passiva não evita a atrofia muscular, a redução da força e da resistência à fadiga e não auxilia a circulação na mesma proporção que a contração muscular ativa[19].

5.2. Exercícios ativo-assistidos

Este modo de exercício promove a assistência necessária para o músculo, de modo que ele possa funcionar em seu nível máximo e ser fortalecido progressivamente. É utilizado quando o paciente apresenta fraqueza muscular e incapacidade de realizar ou terminar o movimento ativamente. O movimento é produzido, em parte, por força externa, mas é completado pelo uso de contração muscular voluntária. O ideal é inicialmente demonstrar o movimento desejado, usando a mobilização passiva e pedir para o paciente executar o movimento. Para fazê-lo corretamente, as mãos devem ser posicionadas para assistir ou guiar o movimento; caso necessário, e, quando existir fraqueza, a assistência deve ser demandada somente no início ou no final do movimento[19] (Figura 6.3).

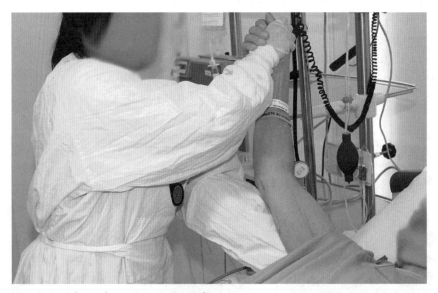

Figura 6.3 Aplicação de exercícios ativos assistidos.

No exercício ativo assistido, pode-se associar o alongamento para prevenir contra o encurtamento muscular. Os fatores limitantes para maior amplitude de movimento, como o grau de dor, vão determinar o grau de extensão em que o movimento pode ser realizado[19].

5.3. Exercícios ativos

Também conhecidos como exercícios ativos livres, são utilizados quando o paciente está apto para contrair ativamente seus músculos e mover um segmento com ou sem resistência. O movimento é produzido apenas pelo uso da contração muscular voluntária do indivíduo[19]. Os objetivos principais dessa técnica são alcançar as mesmas metas ligadas à mobilização passiva, com benefícios adicionais de resultar em contração muscular; manter a elasticidade e a contratilidade fisiológica dos músculos participantes; promover estímulos para integridade óssea e articular; aumentar a circulação e prevenir contra a formação de trombos; desenvolver coordenação e habilidades motoras para as atividades funcionais; e dar *feedback* sensorial aos músculos em contração. É importante lembrar que os exercícios ativos não servem para manter ou aumentar a força dos músculos (Figura 6.4).

Um dos objetivos finais dos exercícios físicos nos cuidados críticos pode ser definido como o retorno da força muscular que permite as atividades básicas do dia a dia, como lavar-se e vestir-se, bem como a habilidade de andar independentemente (Figura 6.5).

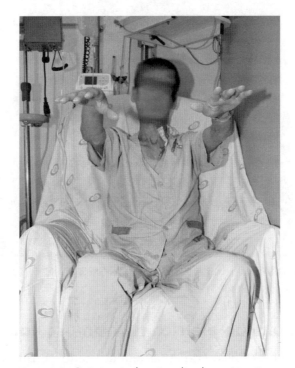

Figura 6.4 Paciente em sedestação realizando exercícios ativos para membros superiores.

Qualquer paciente capaz de se levantar, em algum momento, pode começar seu treino de marcha progressiva. Inicialmente com marcha estacionária, com o paciente trocando passos no mesmo lugar para, sem seguida, amparado por um andador ou terapeuta, ir aumentando as distâncias percorridas[20].

Os exercícios ativos são realizados dentro da amplitude de movimento que é produzida por uma contração ativa dos músculos que cruzam a articulação. Há benefícios do uso de exercícios ativos de membros nos pacientes em desmame da ventilação mecânica, possibilitando melhora da amplitude e do movimento e, consequentemente, da expansão pulmonar, permitindo a otimização do desmame.

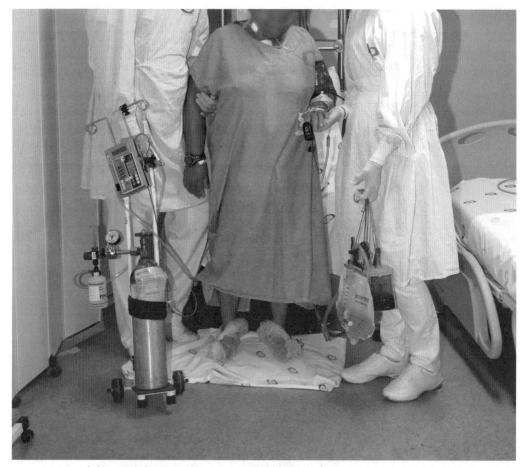

Figura 6.5 Deambulação assistida na UTI. Observe a necessidade de dois profissionais devido à presença de bombas de infusão, cilindro de oxigênio, drenos torácicos e sonda vesical.

5.4. Estimulação elétrica neuromuscular (EENM)

Nos últimos anos, os fisioterapeutas têm utilizado a estimulação elétrica neuromuscular como coadjuvante nos programas de exercícios físicos direcionados a pneumopatas e a cardiopatas. Essa técnica consta de um procedimento terapêutico não invasivo, realizado por meio de uma corrente elétrica de baixa, média e alta frequência. Os objetivos da EENM consistem na prevenção contra a hipotrofia muscular por desuso; melhora da função muscular; e promoção do aumento da força e resistência muscular.

Com essa técnica esses benefícios são alcançados por meio da estimulação de grandes músculos dos membros inferiores[21]. Estudos relatam melhora no VO_2 pico e no teste dos 6 minutos, com elevação na atividade enzimática relacionada à aerobiose. Além disso, ocorre aumento da capacidade de exercício em pacientes com grave falência cardíaca crônica[21].

Mobilização no paciente crítico

5.5. Terapia rotacional contínua

A terapia rotacional contínua refere-se ao uso de camas especiais que giram o paciente vagarosa e continuamente ao longo de eixos longitudinais, em ângulos de 60°, para ambos os lados, com determinado grau de velocidade e rotação[22]. Têm como objetivo evitar o fechamento das vias aéreas, a instalação de atelectasias e o acúmulo de secreções pulmonares com subsequentes infecções.

Um estudo foi conduzido em 120 pacientes com diagnóstico de sepse e DPOC, admitidos na Unidade de Terapia Intensiva, com 80% desses pacientes em ventilação mecânica. Foram randomizados em dois grupos: (a) os que utilizaram camas convencionais; e (b) os que foram colocados em camas que oscilavam periodicamente por 5 dias consecutivos. Os resultados mostram que a incidência de pneumonias foi menor no grupo de camas que oscilavam[23].

Outro estudo com terapia rotacional contínua relata diminuição nas taxas de infecções no trato respiratório, pneumonias e atelectasias e redução na duração do tempo de intubação e de permanência no hospital[24], quando comparado com o uso de camas convencionais ou adoção de posturas corretas no leito.

No entanto, a terapia rotacional contínua pode não ser bem tolerada por alguns pacientes, como, por exemplo, pacientes com agitação psicomotora[10].

A mobilização com terapia rotacional contínua é um recurso que pode ser aplicado em pacientes críticos durante seu período de UTI, podendo conter ou reverter os efeitos maléficos da imobilização prolongada. É possível que este dispositivo contribua para melhorar e humanizar a qualidade do período de internação, particularmente para aqueles pacientes que apresentam dependência ventilatória.

5.6. Elevador vertical e transferências (*SIT-TO-STAND*)

Esses aparelhos são utilizados para facilitar a locomoção de pacientes com capacidade física suficiente para participar ativamente quando se levantam. Uma vez em pé, o paciente pode se exercitar em bipedestação e iniciar treino de marcha. Eles oferecem apoio inferior das pernas, são ajustáveis para cada paciente e promovem movimento de elevação e ajustamento confortáveis, seguros e ergonomicamente reguláveis.

São utilizados para possibilitar a transferência da cama para a cadeira ou vice-versa e elevação diretamente do chão.

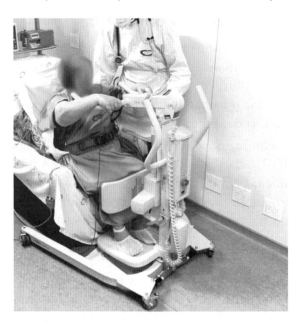

Figura 6.6 Elevador vertical para transferências.

Esses dispositivos são indicados para pacientes obesos que permanecem imobilizados e têm dificuldade de desmame das drogas vasoativas e para pacientes que estão em desmame da ventilação mecânica prolongada e fora do respirador por um determinado período.

6. CONCLUSÃO

O fisioterapeuta tem um importante papel na mobilização de pacientes criticamente enfermos, cuja retirada precoce do leito configura desafio nos dias atuais. A mobilização é um conjunto de técnicas que diferem entre si em relação ao estado clínico do paciente. Cabe ao fisioterapeuta a sua indicação e execução, para a promoção do equilíbrio e independência motora. A recuperação do movimento é uma arte a ser exercida para o benefício dos pacientes críticos.

REFERÊNCIAS BIBLIOGRÁFICAS

1. Knobel E. Condutas do paciente grave. 2a ed. São Paulo (SP): Atheneu; 1998.

2. Needham DM. Mobilizing patients in the intensive care unit: improving neuromuscular weakness and physical function. JAMA. 2008;300(14):1685-1690.

3. Morris PE. Moving our critically ill patients: mobility barriers and benefits. Crit Care Clin. 2007;23(1):1-20.

4. Broswe NL. The physiology and pathology of bedrest. Springfield: Charles C. Thomson; 1965. p. 159-190.

5. Harper CM, Lyles YM. Physiology and complications of bed rest. J Am Geriatr Soc. 1988;36(11):1047-1054.

6. Sevitt S, Gallagher N. Venous thrombosis and pulmonary embolism: a clinico-pathological study in injured and burned patients. Br J Surg. 1961;48: 475-489.

7. Halar ME, Bell KR. Contracture and other deleterious effects of immobility. In: Delisa JA, Gas BM. Rehabilitation medicine: principles and practice. Saint Louis: Lippincott; 1993. p. 681-99.

8. Goldberg AL. Mechanisms of growth and atrophy of skeletal muscle. Muscle Biol. 1972;1:89-118.

9. Jerre G et al. III Consenso Brasileiro de Ventilação Mecânica: fisioterapia no paciente sob ventilação mecânica. J Bras Pneumol. 2007;33(supl 2):S142-S150.

10. Clini E, Ambrosino N. Early physiotherapy in the respiratory intensive care unit. Respir Med. 2005;99(9):1096-1104.

11. Krasnoff J, Painter P. The physiological consequences of bed rest and inactivity. Adv Ren Replace Ther. 1999;6(2):124-132.

12. Medina Artiles E, Rodríguez Rodríguez M, Acosta Suárez G. El estándar de cuidados del alto riesgo de síndrome de desuso. Rev Cubana Enferm. 1997;13(1):54-59.

13. Stiller K. Physiotherapy in intensive care: towards an evidence-based practice. Chest. 2000;118(6):1801-1813.

14. Irwin S, Tecklin JS. Fisioterapia cardiopulmonar. 2a ed. Barueri (SP): Manole; 1994.

15. Durigan JL et al. Modelos de desuso muscular e estimulação elétrica neuromuscular: aspectos pertinentes à reabilitação fisioterapêutica. Fisioterapia em Movimento. 2005;18(4):53-62.

16. Gosselink R. Physical therapy in adults with respiratory disorders: where are we? Rev Bras Fisioter. 2006;10(4):361-372.

17. Neder JA et al. Home based neuromuscular electrical stimulation as a new rehabilitative strategy for severely disabled patients with chronic obstructive pulmonary disease (COPD). Thorax. 2002;57(4):333-337.

18. Zanotti E et al. Peripheral muscle strength training in bed-bound patients with COPD receiving mechanical ventilation: effect of electrical stimulation. Chest. 2003;124(1):292-296.

19. Thomson AM, Skinner A, Piercy J. Fisioterapia de Tidy. São Paulo: Santos; 2005. p. 474-505.

20. Nava S. Rehabilitation of patients admitted to a respiratory intensive care unit. Arch Phys Med Rehabil. 1998;79(7):849-854.

21. Nuhr MJ et al. Beneficial effects of chronic low-frequency stimulation of thigh muscles in patients with advanced chronic heart failure. Eur Heart J. 2004;25(2):136-143.

22. Clini E, Ambrosino N. Early physiotherapy in the respiratory intensive care unit. Respir Med. 2005;99(9):1096-1104.

23. de Boisblanc BP et al. Effect of air-supported, continuous, postural oscillation on the risk of early ICU pneumonia in nontraumatic critical illness. Chest. 1993;103(5):1543-1547.

24. Fink MP et al. The efficacy of an oscillating bed in the prevention of lower respiratory tract infection in critically ill victims of blunt trauma: a prospective study. Chest. 1990;97(1):132-137.

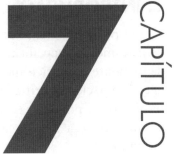

Adoção de posturas corporais no paciente crítico

Emilia Nozawa
Fátima Cristina Siqueira

OBJETIVO

- Conhecer as alterações fisiopatológicas provocadas pelos decúbitos horizontais e posições sentada e ortostatismo.
- Aprender as principais indicações para a mudança de decúbito e as técnicas de posicionamento aplicadas no paciente crítico.

PALAVRAS-CHAVE

- Posicionamento corporal, posição supina, posição sentada.

1. INTRODUÇÃO

O posicionamento consiste no uso de posições corporais como uma técnica de tratamento específica. A força gravitacional age no corpo humano independentemente do posicionamento adotado, influenciando a função de vários sistemas. Em pacientes críticos, o posicionamento tem papel fundamental no sistema respiratório, pois a gravidade influencia diretamente os volumes e capacidades pulmonares e a mecânica respiratória, independente da posição adotada pelo indivíduo[1,2].

Além das diferenças inter-regionais dependentes da gravidade, a ventilação é influenciada também por diferenças intrarregionais que dependem das diferenças na complacência do parênquima pulmonar e na resistência ao fluxo de ar nas vias aéreas. A perfusão do pulmão verticalizado é maior nas bases (zonas dependentes) do que nos ápices (zonas não dependentes), tanto que a relação ventilação/perfusão (V/Q) nos ápices está desproporcionalmente alta em comparação àquela nas bases. O equilíbrio entre ventilação e perfusão é ótimo na região média dos pulmões. Essas diferenças regionais de ventilação e perfusão determinam as três zonas de West. A modificação da posição corporal, no entanto, altera os determinantes intra e inter-regionais da ventilação e da perfusão e seu equilíbrio[3-6].

2. ESTRATÉGIAS PARA UM POSICIONAMENTO ADEQUADO

Um correto posicionamento é muito valioso, e cabe ao fisioterapeuta divulgar junto à equipe multiprofissional a função desse recurso e como executá-lo[7].

Para um correto posicionamento, é importante destacar algumas estratégias usadas em todas as posições:

a) cabeça e tronco alinhados visando à simetria na distribuição do peso, ao adequado retorno venoso da cabeça e à não exacerbação de reflexos primitivos que podem estar liberados em lesões do sistema nervoso central;

b) elevação de 30° da cabeceira para evitar o risco de broncoaspiração;

c) membros superiores e inferiores estabilizados e devidamente apoiados, evitando compressões de feixes nervosos como na região axilar, côndilo medial do cotovelo, fossa poplítea e cabeça da fíbula, e minimizando encurtamentos e contraturas;

d) rotina de mudança de decúbito a cada 2 horas, evitando compressões em partes moles e estimulando outras adaptações sensoriais e motoras pelas aferências e adequação do tônus;

e) uso de apoios de gel ou silicone, melhorando a distribuição de peso, oferecendo mais conforto e estabilidade; uso de órteses e posicionadores, quando necessário[8].

3. POSICIONAMENTO

3.1. Posição supina

Na posição supina, as bases pulmonares são mais complacentes e sujeitas às maiores trocas de volume durante a ventilação. Do ponto de vista da mecânica pulmonar, nessa posição ocorre diminuição no diâmetro anteroposterior do tórax e do abdome e aumento no diâmetro lateral. O diafragma desloca-se cranialmente em consequência ao aumento da pressão intra-abdominal e, devido ao aumento do volume sanguíneo torácico, há redução na capacidade residual funcional (CRF), com fechamento das vias aéreas, diminuição da complacência pulmonar e aumento do trabalho ventilatório (Figura 7.1). Devido à diminuição do gradiente gravitacional e da pressão pleural, na posição supina a relação ventilação-perfusão torna-se mais uniforme. Outras alterações ocorrem, como diminuição da capacidade vital (CV), diminuição dos fluxos de ar e aumento da área dependente do pulmão[2,3,6]. A excursão do diafragma posterior é maior do que sua porção anterior na posição supina e na posição sentada; porém o volume inspirado é maior na posição verticalizada[2,9].

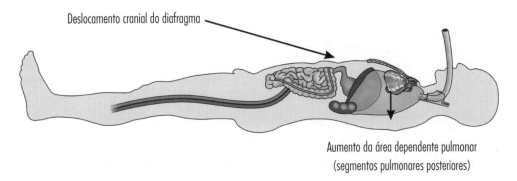

Figura 7.1 Efeito da posição supina nos órgãos intratorácicos.

A CRF determina o volume no final de uma expiração normal. Ela sofre influência das forças elásticas do posicionamento corporal. A Figura 7.2 mostra como a CRF é menor em supino, fato que pode estar relacionado com o aumento da pressão do conteúdo abdominal no diafragma. A CRF aumenta à medida que muda o posicionamento, partindo da posição Trendelemburg e chegando à posição ortostática. Na Figura 7.2, os valores da CRF são referentes a uma pessoa com 1,68 m de altura[10].

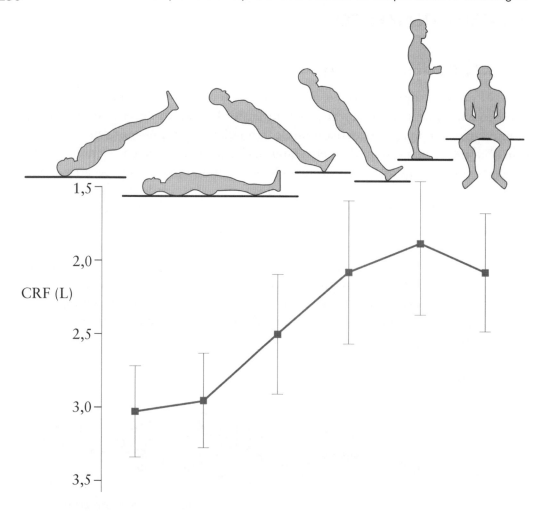

Figura 7.2 Efeitos da postura na capacidade residual funcional (CRF). Adaptado de Nunn JF, Applied Respiratory Physiology, 1987.

Alterações cardiovasculares importantes ocorrem ao se assumir a posição supina. Há o deslocamento do volume sanguíneo das extremidades para o centro do corpo, resultando em aumento da pré e pós-carga do coração direito, gerando deslocamento para a esquerda do septo interventricular e redução da pré-carga do coração esquerdo. O aumento do volume sanguíneo central também inibe a liberação do hormônio antidiurético[2].

Técnica de posicionamento

Para realizar o posicionamento correto na posição supina, deve-se[8]:

a) posicionar a cabeça com apoio, respeitando a curvatura fisiológica da coluna cervical e o alinhamento entre cabeça e tronco;

b) utilizar, se necessário, uma toalha para posicionar a mão, deixando-a sempre em posição anatômica, liberando a região palmar;

c) posicionar o membro superior sobre um travesseiro, para melhorar o retorno venoso e oferecer mais estabilidade;

d) utilizar, se necessário, uma toalha dobrada para posicionar o quadril, favorecendo a estabilidade e o alinhamento;

e) posicionar os joelhos sobre uma toalha dobrada a fim de evitar rotação de membros inferiores e hiperextensão dos joelhos;

f) utilizar um apoio para os pés, quando necessário, para evitar áreas que possam reforçar a presença exacerbada de reflexos plantares que geram equinismo nos pés.

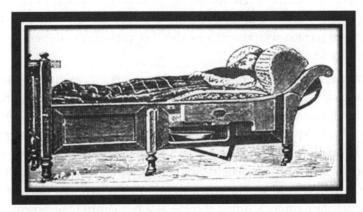

Figura 7.3 Efeitos da imobilização.

3.2. Posição sentada

Ocorrem alterações hemodinâmicas importantes devido à menor ação gravitacional, mecânica e de compressão sobre o miocárdio, grandes vasos, estruturas mediastinais e sistema linfático. Essas alterações refletem-se primariamente no volume sanguíneo central, que se desloca do compartimento torácico para o compartimento dependente na posição vertical. O volume diastólico final e o volume de ejeção diminuem o que resulta em aumento compensatório da frequência cardíaca. O débito cardíaco diminui e, com isso, diminui o trabalho do miocárdio. A resistência vascular periférica aumenta e o fluxo sanguíneo diminui quando se assume a posição vertical. Outro importante efeito do posicionamento na mecânica dos fluidos é a promoção de uma drenagem urinária da pelve renal para a bexiga. Como resultado, obtém-se redução na área de estase urinária na posição vertical, quando comparada à supina, otimizando a função renal e preservando um estado hemodinâmico adequado[2,6,11] (Figura 7.4).

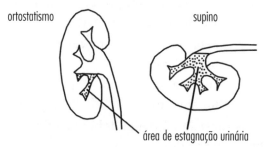

Figura 7.4 Efeito do posicionamento corporal na drenagem da pelve renal para a bexiga. Adaptado de: Dean E. Principles and practice of cardiopulmonary Physical Therapy; 3rd ed.; 1996.

A posição vertical, sentada ou em pé, otimiza as capacidades e volumes pulmonares. A CRF, o volume corrente (VC), o volume residual (VR), o volume de reserva expiratório (VRE) e a frequência respiratória são maiores. O aumento da CRF contribui para o fechamento tardio das vias aéreas dependentes e para o aumento da oxigenação arterial[2,12].

A verticalização do corpo promove redução das forças gravitacional mecânica e de compressão sobre os pulmões, a parede torácica e o diafragma[2,6]. Consequentemente, a dimensão anteroposterior do tórax é maior na posição vertical. O diâmetro das vias aéreas principais também aumenta, diminuindo a resistência ao fluxo de ar. O comando neural respiratório aumenta e, quanto maior a inclinação vertical, maior é a estimulação neurológica e melhor é o estímulo respiratório. Esse efeito é potencializado pelo encorajamento do próprio paciente a respirar espontânea e profundamente, aumentando assim a ventilação alveolar[2,3]. Quanto à higiene brônquica, ela é favorecida nesse posicionamento, porque tanto o transporte mucociliar quanto a tosse se tornam mais eficientes[2] (Figuras 7.5 e 7.6).

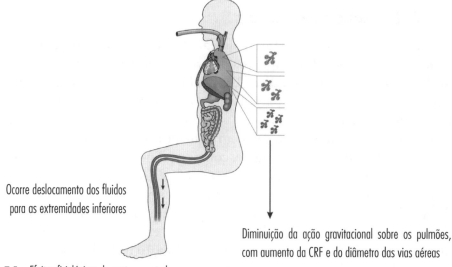

Figura 7.5 Efeitos fisiológicos da postura sentada.

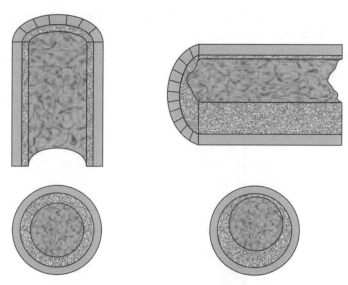

Figura 7.6 Efeito do posicionamento corporal na distribuição do muco no interior dos brônquios. Adaptado de: Dean E. Principles and practice of cardiopulmonary Physical Therapy; 3rd ed.; 1996.

Na posição sentada, volumes e capacidades estão aumentados em comparação à posição supina. A resistência na via aérea está diminuída, a complacência pulmonar está aumentada, e a compressão do pulmão e do coração também está diminuída, podendo ser mais evidente em idosos e obesos[13]. A posição sentada diminui a força gravitacional e mecânica e a compressão sobre o miocárdio, os grandes vasos, mediastino e sistema linfático; diminui, também, o volume de ejeção e débito cardíaco, sendo uma posição mais frequentemente adotada[14].

Nosso grupo no InCor estudou a influência da posição sentada na otimização do desmame e na melhoria das condições ventilatórias e de oxigenação em 40 pacientes sob ventilação mecânica prolongada no pós-operatório de cirurgia cardiovascular. Verificou-se que esses pacientes puderam se beneficiar da posição sentada para otimizar sua independência do suporte ventilatório mecânico, pois esta posição proporcionou melhora na pressão inspiratória máxima[15].

Técnica de posicionamento

Para realizar o posicionamento correto na posição sentada, deve-se proceder da seguinte maneira[8] (Figura 7.7):

a) posicionar tronco e cabeça na linha média com encosto de inclinação variável em função do controle de cabeça e tronco e do tempo de sustentação da posição, evitando a fadiga;

b) o peso do corpo deve estar distribuído simetricamente, apoiado igualmente sobre os ísquios;

c) manter quadril e joelhos a 90° de flexão, com peso simétrico sobre a região dos membros inferiores;

d) manter os membros superiores apoiados e estabilizados sobre um travesseiro, evitando edemas e favorecendo a adequada coaptação glenoumeral;

e) manter o cotovelo semifletido e a mão e os dedos em forma de concha, com apoio em uma toalha.

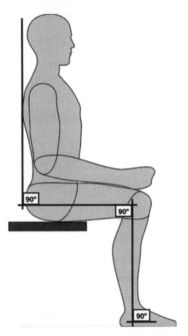

Figura 7.7 Postura correta na posição sentada.

3.3. Decúbito lateral

Em condições normais, as regiões dependentes dos pulmões têm melhor ventilação do que as regiões não dependentes[16]. Em decúbito lateral, em pacientes submetidos à ventilação mecânica controlada, o pulmão contralateral é o que apresenta melhor ventilação, pois suas unidades alveolares estão mais distensíveis e com menor resistência ao fluxo de ar do que o pulmão homolateral[17].

Alguns estudos mostram que em decúbito lateral há maior complacência do sistema respiratório, pois nessa posição o peso do mediastino e o deslocamento do conteúdo abdominal contribuem para o gradiente de pressão pleural vertical[18,19].

Uma importante razão para não posicionar pacientes de UTI em decúbito lateral é o receio da instabilidade hemodinâmica durante o posicionamento. Quando posicionados em decúbito lateral, pacientes com uso de agentes vasoativos têm risco elevado de diminuir o índice cardíaco. Embora não tenha sido encontrada associação entre a diminuição do índice cardíaco e o posicionamen-

Adoção de posturas corporais no paciente crítico

to em pacientes com terapia anti-hipertensiva. Concluiu-se que o uso de medicamentos vasoativos não é um argumento para deixar de posicionar o paciente em decúbito lateral[20].

Técnica de posicionamento

Para realizar o posicionamento correto em decúbito lateral, posicionando o lado sadio em posição infralateral, deve-se proceder da seguinte maneira:

a) apoiar a cabeça sobre um travesseiro que tenha a largura do ombro, alinhando com o eixo corporal;

b) manter o ombro comprometido (se houver) com o braço adequadamente estabilizado sobre um apoio com o cotovelo semifletido e o braço em posição neutra;

c) manter o lado sadio do quadril em ligeira extensão e o lado comprometido em ligeira flexão e apoiado sobre um travesseiro, alinhado. Alterando-se o lado, altera-se também a posição do quadril, minimizando o encurtamento dos músculos iliopsoas e retoabdominal.

Técnica de posicionamento em decúbito lateral sobre o lado comprometido

Para realizar o posicionamento correto em decúbito lateral sobre o lado comprometido, deve-se proceder da seguinte maneira[8]:

a) a cabeça deve ser posicionada sobre um travesseiro da altura do ombro;

b) o tronco deve permanecer alinhado; se necessário, apoiado em rolos;

c) o ombro do lado comprometido deve ser posicionado em ligeira protração, com o cotovelo extendido e estabilizado e o punho em ligeira extensão;

d) o membro inferior comprometido deve ser posicionado em ligeira extensão de quadril e semiflexão de joelho;

e) o membro inferior sadio deve permanecer em flexão de quadril e joelho, apoiado sobre um travesseiro, evitando sempre a rotação da pelve.

3.4. Posição ortostática

A posição ortostática como terapia pode ser adotada de forma ativa ou passiva para estimulação motora e melhora na relação ventilação/perfusão. O uso da postura ortostática na UTI tem sido introduzido com o objetivo de minimizar os efeitos adversos da imobilização prolongada. Seus benefícios também incluem melhora no controle autonômico do sistema cardiovascular, facilitação do estado de alerta, estimulação vestibular e facilitação da resposta postural gravitacional[13].

O conteúdo de CO_2 no ar alveolar é menor na posição ortostática, comparado à posição supina[21]. A diminuição na pressão parcial alveolar de CO_2, ao se assumir a postura ereta, é independente das alterações na ventilação pulmonar. Hitchcoch e Ferguson, em 1938, atribuíram a diminuição na pressão parcial de CO_2 ao aumento da capacidade residual na posição vertical. Na posição vertical, o débito cardíaco diminui[22], e a diminuição do débito cardíaco postural pode contribuir também para a hipocapnia[21,23].

3.5. Posição de Trendelemburg

A posição de Trendelemburg consiste em uma inclinação corporal de angulação variável entre 30° e 45° com a cabeça posicionada em plano inferior em relação ao tórax. Essa posição tem sido usada com o objetivo de drenar secreções pulmonares localizadas nos segmentos basais. É utilizada também, com frequência, em Unidade de Terapia Intensiva para pacientes que apresentam hipotensão arterial[24].

Em nossa Instituição, foram estudados 20 pacientes em pós-operatório imediato de cirurgia cardíaca com o objetivo de avaliar os efeitos da posição de Trendelemburg em relação ao estado hemodinâmico e à saturação de oxigênio. Os pacientes do grupo A estavam sob ventilação mecânica e recebendo drogas vasoativas, enquanto os do grupo B respiravam espontaneamente e não recebiam drogas vasoativas. Os resultados mostraram que a posição de Trendelemburg não provocou alterações significativas nos parâmetros estudados em ambos os grupos, podendo ser utilizada com segurança[24].

3.6. Posição prona

O efeito fisiológico mais importante da posição prona é a melhora da oxigenação, que pode ser atribuída a vários mecanismos, isolados ou associados, como a diminuição dos fatores que contribuem para o colabamento alveolar e a redistribuição da ventilação alveolar. Seja qual for o posicionamento adotado, a expansão alveolar é sempre dependente da pressão transpulmonar, que é a diferença entre a pressão alveolar e a pressão pleural. Na posição prona, a distribuição da pressão transpulmonar torna-se mais homogênea quando comparada à posição supina, pois a variação da pressão pleural entre a região dependente e não dependente é menos acentuada[25].

A posição prona tem sido utilizada como benéfica em várias doenças pulmonares, porém a mais estudada é a síndrome do desconforto respiratório agudo (ARDS). Caso o objetivo seja diminuir a lesão pulmonar induzida pela ventilação mecânica, a posição prona deve ser adotada o mais rápido possível após o diagnóstico de ARDS e deve ser utilizada pelo maior tempo possível[26]. A posição é

Adoção de posturas corporais no paciente crítico

contraindicada em casos de queimadura ou ferimentos na face ou região ventral do corpo, instabilidade da coluna vertebral, hipertensão intracraniana, arritmias graves ou hipotensão arterial grave. Deve-se ter cautela quanto à presença de cateteres e drenos torácicos[26].

Técnica de posicionamento

Para realizar o posicionamento correto, deve-se proceder da seguinte maneira[26,27]:

a) são necessárias quatro pessoas para o posicionamento do paciente;

b) uma pessoa deve permanecer na cabeceira do leito; ela será responsável pelo tubo endotraqueal (se houver);

c) uma segunda pessoa cuidará de cateteres, drenos e conexões, para que não sejam tracionados;

d) mais duas pessoas devem se posicionar uma de cada lado do leito; elas serão responsáveis por virar o paciente, primeiro para o decúbito lateral e, depois, para a posição prona;

e) os braços devem ser posicionados ao lado do corpo, com a cabeça voltada para um dos lados, e os eletrodos de monitorização devem ser posicionados no dorso do paciente.

REFERÊNCIAS BIBLIOGRÁFICAS

1. Stiller K. Physiotherapy in intensive care: towards an evidence-based practice. Chest. 2000;118(6):1801-1813.

2. Dean E, Frownfelter D. Principles and practice of cardiopulmonary physical therapy. 3rd ed. Missouri: Mosby; 1996.

3. Ribeiro EC. Considerações sobre posicionamento corporal durante a fisioterapia respiratória. Braz J Physical Ther.1997;1(2):61-65.

4. Dean E. Effect of body position on pulmonary function. Phys Ther. 1985; 65(5):613-618.

5. West JB. Fisiologia respiratória moderna. 5a ed. Barueri (SP): Manole; 1996.

6. Rohdin M et al. Effects of gravity on lung diffusing capacity and cardiac output in prone and supine humans. J Appl Physiol. 2003;95(1):3-10.

7. Halar ME, Bell KR. Imobilidade. In: Delissa JA, Gans BM. Tratado de medicina de reabilitação: princípios e prática. 3a ed. Barueri (SP): Manole; 2002.

8. Gobbi FC, Souza Jr JA, Alouche SR. Fisioterapia motora no paciente grave. In: Knobel E. Condutas na paciente grave. 2a ed. Rio de Janeiro: Atheneu; 1999. p.1619.

9. Takazakura R et al. Diaphragmatic motion in the sitting and supine positions: healthy subject study using a vertically open magnetic resonance system. J Magn Reson Imaging. 2004;19(5):605-609.

10. Nunn JF. Applied respiratory physiology. 3rd ed. London: Butterworth & Co; 1987. p. 36-40.

11. Rohdin M, Linnarsson D. Differential changes of lung diffusing capacity and tissue volume in hypergravity. J Appl Physiol. 2002;93(3):931-935.

12. Russel WJ. Position of patient and respiratory function in immediate postoperative period. Br Med J (Clin Res Ed).1981;283(6299):1079-1080.

13. Jones AY, Dean E. Body position change and its effect on hemodynamic and metabolic status. Heart Lung. 2004;33(5):281-290.

14. Dean E. Os efeitos do posicionamento e mobilização no transporte de oxigênio. In: Pryor JA, Webber BA. Fisioterapia para problemas respiratórios e cardíacos. 2a ed. Rio de Janeiro: Guanabara Koogan; 2002. p. 86-96.

15. Nozawa E et al. Efeitos da posição sentada na força de músculos respiratórios durante o desmame de pacientes sob ventilação mecânica prolongada no pós-operatório de cirurgia cardiovascular. Fisiot Pesq. 2011;18(2):171-175.

16. Zanotti E et al. Elevated static compliance of the total respiratory system: early predictor of weaning unsuccess in severed COPD patients mechanically ventilated. Intensive Care Med. 1995;21(5):399-405.

17. Blanch L et al. Short-term effects of prone position in critically ill patients with acute respiratory distress syndrome. Intensive Care Med. 1997;23(10): 1033-1039.

18. Numa AH, Hammer J, Newth CJ. Effect of prone and supine positions on functional residual capacity, oxygenation, and respiratory mechanics in ventilated infants and children. Am J Respir Crit Care Med. 1997;156(4 Pt 1):1185-1189.

19. Pelosi P et al. Sigh in supine and prone position during acute respiratory distress syndrome. Am J Respir Crit Care Med. 2003;167(4):521-527.

20. de Laat E et al. Early postoperative 30 degreeslateral positioning after coronary artery surgery: influence on cardiac output. J Clin Nursing. 2007;16(4): 654-661.

21. Gisolf J et al. Tidal volume, cardiac output and functional residual capacity determine end-tidal CO_2 transient during standing up in humans. J Physiol. 2004;554(Pt 2):579-590.

22. Hitchcoch FA, Ferguson JK. Respiratory and circulatory adjustments to the erect posture. Am J Physiol. 1938;124(2):457-465.

23. Stead EA et al. The cardiac output in male subjects as measured by the technique of right atrial catheterization:normal values with observations on the effect of anxiety and tilting. J Clin Invest.1945;24(3):326-331.

Adoção de posturas corporais no paciente crítico

24. Costa VR et al. Efeito da posição de Trendelemburg sobre o estado hemodinâmico e a saturação de oxigênio. Fisioter Mov. 1993;5(2):18-23.

25. Gattinoni L et al. Patient positioning in acute respiratory failure. In: Tobin M. Principles and practice of mechanical ventilation. New York (NY): McGraw-Hill; 1994. p. 1067-1076.

26. Paiva KC, Shigueomibeppu O. Posição prona. J Bras Pneumol. 2005;31(4): 332-340.

27. Messerole E et al. The pragmatics of prone positioning. Am J Respir Crit Care Med. 2002;165(10):1359-1363.

CAPÍTULO 8

Fisioterapia aplicada no paciente crítico com insuficiência cardíaca congestiva

Rafael de Moraes Ianotti
Maria Roberta Andrade

OBJETIVOS

- Descrever os aspectos fisiopatológicos, clínicos e o tratamento da insuficiência cardíaca (IC) dentro da unidade de terapia intensiva (UTI).
- Identificar as complicações pulmonares e a aplicação de terapia com pressão positiva.
- Relacionar a utilização de drogas inotrópicas e vasopressoras com a avaliação clínica do paciente crítico.
- Descrever os exercícios físicos aplicados na nossa rotina.

PALAVRAS-CHAVE

- Fisioterapia, insuficiência cardíaca, ventilação mecânica não invasiva, exercícios físicos, dobutamina, noradrenalina.

1. INTRODUÇÃO

A insuficiência cardíaca (IC) é a doença cuja prevalência mais cresce entre as doenças cardiovasculares e, no Brasil, ela representa cerca de 30% das internações pelo Sistema Único de Saúde (SUS)[1].

No cardiopata crítico, a Fisioterapia Respiratória é bem abordada na literatura, atuando na prevenção, manutenção e tratamento das complicações e disfunções pulmonares. No entanto, a aplicação de exercícios motores é pouco descrita nessa população que depende de cuidados intensivos e, muitas vezes, com grande dependência de fármacos com ação cardiocirculatória, suporte circulatório mecânico ou terapia de substituição renal.

O objetivo deste capítulo é definir a IC, seu mecanismo fisiopatológico e suas complicações sistêmicas, e propor uma avaliação detalhada do cardiopata grave dentro da Unidade de Terapia Intensiva (UTI).

2. DEFINIÇÃO E FISIOPATOLOGIA

A IC descompensada é definida como uma síndrome clínica na qual uma alteração estrutural ou funcional leva à incapacidade do coração em ejetar e/ou acomodar sangue dentro de valores pressóricos fisiológicos, causando limitação funcional e necessidade de intervenção terapêutica imediata. Frequentemente, os pacientes evoluem com síndrome do baixo débito cardíaco e congestão sistêmica, sendo o edema agudo de pulmão (EAP) situação comum, em que o aumento abrupto da pressão capilar pulmonar pode levar à insuficiência respiratória[1].

A complexa fisiopatologia da IC inicia-se a partir de um dano miocárdico estrutural primário e posterior disfunção e remodelamento ventricular. Os mecanismos adaptativos associados à ativação neuro-humoral provocam alterações na anatomia e fisiologia do miocárdio e na circulação periférica com, consequentemente, aumento do estresse oxidativo[1].

Por esse motivo, a IC é caracterizada como uma síndrome multissistêmica, com alterações na função pulmonar, musculoesquelética, renal e metabólica, levando esses pacientes a desenvolverem limitação funcional ao exercício e, muitas vezes, às simples atividades de vida diária.

3. MANIFESTAÇÕES CLÍNICAS

Os sinais e sintomas frequentes encontrados na IC são hipotensão arterial, taquicardia, alterações da perfusão periférica e renal, dispneia, fadiga e intolerância ao esforço. Na UTI, o desconforto respiratório é um sinal comum e, quando em repouso, é um sinal clássico de congestão pulmonar e, muitas vezes, eminência de falência cardíaca. A exacerbação desses sinais e sintomas caracteriza o choque cardiogênico[2].

Fisioterapia aplicada no paciente crítico com insuficiência cardíaca congestiva

4. CLASSIFICAÇÃO DA IC

A classificação funcional sugerida pela New York Heart Association (NYHA) é a mais utilizada e fornece uma maneira simples de classificar o grau de IC relacionado à limitação funcional[3].

Quadro 8.1 Classificação funcional da IC de acordo com a NYHA

I	Ausência de sintomas e limitação à atividade física usual
II	Sintomas leves e ligeira limitação durante a atividade normal
III	Limitação da atividade, devido a sintomas, durante atividades leves
IV	Limitações importantes. Sintomas mesmo quando em repouso

Fonte: NYHA – New York Heart Association, 1994.

As entidades American Cardiology College e American Heart Association (ACC/AHA) publicaram uma nova abordagem para a classificação da IC, relacionada a seu desenvolvimento e progressão, estratificando os pacientes em quatro estágios: os estágios A e B ajudam a identificar precocemente os indivíduos com risco de desenvolver IC; o estágio C denota pacientes com sintomas prévios ou atuais de IC; e o estágio D refere-se aos pacientes com IC refratária, elegíveis para suporte e procedimentos especiais[4].

Quadro 8.2 Classificação da IC por estágios de acordo com a ACC/AHA

A	Pacientes com risco para desenvolver IC, com ausência de anormalidades estruturais ou sintomas. Exemplos: doença arterial coronariana, hipertensão ou diabetes
B	Presença de alteração estrutural cardíaca associada ao desenvolvimento de IC, porém sem sintomas. Exemplo: disfunção de VE
C	Presença de sintomas prévios ou atuais de IC, associados a cardiopatia estrutural
D	IC refratária à terapêutica, elegível para uso de assistência circulatória mecânica, diálise, inotrópico, cirurgia, transplante cardíaco ou cuidados paliativos

Fonte: ACC/AHA – American Cardiology Colege/American Heart Association[4].

5. TRATAMENTO DA IC

No âmbito ambulatorial, o tratamento da IC visa melhorar a qualidade de vida e reduzir a mortalidade por meio de terapia medicamentosa e reabilitação cardiovascular.

Na UTI, a abordagem e o tratamento multiprofissional e multidisciplinar englobam desde a restrição hídrica e o tratamento farmacológico até o uso de oxigenoterapia e, se necessário, ventilação mecânica não invasiva ou invasiva, terapia de substituição renal e assistência circulatória mecânica. Após a estabilização clínica, os exercícios motores devem ser iniciados com a finalidade de minimizar os efeitos do repouso prolongado, otimizar a recuperação funcional e diminuir os dias de internação hospitalar[1,5].

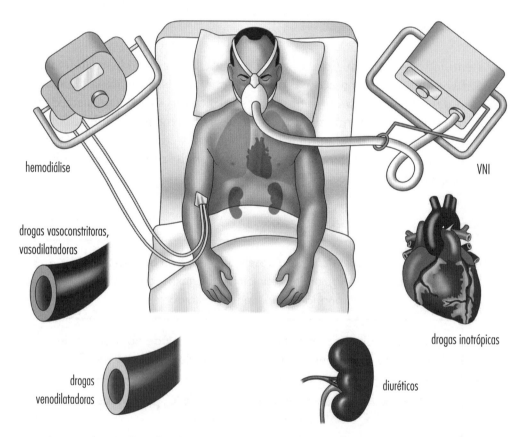

Figura 8.1 Desenho esquemático de um paciente com ICC na UTI. Modificado de Allem LA, CMAJ 2007; 176(6):797-805.

A terapia farmacológica compreende o uso de diuréticos (furosemida) indicados para a congestão pulmonar e/ou sistêmica; vasodilatadores sistêmicos (nitroprussiato de sódio) que melhoram o desempenho cardíaco e reduzem as pressões de enchimento ventricular e a resistência vascular sistêmica e pulmonar;

Fisioterapia aplicada no paciente crítico com insuficiência cardíaca congestiva

agentes inotrópicos que melhoram o desempenho miocárdico; agentes vasoconstritores (noradrenalina) que melhoram a perfusão tissular por meio do aumento da pressão arterial e resistência vascular sistêmica[1].

Os agentes inotrópicos melhoram a força de contração do miocárdio e o débito cardíaco, sendo a dopamina e a dobutamina os fármacos mais utilizados. Em altas doses, a dopamina pode provocar vasoconstrição, e a dobutamina, vasodilatação periférica. Esta diferença pode ser importante no manejo farmacológico da síndrome do baixo débito principalmente quando se utiliza a associação de drogas vasopressoras, como a noradrenalina[1].

A terapêutica cirúrgica em pacientes com insuficiência cardíaca é considerada um complemento à terapêutica clínica, quando esta não apresenta uma resposta favorável.

A indicação de cirurgia de revascularização do miocárdio é considerada nas obstruções arteriais graves e nas complicações do infarto agudo do miocárdio que evoluem com instabilidade hemodinâmica; já as valvoplastias e as trocas valvares estão indicadas nos casos de alterações de fluxos intracardíacos (estenose ou insuficiência) com disfunções ventriculares importantes[1].

Quando o quadro clínico é refratário, mesmo após os procedimentos cirúrgicos, o uso de assistência circulatória mecânica como o balão intra-aórtico ou os dispositivos de assistência ventricular devem ser considerados como terapêutica ou ponte para o transplante cardíaco[1].

Nos casos de taquiarritmias, como a fibrilação atrial (FA) crônica, a ablação por cateter pode ter bons resultados quando o uso de betabloqueadores é ineficiente. Quando a FA ocorre de forma aguda, há a necessidade de intervenção imediata, com uso de antiarrítmicos endovenosos, como a amiodarona, e o repouso deve ser estabelecido. Quando a reversão farmacológica não for eficaz, a reversão elétrica é necessária[1].

Nas arritmias ventriculares complexas, como as taquicardias ventriculares (TV), indica-se o implante de cardiodesfibriladores internos (CDI) ou o implante de marca-passo e de ressincronizadores miocárdicos para os distúrbios de ritmo e de função ventricular, respectivamente[1].

6. INSUFICIÊNCIA CARDÍACA E FUNÇÃO RENAL

A síndrome cardiorrenal é um círculo vicioso que ocorre na IC, levando a insuficiência renal e, subsequentemente, a redução na produção de eritropoietina. Essa redução ocasiona anemia e exacerbação da hipóxia miocárdica e periférica, comprometendo o desempenho funcional e a atividade física[6].

A condução volêmica e o balanço hídrico são fatores fundamentais na avaliação e elaboração da conduta, pois os pacientes que evoluem com balanço muito positivo ou em situação de pré-diálise encontram-se edemaciados, congestos e com baixa tolerância a qualquer tipo de terapia física[7].

7. INSUFICIÊNCIA CARDÍACA E EXERCÍCIO FÍSICO

Os estudos relacionados aos exercícios físico geralmente se concentram na fase ambulatorial da reabilitação cardiovascular e mostram que a melhora da contratilidade miocárdica associada ao aumento da capacidade ventilatória melhoram o débito cardíaco e a oferta de oxigênio tecidual[1].

No paciente crítico, a Fisioterapia objetiva a manutenção ou a melhora das funções cardiocirculatórias, ventilatórias e osteomusculares, por meio de exercícios passivos, assistidos, ativos, resistidos, sedestação fora do leito e deambulação.

O que direcionará o tipo, a duração e a intensidade do exercício será o resultado de uma avaliação minuciosa do quadro geral e das condições clínicas a cada início da terapia.

Antes de iniciar a discussão sobre a terapia motora, entender os mecanismos envolvidos na micro-hemodinâmica e perfusão tecidual torna-se extremamente importante.

7.1. Micro-hemodinâmica e exercício

Como o resultado final da contração miocárdica é a oferta de oxigênio tecidual (DO_2), quanto mais intensa for a atividade física e o consumo de oxigênio tecidual ($V'O_2$), maior será o trabalho miocárdico para manter a DO_2 adequada. Para o cardiopata grave, o cerne dessa questão é a dualidade do aumento do $V'O_2$ em um sistema em que há déficit na DO_2 ou em que esse déficit está sendo suprido por ação farmacológica.

Na prática clínica, a relação entre a DO_2 e o $V'O_2$ pode ser monitorada indiretamente por variáveis laboratoriais como a saturação venosa mista de oxigênio (SvO_2) e os níveis séricos de lactato. Essas variáveis denotam a perfusão tecidual e, indiretamente, o débito cardíaco; como exemplo, pacientes em baixo débito, por qualquer etiologia, apresentam baixa SvO_2 e hiperlactatemia.

Essas variáveis, além da acidose e da avaliação clínica, servem como *feedback* para o aumento ou a diminuição das dosagens de drogas inotrópicas e vasomotoras; dentro dos limites aceitáveis, essas variáveis nos mostram que a perfusão tecidual está adequada, mesmo que por ação farmacológica. O inverso também é verdadeiro.

O aumento na SvO_2 pode ser observado nos casos iniciais da sepse grave e não deve ser interpretado como uma ótima perfusão tecidual, pois, na realidade não é a DO_2 que está adequada, mas sim a taxa de extração de oxigênio

Fisioterapia aplicada no paciente crítico com insuficiência cardíaca congestiva

que está alterada pelo hiperdinamismo cardíaco. Neste caso, o sistema funcionará como se fosse uma "baixa oferta", pois a não captação de O_2 alterará o metabolismo aeróbio da mesma forma que se houvesse uma baixa oferta de O_2.

A dobutamina e dopamina aumentam o débito cardíaco e a SvO_2, por meio do aumento da força de contração ventricular, enquanto a noradrenalina aumenta a PA por meio do aumento da resistência vascular periférica. Quanto maiores forem as suas dosagens, maior será a debilidade do sistema cardiocirculatório em manter seus parâmetros fisiológicos.

Quanto maiores a acidose metabólica, a hiperlactatemia e a diminuição da SvO_2, maiores a hipoperfusão e as alterações metabólicas por ela geradas, portanto, menor deve ser o gasto energético. São esses casos em que a atenção do fisioterapeuta se volta para condutas que objetivem não aumentar o $V'O_2$.

8. ATUAÇÃO DA FISIOTERAPIA

A abordagem do doente cardiopata com IC na UTI deve ser globalizada. Na maioria das vezes, o foco inicial é o sistema ventilatório, devido ao desconforto respiratório importante.

Na fase de compensação da IC, a abordagem se volta para o sistema musculoesquelético com a finalidade de aumentar o nível de atividade física e otimizar a tolerância ao esforço, visando à alta da UTI.

A questão que se coloca é sobre a dosagem do exercício físico nos pacientes dependentes de drogas de ação cardiocirculatória. Questões como quando iniciar os exercícios resistidos, quando retirar esse paciente do leito ou quando iniciar a deambulação estão sempre presentes quando da realização do plano de atendimento.

A literatura é escassa quanto à mobilização precoce desses pacientes. O que apresentamos são experiências clínicas, que nos orientam a uma avaliação detalhada, para se definir "quando iniciar a mobilização" e os limites, "até aonde ir".

8.1. Avaliação fisioterapêutica

A homeostase dos sistemas descritos a seguir refere-se a um paciente compensado e, portanto, apto para uma atividade física crescente na UTI.

Avaliação hemodinâmica

Na avaliação hemodinâmica os parâmetros a serem observados são a PA, a FC e a pressão da artéria pulmonar. Os quadros de hipertensão, hipotensão e arritmias associados aos índices de hipoperfusão tecidual ou baixo débito cardíaco podem estar presentes nos pacientes coronariopatas, valvopatas, com doenças dos vasos intratorácicos ou doenças associadas, como a hipertensão pulmonar

(HP). A HP limita funcionalmente a condição respiratória, seja pela hipoxemia e hipercapnia ou pelo aumento da pós-carga do ventrículo direito. A manipulação desses pacientes deve ser realizada com critério.

Avaliação neurológica

Avaliam-se os níveis de cognição e entendimento, a orientação têmporo--espacial, os estados de *delirium* e comprometimentos motores ou de equilíbrio.

Avaliação respiratória

A taquipneia, a dispneia, o uso de musculatura acessória, a assincronia dos compartimentos toracoabdominais e as alterações na propedêutica pulmonar expressam alterações respiratórias ou cardíacas. Na ausculta pulmonar é frequente a presença de som pulmonar diminuído nas regiões basais, mais comumente na base esquerda, devido ao aumento da área cardíaca, e presença de estertores crepitantes decorrentes da congestão pulmonar. O derrame pleural é comum, juntamente com atelectasias do parênquima adjacente, os quais são percebidos na ausculta pulmonar pela presença de sopros, compressivo e tubário, respectivamente.

A análise da gasometria arterial e venosa é realizada sempre que possível, verificando os desequilíbrios acidobásicos decorrentes das alterações ventilatórias ou metabólicas. A hipoxemia e a hipercapnia também são comuns e não podem ser entendidas como alterações isoladas do sistema respiratório, mas sim associadas à fisiopatologia da IC.

Avaliação de quadros infecções e de hipertermia

Pacientes com quadro infeccioso agudo e/ou hipertérmicos já apresentam um quadro metabólico hiperdinâmico, e recomenda-se que a Fisioterapia motora tenha início após a estabilização desse quadro para não aumentar ainda mais o VO_2.

Avaliação da função renal e balanço hídrico

A insuficiência renal gera hipervolemia, arritmias e acidose metabólica. Os níveis de ureia e creatinina, desde que não desencadeiem uremia e alterações neurológicas, não influenciam a conduta fisioterapêutica. No entanto, a hipervolemia limita a capacidade ventilatória e o edema periférico aumenta a sobrecarga muscular. Nos pacientes dialíticos esta situação torna-se mais acentuada, pois a hipervolemia e a hiperpotassemia, na fase pré-diálise, e a sensação de exaustão referida pelos pacientes, na fase pós-diálise, dificultam a terapia.

Fisioterapia aplicada no paciente crítico com insuficiência cardíaca congestiva

Avaliação do ritmo cardíaco

As arritmias complexas como as taquicardias supraventriculares e ventriculares, sustentadas ou não, e o *flutter* atrial requerem repouso absoluto. A FA, quando crônica e não acompanhada de alteração hemodinâmica, não se torna contraindicação para as atividades no leito, porém, as atividades em ortostatismo ou deambulação devem ser realizadas somente após avaliação da equipe médica. A FA aguda é sempre preocupante, pois se trata de uma descompesação funcional--metabólica iminente e dever ser tratada com repouso absoluto e conduta médica.

Avaliação de exames de imagem

Os exames de imagem como a radiografia e a tomografia computadorizada de tórax auxiliam na identificação da presença de infecções, atelectasia, pneumotórax, pneumopericárdio e derrame pleural e, assim, ajudam a guiar a terapia proposta.

É essencial conhecer a condição prévia à internação. Muitas vezes, os pacientes já apresentam alterações na radiografia torácica, na oxigenação, no padrão ventilatório ou limitações na realização de atividades de vida diária em condições compensadas da IC, servindo de base para que se possa entender "o que esperar" como resposta da terapia proposta.

8.2. Fisioterapia respiratória

A Fisioterapia respiratória objetiva a manutenção ou melhora da função pulmonar como um todo, seja por técnicas de remoção de secreção brônquicas, de expansão pulmonar ou por meio da manipulação da ventilação mecânica não invasiva ou invasiva.

As técnicas de remoção e de expansão pulmonar, bem como suas indicações e contraindicações para os pacientes com IC não diferem. Um ponto a ser considerado é a tolerância do paciente em realizá-las, principalmente as técnicas que impõem um maior gasto energético ou que necessitam de decúbitos que, muitas vezes, não estão indicados devido à dispneia ou ortopneia que eles frequentemente apresentam.

Técnicas que utilizam aumento do fluxo expiratório (AFE) de modo rápido e a tosse consecutiva podem aumentar a dispneia. Na prática, opta-se por terapias de fluxo expiratório lento como a drenagem autogênica, a AFE lenta e o ciclo ativo da respiração, principalmente porque esses pacientes apresentam alterações na região mais distal; fluxos expiratórios lentos aumentam a interação gás-líquido necessária para o deslocamento de secreções dessas regiões. A aspiração nasotraqueal pode ser utilizada naqueles pacientes com incapacidade de eliminar essas secreções; a hiperoxigenação prévia e durante a técnica são recomendadas, principalmente nos pacientes com congestão pulmonar, hipoxêmicos e arrítmicos[8].

A inspirometria de incentivo e os exercícios respiratórios geralmente são bem tolerados e são realizados com o paciente sentado ou, quando possível, fora do leito. Na progressão, podem ser associados a exercícios de membros superiores ou inferiores em ortostatismo[8].

Para os pacientes com atelectasias segmentares ou lobares a indicação de pressão positiva, seja na forma intermitente (RPPI) ou contínua nas vias aéreas (CPAP), deve ser considerada[8].

Nos casos de congestão pulmonar por hipervolemia, insuficiência renal ou disfunção ventricular, a terapia com CPAP é amplamente empregada. O limiar para a utilização de CPAP ou binível pressórico relaciona-se ao aumento do trabalho ventilatório, uso de musculatura acessória, presença de hipoxemia e hipercapnia[8].

A utilização de pressão positiva em pacientes hipotensos, em baixo débito cardíaco e com hipertensão pulmonar associada merecem considerações especiais. Entender o tipo de disfunção ventricular é o ponto-chave, pois, nos casos de disfunção diastólica a terapia com pressão positiva pode provocar efeitos adversos na complacência ventricular e dificultar o enchimento ventricular, ocasionando ou aumentando o baixo débito cardíaco. Na disfunção sistólica o efeito é inverso, e a pressão positiva facilita a ejeção ventricular e melhora o débito cardíaco, principalmente na IC do tipo chagásica ou decorrente de miocardiopatia dilatada não hipertrófica, na qual também os parâmetros de perfusão periférica podem apresentar melhoras significativas.

A hipertensão pulmonar primária ou associada à insuficiência ventricular esquerda ou tromboembolismo pulmonar sempre deve ser considerada como aumento da pós-carga do VD. Assim, torna-se obrigatória a monitorização da PA, FC, SpO_2 e do trabalho ventilatório; pressões positivas são aplicadas em valores nas vias aéreas mais baixos, em associação com aumento da F_IO_2 quando necessário[9].

Todas essas alterações na dinâmica cardíaca estão diretamente relacionadas à situação volêmica. Pacientes com normovolemia ou hipervolemia são menos suscetíveis a variações na PA, enquanto nos hipovolêmicos o efeito é inverso[9].

Os valores de pressões positivas inspiratórias ou expiratórias devem ser empregados a partir de um equilíbrio entre a condição hemodinâmica e ventilatória, considerando que o objetivo da terapia é atingir uma ventilação eficaz para correção da hipoxemia, da hipercapnia e diminuição do trabalho ventilatório.

Edema agudo de pulmão

O edema agudo de pulmão (EAP) é a consequência das descompensações agudas mais frequente na IC e no IAM, mesmo nos pacientes com FeVE preservada. Relaciona-se à isquemia miocárdica transmural ou subendocárdica, situações de hipertensão arterial não controlada e nos casos de insuficiência renal associada.

Fisioterapia aplicada no paciente crítico com insuficiência cardíaca congestiva

Na prática do fisioterapeuta que atua em UTI, esta situação demanda uma ação rápida na prevenção da intubação orotraqueal. A ventilação não invasiva em conjunto com a terapia medicamentosa é considerada evidência de nível B.

Uma meta-análise mostrou superioridade de ambas as terapias pressóricas em relação à terapia medicamentosa e oferta de oxigênio na diminuição da intubação orotraqueal e mortalidade. Não foram encontradas diferenças significantes entre a utilização da CPAP e do binível pressórico[10].

8.3. Fisioterapia motora

A Fisioterapia motora visa melhorar a amplitude de movimento articular, evitar os efeitos da imobilização e otimizar a recuperação funcional do cardiopata grave[8]. Atualmente, há poucas referências na literatura sobre a realização de exercícios terapêuticos no paciente com uso de drogas cardiocirculatórias. Alguns aspectos merecem especial atenção antes da realização de qualquer terapia.

8.3.1. Considerações gerais

Para os pacientes com sangramentos gastrointestinais e enterorragias, alterações da pressão intracraniana e isquemia miocárdica ativa, o repouso deve ser preconizado como primeira escolha e, posteriormente, cada caso deve ser discutido com a equipe multiprofissional. Para os pacientes hipoxêmicos, a utilização de oxigenoterapia suplementar deve ser considerada para que a SpO_2 seja maior que 94%[8].

Fração de ejeção do ventrículo esquerdo

Quanto menor for a FeVE prévia, maior será a sobrecarga ventricular, porém pacientes com baixa FeVE podem estar mais compensados e aptos a realizar a Fisioterapia motora sem apresentar sinais de desconforto. Essa variável não deve ser analisada de forma isolada, mas dentro de todo o contexto clínico do paciente.

PA e FC

Considerar como limites de contraindicação a pressão arterial sistólica maior que 200 mmHg e a pressão arterial média menor que 65 mmHg ou maior que 110 mmHg. Se o desmame de drogas inotrópicas estiver ocorrendo, considerar a clínica do paciente e a estabilidade das variáveis hemodinâmicas nas últimas 24 horas e no momento da terapia. É comum os pacientes com drogas inotrópicas apresentarem FC mais elevada; assim, deve-se considerar como apto o paciente com FC menor que 130 bpm e maior que 40 bpm e ausência de arritmias complexas. Caso o paciente tenha FA, deve-se considerar se esta é crônica ou aguda; se for aguda, o repouso deve ser instituído[11].

Presença de marca-passo

Pacientes com marca-passo provisório e com ritmo próprio podem ser retirados do leito e deambular, após a verificação do funcionamento do dispositivo e avaliação médica. Caso o paciente não tenha ritmo cardíaco próprio e esteja totalmente dependente de marca-passo, a terapia fora do leito deve ser realizada com monitoração da FC e contar com supervisão médica.

Condição metabólica

Para realizar o atendimento motor deve ser considerada SvO_2 maior que 65% e ausência de acidose metabólica e hiperlactatemia. Porém, na maioria das vezes, pacientes com disfunções cardíacas graves apresentam valores de SvO_2 e lactato fora do limite de normalidade. Assim, recomenda-se avalair sua condição clínica; uma vez que estejam clinicamente estáveis e monitorados adequadamente, poderão receber o atendimento fisioterapêutico.

Habitualmente, os pacientes com ICC não toleram exercícios com tempo prolongado ou de alta intensidade, sendo que a terapia deve ser concisa e abordar a necessidade real do paciente.

Os exercícios podem ser passivos, ativo-assistidos, ativos e resistidos. Quando possível, deve-se programar a retirada do leito, mantendo o paciente em sedestação ou realizando a deambulação assistida. As articulações devem ser mobilizadas para ganho de ADM e deixadas em posição neutra ou anatômica e com coxins para evitar deformidades[11].

Os exercícios passivos, ativo-assistidos, ativos e resistidos devem englobar os grandes grupos musculares da cintura escapular, membros superiores, cintura pélvica e membros inferiores, visando ao ganho de força para cada grupo muscular e à colocação do paciente em posição ortostática. Para isso, utilizam-se cargas manuais, halteres, caneleiras ou resistores elásticos, com aplicação de séries de 1 a 3 repetições para cada grupo muscular; outra estratégia é executar as diagonais primárias e secundárias da facilitação neuromuscular proprioceptiva para membros superiores e inferiores (Figura 8.2).

A evolução das séries e da carga é considerada a partir da estabilidade clínica e da monitorização dos sinais e sintomas apresentados pelo paciente (Figura 8.3).

Fisioterapia aplicada no paciente crítico com insuficiência cardíaca congestiva

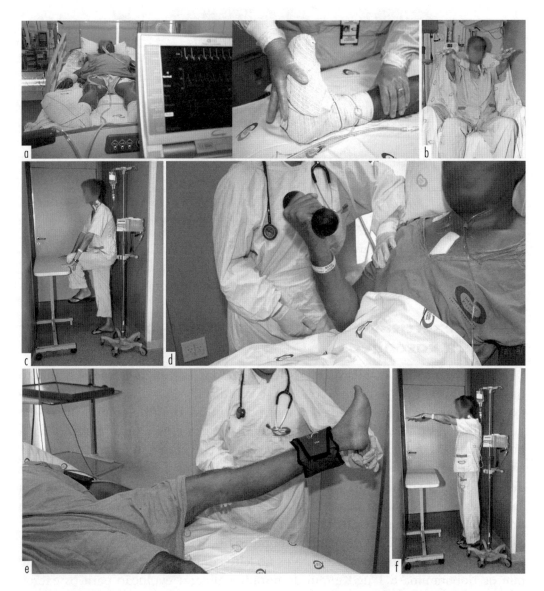

Figura 8.2 Evolução da terapia motora no paciente com IC: a) exercícios passivos aplicados ao paciente restrito ao leito dependente de assistência circulatória; b) exercícios ativos para membros superiores em sedestação; c) exercícios ativos para membros inferiores em ortostatismo; d) exercícios resistidos com carga para membros superiores; e) exercícios resistidos com carga para membros inferiores; f) exercícios ativos associados à respiração para membros superiores.

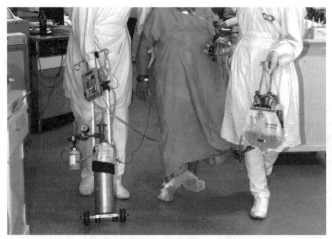

Figura 8.3 Paciente em uso de droga inotrópica (dobutamina) e oxigênio suplementar em deambulação assistida pelo fisioterapeuta. Observar a monitorização por oxímetro de pulso no dedo indicador esquerdo e cardiofrequencímetro no punho direito.

8.4. Exercício e dosagem de drogas inotrópicas e vasoativas

As drogas cardiocirculatórias são consideradas em microgramas/Kg/minuto (µg/Kg/min) devido às diferentes concentrações utilizadas nas diversas UTI. Na prática, consideramos doses elevadas do inotrópico positivo (dobutamina) valores de 20 µg/kg/min e do vasopressor (noradrenalina) de 2 µg/kg/min. Quanto menor for a dosagem dessas medicações, mais liberdade o fisioterapeuta terá para realizar exercícios de maior intensidade. Lembre-se que doses altas de dobutamina nos indicam disfunções ventriculares importantes, e de noradrenalina, incapacidade do sistema cardiovascular em manter adequados níveis de PA. Não é do nosso conhecimento uma correlação clara entre dosagem de drogas e o tipo de exercício; o que nos guia é o bom senso entre a clínica, exames laboratoriais e a dosagem prescrita. Em nossa Instituição, executamos exercícios ativos no leito com doses altas, de até 20 µg/Kg/min de dobutamina e 1 µg/Kg/min de noradrenalina; a evolução para os exercícios resistidos ou de aumento de intensidade deve ser diretamente proporcional ao desmame das drogas e a tolerância do paciente. Doses de dobutamina inferiores a 10 µg/Kg/min e de noradrenalina inferiores a 0,3 µg/Kg/min nos permitem realizar exercícios resistidos e, muitas vezes, colocar o paciente em ortostatismo e sentado fora do leito. A deambulação deve ser considerada a partir de 3 µg/Kg/min de dobutamina ou 0,2 de noradrenalina, sempre após avaliação da condição macro e microhemodinâmica, juntamente com a equipe médica[12].

A monitorização e a tolerância ao exercício devem ser avaliadas por meio do fluxograma abaixo e, assim que possível, deve-se aumentar a intensidade da atividade física ou interrompê-la, se necessário[8].

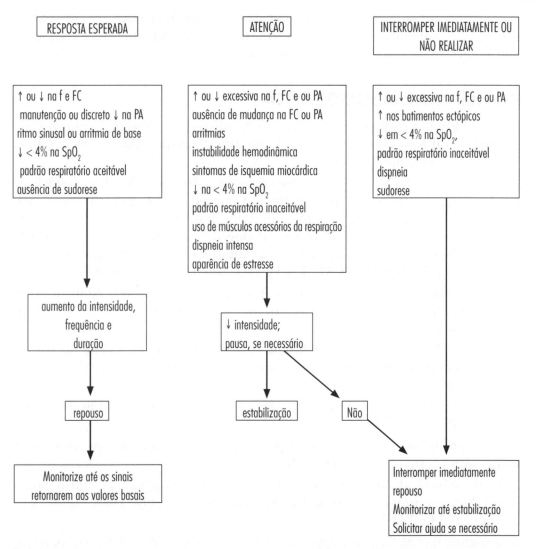

Figura 8.4 Fluxograma para avaliação e monitorização dos sinais e sintomas durante a realização da atividade física. Fonte: Adaptado de Gosselink R. Intensive Care Medicine, 2008.

9. CONSIDERAÇÕES FINAIS

O profissional que atua com pacientes em estágio avançado ou, muitas vezes, terminal de IC sabe o quanto é difícil a tomada de decisão terapêutica. Muitas vezes, nosso objetivo primário e único é apenas minimizar a dispneia do paciente, tentando deixá-lo o mais confortável possível.

Outras vezes é possível mobilizar um membro, e com o prosseguir, o próprio paciente consegue realizar movimentos junto com um discreto sorriso. Quando consegue-se mante-los em bipedestação, não é raro ouvirmos "agora me sinto mais vivo".

Entender essa doença, seus pormenores e a complexa inter-relação com os sistemas é o caminho para se poder realizar uma assistência criteriosa e com segurança junto ao paciente crítico com insuficiencia cardíaca.

REFERÊNCIAS BIBLIOGRÁFICAS

1. Bocchi EA et al; Sociedade Brasileira de Cardiologia. I Diretriz Latino-Americana para avaliação e conduta na insuficiência cardíaca descompensada. Arq Bras Cardiol. 2005;85(supl 3):1-48.

2. Dickstein K et al; ESC Committee for Practice Guidelines (CPG). ESC Guidelines for the diagnosis and treatment of acute and chronic heart failure 2008: the Task Force for the Diagnosis and Treatment of Acute and Chronic Heart Failure 2008 of the European Society of Cardiology. Developed in collaboration with the Heart Failure Association of the ESC (HFA) and endorsed by the European Society of Intensive Care Medicine (ESICM). Eur Heart J. 2008;29(19):2388-2442.

3. The criteria committee of the New York Heart Association. Nomenclature and Criteria for Diagnosis of Diseases of the Heart and Great Vessels. New York (NY): Little Brown Co; 1994.

4. Mebazaa A. Current ESC/ESICM and ACC/AHA guideline update for the diagnosis and management of chronic heart failure in adults: are there differences? Pol Arch Med Wewn. 2009;119(9):569-573.

5. Allen LA, O'Connor CM. Management of acute decompensated heart failure. CMAJ. 2007;176(6):797-805.

6. Hollemberg NK. Control of renal perfusion and function in congestive heart failure. Am J Cardiol. 1988;62(8):72E-75E.

7. Leithe ME et al. Relationship between central hemodynamics and regional blood flow in normal subjects and in patients with congestive heart failure. Circulation. 1984;69(1):57-64.

8. Gosselink R et al. Physiotherapy for adult patients with critical illness: recomendations of the European Respiratory Society and European Society of Intensive Care Medicine Task Force on Physiotherapy for Critically ill Patients. Intensive Care Med. 2008;34(7):1188-1199.

9. Michard F. Changes in arterial pressure during mechanical ventilation. Anesthesiology. 2005;103(2):419-428.

10. Winck JC et al. Efficacy and safety of non-invasive ventilation in the treatment of acute cardiogenic pulmonary edema: a systematic review and meta-analysis. Crit Care. 2006;10(2):R69.

11. Timmerman RA. A mobility protocol for critically ill adults. Dimens Crit Care Nurs. 2007;26(5):175-179.

12. Burtin C et al. Early exercise in critically ill patients enhances short-term functional recovery. Crit Care Med. 2009;37(9):2499-2505.

9

CAPÍTULO

Fisioterapia em pacientes sob assistência circulatória mecânica

Karin Lika Degaki
Genai M. P. C. Latorre

OBJETIVOS

- Conhecer os diversos tipos de assistência mecânica.
- Ser capaz de avaliar e programar atendimento fisioterapêutico em pacientes sob assistência circulatória mecânica.

PALAVRAS-CHAVE

- Assistência circulatória, balão intra-aórtico, *bio pump*, ventrículo artificial, oxigenador de membrana extracorpórea.

1. INTRODUÇÃO

O manuseio do paciente cardiopata crítico, hemodinamicamente instável, fundamenta-se no diagnóstico da causa e em seu tratamento, com base na monitorização, no ajuste volêmico e no suporte farmacológico e mecânico da circulação. Propõe-se, portanto, como estratégia inicial, a otimização da volemia concomitantemente ao suporte farmacológico, associando-se um ou mais inotrópicos vasodilatadores. Porém, quando essas medidas não se mostram suficientes, indica-se o suporte circulatório mecânico, que pode ser parcial ou total[1].

O suporte circulatório mecânico define-se como qualquer dispositivo utilizado temporariamente para auxiliar ou substituir completamente o coração em sua função de bomba, proporcionando fluxo sanguíneo adequado aos tecidos. Antes da indicação de utilização desse suporte, é importante afastar qualquer tipo de lesão residual ou falha de diagnóstico que possa estar levando a uma interpretação equivocada do quadro clínico em evolução, pois a assistência circulatória mecânica não corrige nenhum defeito residual ou erro diagnóstico.

A classificação pode ser de acordo com o modo de bombeamento, localização dos dispositivos, tipo de acionamento, tipo de assistência e modalidade de aplicação, conforme descrito na Tabela 9.1.

Tabela 9.1 Classificações do suporte circulatório mecânico

Características	Forma de pulso	Modelo
Modos de bombeamento	Não pulsáteis / Fluxo radial	Centrífugas
	Não pulsáteis / Fluxo axial	Hemopump®
	Pulsáteis	ventrículo artificial, coração artificial total
Localização dos dispositivos	Implantável	Heartmate®, Novacor®
	Paracorpórea	InCor, Thoratec®, Berlin Heart®
Tipo de acionamento	Pneumático	InCor, Thoratec®, Berlin Heart®
	Eletromecânico	Heartmate®, Novacor®
	Eletro-hidráulico	
	Biomecânico	
Tipo de assistência	Em série com contrapulsão	Balão intra-aórtico
	Em paralelo	Bomba centrífuga e ventrículo artificial
	Substituição mecânica	Coração artificial total
	Compressão extrínseca	Cardiomioplastia
Modalidade de aplicação	Ponte para transplante	
	Ponte para recuperação	
	Suporte temporário	ECMO
	Assistência permanente	Cardiomioplastia

2. BALÃO INTRA-AÓRTICO (BIA)

O balão intra-aórtico (BIA) é o dispositivo de assistência mecânica parcial mais utilizado. Seu princípio baseia-se no conceito da contrapulsação. Relativamente de baixo custo e de fácil manuseio, sua indicação está sendo cada vez mais precoce.

O BIA é constituído: (a) cateter de duplo lúmen, cuja extremidade distal está envolvida por um balão inflável de poliuretano, com comprimento de 20 a 25 cm, capaz de conter de 30 a 50 cc de volume; (b) console, que é um sistema propulsor constituído basicamente por um painel que possui monitor de eletrocardiograma (ECG), com registro de ondas de pressão arterial, de volume do balão, ajustes para os tempos de inflação e desinflação do balão e alarmes relacionados ao funcionamento eletromecânico do sistema e do reservatório de gás[1].

O balão é inflado de gás por meio de um dos lumens do cateter. O gás mais utilizado dentro do sistema é o hélio. O gás hélio não apresenta solubilidade sanguínea, mas tem baixa viscosidade e baixo peso molecular. O fato de ter um número atômico igual a 2 lhe dá a característica de ser muito rápido e expansivo, o que é fundamental para inflar e desinflar o balão rapidamente[1,2].

O cateter é introduzido pela artéria femoral até chegar à posição correta na aorta, podendo ser auxiliado por fluoroscopia, ecocardiografia ou radiografia simples de tórax, após se estimar externamente a altura da extremidade do cateter. A extremidade distal do balão é radiopaca e deve estar localizada em posição distal à origem da artéria subclávia esquerda[1-3] (Figura 9.1).

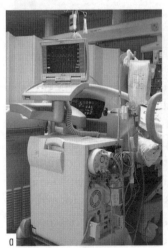
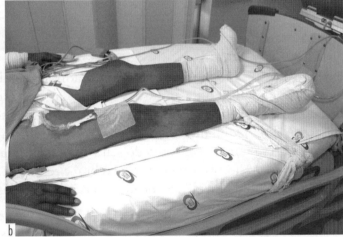

Figura 9.1 a) BIA: console capaz de aspirar e bombear, alternadamente, o volume gás (hélio) no interior do balão; b) cateter – balão, revestido de bainha plástica, inserido na artéria femoral do paciente.

O mecanismo de ação do BIA apresenta dois componentes distintos. O funcionamento do balão, posicionado no segmento proximal da aorta ascendente, promove deslocamento de 30 a 50 mL de sangue; o balão é inflado e esvaziado em sincronia ao ciclo cardíaco. Inflar o balão na diástole, concomitantemente ao fechamento da valva aórtica, gera aumento da pressão diastólica na aorta proximal, que promove maior pressão de perfusão coronariana, com aumento da oferta de oxigênio e melhora da contratilidade miocárdica. A desinsuflação do balão no início da sístole ventricular gera uma rápida diminuição do fluxo de sangue na aorta, proporcional ao volume do balão, reduzindo a impedância à ejeção ventricular, ou seja, da pós-carga, requerendo menor demanda de oxigênio[1] (Figura 9.2). A contrapulsação pelo BIA também oferece suporte circulatório sistêmico, em virtude do aumento da pressão arterial média; como resultado, o débito cardíaco aumenta em aproximadamente 25%[3,5] (Figura 9.2).

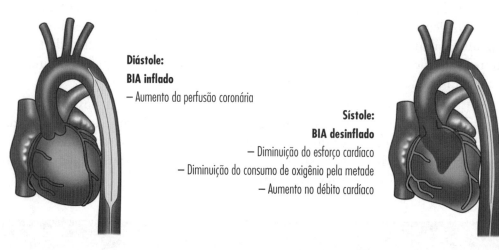

Figura 9.2 Mecanismo de ação.

O BIA causa diminuição da pressão aórtica sistólica e aumento da pressão diastólica; diminuição das pressões ventricular esquerda sistólica e diastólica final, do capilar pulmonar e do átrio esquerdo; aumento do débito cardíaco e da fração de ejeção; diminuição da pré e pós-carga; diminuição da tensão da parede ventricular esquerda, bem como do seu volume; diminuição do trabalho ventricular; aumento do fluxo coronariano, cerebral e renal por melhora do débito cardíaco e diminuição da incidência de arritmias relacionadas à isquemia miocárdica[1].

Como consequência, observa-se o grande benefício na redução das necessidades de oxigênio do miocárdio, porque o trabalho necessário à ejeção sistólica é menor; um tempo de ejeção sistólica menor aumenta, dessa forma, a duração da diástole, que resulta em maior fluxo para as artérias coronárias. Ocorre aumento do volume de sangue ejetado em cada sístole devido à redução da resistência ao fluxo (redução da pós-carga). A função do ventrículo direito pode melhorar

Fisioterapia em pacientes sob assistência circulatória mecânica

indiretamente, em razão da redução das pressões de enchimento do ventrículo esquerdo. Dessa forma, a aplicação do BIA melhora a relação entre a oferta e o consumo de oxigênio do miocárdio[3].

O funcionamento do BIA pode estar comprometido por alterações do ritmo cardíaco, como taquicardia e frequência cardíaca acima de 120 batimentos por minuto; fibrilação atrial ou qualquer outro tipo de arritmia que altere a eficiência da contrapulsação, devendo ser controlada na medida do possível; obstrução ao fluxo de ar, como compressão ou qualquer obstrução no trajeto do dispositivo e pela perda de gás, motivada por ruptura do balão ou qualquer desconexão no sistema[1].

A indicação formal do BIA é como coadjuvante no tratamento do choque cardiogênico, decorrente de várias situações: falência cardíaca após cirurgia cardíaca, angina instável, complicações do IAM, insuficiência mitral, comunicação interventricular, arritmias refratárias, aneurisma ventricular, disfunção ventricular grave por miocardites ou miocardiopatias. Está, também, indicado em outros estados clínicos, como: choque séptico, injúria miocárdica sem necrose, choque induzido por drogas e contusão miocárdica. Em geral, o tratamento com o BIA é considerado em pacientes com potencial de recuperação do ventrículo esquerdo[1].

Existem, entretanto, algumas contraindicações do BIA, dentre as quais estão a insuficiência aórtica grave, baixo débito e hipotensão grave, dissecção aórtica, aneurisma de aorta torácica ou abdominal, doença vascular periférica grave e lesão cerebral irreversível[1,3,4].

As complicações relacionadas à contrapulsação com o BIA ocorrem pelo fato de ser um procedimento invasivo. No entanto, a incidência reduziu-se consideravelmente nos últimos anos devido ao aumento da experiência com o procedimento. A complicação mais comum é a isquemia do membro usado para a inserção do balão, pois a presença do cateter-balão e sua movimentação junto ao endotélio podem favorecer a trombose ou as lacerações da camada íntima. Os sinais de diagnóstico dessa complicação é a perda dos pulsos distais, podendo ocorrer em cerca de 14 a 45% dos casos. A ocorrência de sinais isquêmicos indica a necessidade de remover o balão e de restaurar a circulação para o membro comprometido. Além da trombose, pode ocorrer injúria da parede arterial, perfuração e/ou dissecção da artéria utilizada para a inserção do cateter-balão devido à ocorrência de traumatismos produzidos pela extremidade do cateter. Outras complicações podem ocorrer, como isquemia renal, mesentérica ou da artéria subclávia, embolia de trombos que se formam na retirada do balão ou embolia de placas de arteriosclerose em sua colocação, ruptura ou dissecção de aorta ou artéria ilíaca, trombose como consequência da imobilização prolongada, formação de pseudo-aneurisma e até mesmo paraplegia[3].

Além das complicações vasculares, pode ocorrer uma contrapulsação ineficaz devido à migração do cateter para um ramo arterial originado no arco aórtico, geralmente a subclávia ou a carótida esquerdas; as alterações produzidas na onda de pulso do cateter inserido na artéria radial permitem suspeitar dessa complicação. A ocorrência de trombocitopenia que, em geral, é leve e não costuma produzir sangramentos, pode aparecer como complicação, pois a contrapulsação associada à presença do cateter-balão no interior da aorta contribui para a redução do número de plaquetas funcionantes em circulação. Em menor incidência, podem ocorrer as embolias gasosas, como consequência da rotura do balão, a hemólise, devido à contrapulsação prolongada, especialmente nos pacientes com frequência cardíaca elevada, e, finalmente a infecção na região inguinal, incisão para a entrada do cateter[3].

3. BIO PUMP

É um mecanismo de bomba centrífuga, com fluxo contínuo, que se movimenta perpendicularmente ao eixo de rotação da bomba. O sangue é admitido no conector de entrada e é arrastado radialmente, pelo efeito centrífugo, em direção à base do cone onde sai da bomba, já sob pressão, pelo conector de saída. É uma bomba cinética, ou seja, a ação de propulsão do sangue é realizada pela adição de energia cinética produzida pela rotação de um elemento rotor[4].

No tipo mais comum de bomba centrífuga existe um conjunto de cones concêntricos, dos quais o mais externo, de policarbonato, contém um orifício central, de entrada, e um orifício lateral, de saída, aos quais se adaptam as linhas correspondentes. O cone mais interno tem um acoplamento magnético com um rotor externo que o faz girar a elevadas rotações por minuto. O giro do cone interno faz girar os demais cones, produzindo um efeito semelhante a um "redemoinho". A criação da força centrífuga e sua transmissão ao sangue produzem o fluxo sanguíneo. Essas bombas podem fornecer, aproximadamente, um fluxo máximo da ordem de 8 L/min sob pressão contínua da ordem de 100 mmHg[4,5](Figura 9.3).

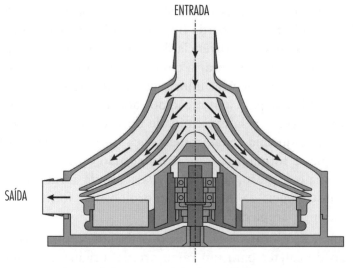

Figura 9.3 Esquema de funcionamento da bomba centrífuga[5].

Fisioterapia em pacientes sob assistência circulatória mecânica

Nessa bomba não há pré-carga, e o fluxo depende diretamente do número de rotações por minuto do cone interno. O fluxo varia conforme a resistência vascular periférica contra a qual a bomba impulsiona o sangue. Quando a velocidade de giro do cone é diminuída, o fluxo de sangue se reduz; quando a resistência periférica do paciente aumenta, o fluxo da bomba também se reduz. Quando se mantém uma velocidade constante (RPM) e a resistência vascular periférica é reduzida, o fluxo aumenta substancialmente. Para o adequado controle do funcionamento desse tipo de bomba, é essencial um fluxômetro acoplado ao sistema, pois o fluxo da bomba não pode ser avaliado de outro modo.

Entre as vantagens das bombas de fluxo contínuo sobre as pulsáteis, destacam-se: fluxo unidirecional sem o uso de válvulas, possibilidade de tubulações mais finas para um mesmo débito (pela ausência de pulso), menores complicações trombóticas e hemolíticas, pois o sangue desliza suave e continuamente através do dispositivo.

Habitualmente, com a bomba centrífuga, a assistência ventricular direita é realizada com drenagem através da canulação do átrio direito ou do ventrículo direito, sendo a cânula de retorno do sangue colocada na via de saída do ventrículo direito, ou, mais comumente, no próprio tronco da pulmonar. Na assistência ventricular esquerda, a canulação de drenagem se faz através da veia pulmonar superior direita ou da aurícula esquerda, e o retorno, através de cânula colocada na aorta ascendente[5] (Figura 9.4).

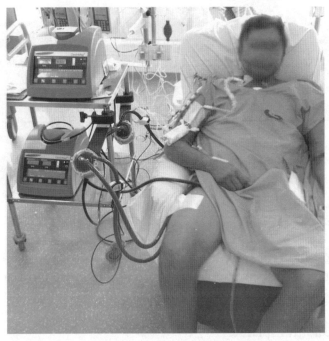

Figura 9.4 *Bio pump* biventricular instalado em paciente na UTI.

Inicialmente, a bomba centrífuga foi desenvolvida para ser usada como coração artificial, mas não se adaptou bem a essa função. Devido à sua simplicidade e à baixa lesão que causa aos elementos figurados do sangue, a bomba centrífuga começou a ser usada em casos de circulação extracorpórea prolongada e para suporte circulatório[5].

Problemas técnicos de infiltração de sangue no eixo da bomba geram a necessidade da troca das bombas, obrigatoriamente, com frequência de 2 a 3 dias[5].

4. VENTRÍCULO ARTIFICIAL

O ventrículo artificial é um suporte circulatório que se caracteriza por substituir as funções ventriculares sem que haja a necessidade de extração do órgão. É uma estratégia utilizada como "ponte" para o transplante cardíaco. Esse equipamento, produzido nos Estados Unidos, Alemanha e Japão, tem sido desenvolvido e utilizado no Incor desde 2001.

O equipamento chamado DAV-Incor (dispositivo de assistência ventricular)[4-8] é de instalação paracorpórea, fixado na região abdominal, e possui formato circular. Sua constituição, de aproximadamente 9 cm de diâmetro, é de relativa simplicidade, o que o torna mais acessível. É uma bomba de fluxo pulsátil caracterizada por possuir duas câmaras, uma pneumática e outra sanguínea, separadas por uma membrana. Nesse sistema, aplica-se vácuo na câmara pneumática, incrementando sua drenagem (Figura 9.5).

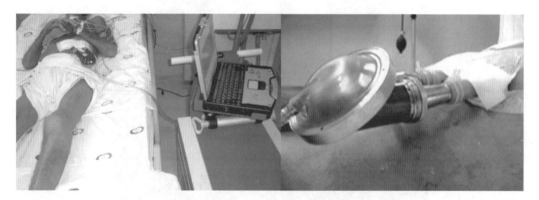

Figura 9.5 Dispositivo DAV (InCor)[6].

Esse mecanismo tem sido utilizado no tratamento da insuficiência cardíaca refratária às intervenções farmacológicas e/ou uso do balão intra-aórtico; na recuperação do choque cardiogênico pós-cardiotomia e pós-infarto do miocárdio; na assistência temporária na insuficiência miocárdica terminal e irreversível, visando posteriormente ao transplante.

Fisioterapia em pacientes sob assistência circulatória mecânica

Esse tipo de assistência circulatória mecânica está indicado na vigência de falência do ventrículo esquerdo.

O sistema é composto por dois tipos de canulação de admissão do sangue, ápice ventricular e átrio; uma única unidade propulsora que aciona 2 DVAs simultaneamente; o propulsor de 100 mmHg para a assistência ventricular direita e 200 mmHg para a assistência ventricular esquerda. O tempo médio de assistência varia de 26 dias para transplante cardíaco a 39 dias para tratamento de choque cardiogênico[6].

Pode apresentar complicações, como sangramento, infecções, falência orgânica, tromboembolismo, hemólise, eventos neurológicos não trombogênicos, entre outros[4].

5. OXIGENAÇÃO POR MEMBRANA EXTRACORPÓREA (ECMO – *EXTRACORPOREAL MEMBRANE OXYGENATION*)

É um suporte circulatório constituído por um circuito extracorpóreo venoarterial ou venovenoso associado a um oxigenador específico de membrana de silicone plano ou membrana oca recoberta de heparina. Está indicado para o suporte de vida em pacientes com falência cardíaca e/ou pulmonar, potencialmente reversíveis. É de uso por tempo prolongado, mas temporário, variando de 1 a 30 dias (Figura 9.6)[9,10].

O treinamento de equipe multiprofissional, a disponibilização de nova tecnologia e os refinamentos nos métodos são aspectos necessários para a melhoria dos resultados do seu uso[11].

Os critérios clínicos para a seleção da aplicação da ECMO são: a) hipóxia, cujo índice de oxigenação (IO = $M_{PAW}xF_IO_2/PaO_2$ no qual M_{PAW}: pressão arterial de oxigênio; F_IO_2: fração inspirada de oxigênio; PaO_2: pressão arterial de oxigênio pós-ducto) igual ou maior que 40 em 3 de 5 gasometrias, com intervalo de 30 segundos; em neonatos, identifica um risco de mortalidade de, pelo menos, 80%. Quando a mortalidade calculada é dessa ordem, os potenciais benefícios da ECMO provavelmente compensam seus riscos e o método está indicado; b) acidose persistente com pH < 7,20, apesar de terapia alcalinizante, hiperventilação, infusão de $NaHCO_3$ e níveis crescentes de ácido lático; barotrauma; disfunção cardíaca na ausência de cardiopatia congênita grave; c) peso maior que 2 Kg para garantir fluxo adequado; d) período inferior a 7 dias de assistência ventilatória; e) doença pulmonar reversível em 10 a 14 dias; f) insucesso com o tratamento clínico otimizado ao máximo; g) ausência de coagulopatia ou de sangramento intracraniano importante, constatado por ultrassonografia cerebral; h) idade gestacional de 35 a 40 semanas[9-11].

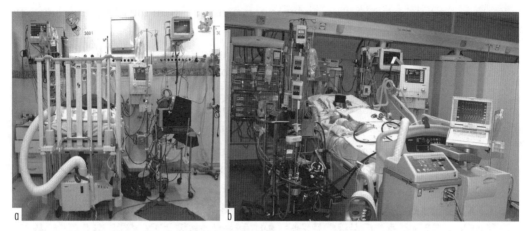

Figura 9.6 ECMO: a) instalada em paciente pediátrico; b) instalada em paciente adulto.

Dentre as contraindicações, destacam-se: peso abaixo de 2 Kg; idade gestacional menor que 34 semanas; hemorragia intraventricular acima do grau I; lesão irreversível do cérebro, coração, fígado ou rins; doença pulmonar não reversível em 10 a 14 dias; ventilação mecânica por período superior a 7 a 14 dias; sepse grave; coagulopatia grave e recusa dos familiares[9-11].

Os procedimentos de assistência respiratória ou circulatória mecânicas podem ser realizados mediante os seguintes tipos de "perfusão", *bypass* ou desvio, conforme o tipo de canulação utilizado para a retirada e a reinfusão do sangue: desvio venoarterial (V-A), desvio venovenoso (V-V) e desvio arteriovenoso (A-V): hemodiálise[9,10].

Desvio venoarterial: é o mais frequentemente utilizado; corresponde à mesma sistemática de canulação da perfusão convencional para a cirurgia cardíaca. O sangue é retirado do interior do átrio direito por uma cânula introduzida pela veia jugular interna e progride através da veia cava superior até o nível da valva tricúspide; após a oxigenação e retirada do gás carbônico, o sangue é infundido na aorta por uma cânula introduzida através da artéria carótida comum direita e sua extremidade progride até a artéria inominada. A ponta da cânula é colocada imediatamente proximal à junção da artéria braquiocefálica com a aorta. Com esse tipo de canulação, a ECMO torna-se essencialmente um sistema de circulação extracorpórea[9].

Desvio venovenoso: é o segundo na ordem de preferência. O sangue é retirado do átrio direito por uma cânula introduzida através da veia jugular interna; após a oxigenação e retirada do gás carbônico, o sangue é retornado ao paciente através de outra veia, geralmente a veia femoral. Alguns cirurgiões podem inverter essa canulação: retirar o sangue da veia femoral e injetá-lo na veia jugular. O importante é que haja um correto balanço: o mesmo volume de sangue removido deve retornar ao paciente; desse modo, não há alterações da pressão venosa

Fisioterapia em pacientes sob assistência circulatória mecânica

central ou das pressões de enchimento ventricular e a hemodinâmica mantém--se absolutamente estável. A proporção de sangue oxigenado para o sangue não oxigenado admitido no oxigenador de membrana é conhecida como fração de recirculação; devido a esta deficiência intrínseca, a liberação total de oxigênio disponível com o *bypass* venovenoso, frequentemente é inadequada. Em pacientes com hipóxia grave e função ventricular baixa, o suporte venovenoso pode ser inadequado, assim, estes pacientes passam a ser candidatos a ECMO venoarterial. Na ECMO venovenoso, uma cânula de duplo lúmen é frequentemente usada, de forma que apenas um vaso é canulado. Uma ponte (ou *shunt*) é o componente final entre os ramos arterial e venoso. Se, por qualquer razão, for necessário isolar o paciente do circuito principal, essa ponte constitui um ramo de desvio. Isso permite manter o fluxo através do circuito, sem o risco da formação de coágulos[9].

O desvio arteriovenoso é habitualmente usado para a hemodiálise ou para a ultrafiltração. Raramente é utilizado nos procedimentos de assistência circulatória ou ventilatória. Consiste na retirada do sangue da cânula inserida na artéria (carótida), e seu retorno é feito através da cânula na veia jugular interna, após as adequadas trocas gasosas. Esse tipo de desvio talvez tenha alguma indicação nos casos de grande dessaturação arterial, contudo, o método representa a instalação aguda de uma grande fístula arteriovenosa, habitualmente mal tolerada. Esse tipo de desvio apenas é considerado para uso em prematuros, sem ser a primeira opção[9].

As complicações relacionadas a ECMO incluem hemorragia intracraniana, a complicação mais comum, como consequência da heparinização; outras fontes de hemorragias como o sangramento difuso no local das canulações, o tamponamento pericárdico, a hemorragia intratorácica pós-operatória, a hemorragia gastrointestinal e o sangramento retroperitonial. Outras complicações menos comuns são: convulsões, parada cardíaca, disfunção miocárdica e insuficiência renal. Observam-se também complicações mecânicas como falha do oxigenador, falha do permutador de calor, falha da bomba e rotura dos tubos[9,10].

A remoção da ECMO é um processo gradual, uma vez que 60 a 80% do débito cardíaco flui através do circuito, para manter uma pressão arterial de oxigênio (PaO_2) de 70 a 80 mmHg. À medida que os pulmões melhoram, a PaO_2 se eleva e o fluxo da ECMO pode ser lentamente reduzido. Quando o fluxo do *bypass* alcança 10% do débito cardíaco, este é mantido pelas próximas 8 a 12 horas, para assegurar que o paciente esteja pronto para sair da bomba. Durante a decanulação, o paciente deve ser mantido sedado e curarizado. Se o paciente estiver canulado por toracotomia, o tórax pode ser mantido aberto por 24 a 48 horas após a retirada da ECMO, para o esterno ser fechado definitivamente com o paciente mais estável[10]. Os parâmetros ventilatórios são modificados, há diminuição da fração de oxigênio inspirado de 30 a 40%, da frequência respiratória mantendo um limite de pressão de 15 a 20 cmH_2O. A média de tempo para a extubação varia de 24 a 48 horas.

6. ASPECTOS FISIOTERAPÊUTICOS EM PACIENTES COM ASSISTÊNCIA CIRCULATÓRIA MECÂNICA

O atendimento ao paciente crítico que necessita de um suporte circulatório pode ser didaticamente dividido em dois tipos de categoria: pacientes intubados e extubados.

Nos pacientes que necessitam de um suporte ventilatório, a Fisioterapia visa à remoção de secreções e manutenção dos volumes pulmonares. Para isso, utiliza manobras de remoção de secreção brônquica e aspiração traqueal, bem como recrutamento alveolar, quando necessário. Realiza a manutenção dos parâmetros ventilatórios e, quando possível, a progressão para o desmame e extubação do paciente. Vale lembrar que não é necessária a retirada do BIA para que se realize a extubação.

Nos pacientes extubados são realizadas técnicas para remoção de secreções brônquicas, quando necessário; exercícios respiratórios, exercícios com ou sem pressão positiva, e aplicação de oxigenoterapia para manter níveis adequados de PaO_2.

É necessário reforçar os cuidados para que as manobras manuais não sejam realizadas sobre os eletrodos de monitorização para não causar interferência e mau funcionamento; em pacientes que estejam com tórax aberto não se realizam manobras manuais de remoção de secreção brônquica. Deve-se ter cuidados constantes com canulações, cateteres e a monitorização contínua para verificar possibilidades de sangramento. A mobilização no leito é a forma de prevenção dos fenômenos adversos causados pela imobilização, dentres eles os tromboembólicos.

Avalia-se a radiografia de tórax, observando o posicionamento da cânula orotraqueal e a evolução da melhora do parênquima pulmonar e níveis de oxigenação.

Existem algumas particularidades para a atuação da Fisioterapia de acordo com o tipo específico de assistência circulatória mecânica que está instalada. Pacientes com BIA devem ser posicionados em decúbito dorsal com elevação máxima da cabeceira até 30°; o membro inferior do BIA deve ser mantido em extensão do joelho e posição neutra de quadril (Figura 9.7). Para prevenção de úlceras de decúbito por imobilização, utiliza-se o colchão tipo caixa de ovo. O membro inferior utilizado para a inserção do BIA é sempre avaliado observando-se sua perfusão, temperatura e pulso. Após a retirada do BIA, o paciente permanece em decúbito dorsal por mais 12 horas.

Fisioterapia em pacientes sob assistência circulatória mecânica

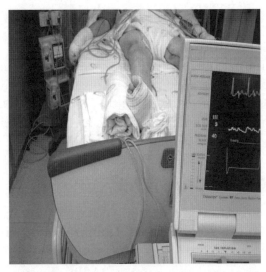

Figura 9.7 Posicionamento do membro inferior direito com BIA instalado.

A extubação dos pacientes com *bio pump* é posterior à retirada desse dispositivo, pois o paciente se encontra com o tórax aberto.

Em pacientes com ventrículo artificial, a progressão do desmame da ventilação mecânica depende da avaliação da função respiratória. Após a extubação, a Fisioterapia respiratória tem como objetivo manter a higiene brônquica e a expansão pulmonar; a Fisioterapia motora em manter ou ganhar força muscular, com exercícios ativos, resistivos e, assim que a condição hemodinâmica permitir, iniciar o ortostatismo e deambulação, sempre em conjunto com avaliação médica (Figura 9.8).

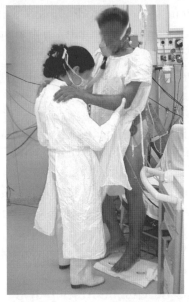

Figura 9.8 Paciente com coração artificial instalado, realizando exercícios em pé com o auxílio do fisioterapeuta.

Para pacientes em ECMO, devido o pulmão estar em repouso, utiliza-se: fração inspirada de oxigênio que pode variar de 0,21 a 0,4; a PEEP necessária para manter os alvéolos abertos, podendo variar de 5 a 10 cmH_2O; frequência respiratória necessária para manter a PaO_2 entre 35 e 45 mmHg. Avaliação da gasometria arterial é realizada a intervalos de duas horas, e ajustes são realizados para se manterem os parâmetros de pH entre 7,35 e 7,45, $PaCO_2$ entre 35 e 45 mmHg e PaO_2 maior que 60 mmHg. As alterações poderão ser realizadas no próprio sistema da ECMO ou no ventilador.

REFERÊNCIAS BIBLIOGRÁFICAS

1. Auler Jr JO, Monteiro AC. Pós-operatório de cirurgia torácica e cardiovascular. Porto Alegre (RS): Artmed; 2004. Rotinas de utilização do balão intra-aórtico; p. 252-257.

2. Overwalder PJ. Intra aortic balloon pump (IABP) counterpulsation. The Internet Journal of Thoracic and Cardiovascular Surgery. 1999:2(2).[Cited in 2012 Dec 12]. Available from: http://www.rjmatthewsmd.com/Definitions/IABP_Counterpulsation

3. Perfusion Line. Centro de estudos de circulação extracorpórea tutorial balão intra-aórtico. [Citado em 2012 fev 10]. Disponível em: http://perfline.com/indexbr.htm

4. Leirner AA, Moreira LF, Stolf NA. Assistência circulatória mecânica: aspectos atuais. Rev SOCESP. 1998;8(3):464-475.

5. Dias RR, Benício A, Galantier J. Assistência circulatória mecânica. In: Auler Jr JO, Oliveira SA. Pós-operatório de cirurgia torácica e cardiovascular. Porto Alegre (RS): Artmed; 2004. p. 258-65.

6. Galantier J et al. Desempenho hemodinâmico e resposta inflamatória durante o uso do DAV-InCor como ponte para o transplante. Arq Bras Cardiol. 2008;91(5):327-334.

7. Benício A et al. Avaliação do desempenho hemodinâmico do dispositivo de assistência ventricular InCor como substituto do coração esquerdo. Rev Bras Cir Cardiovasc. 1999;14(3):237-246.

8. Galantier J. Avaliação do emprego clínico do dispositivo de assistência ventricular InCor como ponte para o transplante cardíaco [Tese]. São Paulo:Faculdade de Medicina da Universidade de São Paulo; 2007.

9. Curso de assistência cardiopulmonar extracorpórea prolongada. [Citado em 2012 fev 10]. Disponível em: http://perfline.com/ecmo/index.html

10. Colafranceschi AS et al. Assistência circulatória com oxigenação por membrana extracorpórea (ECMO) no adulto: um conceito falido ou esquecido? Arq Bras Cardiol. 2008;91(1):34-41.

11. Caneo LF. Condutas na ECMO. In: Auler Jr JO, Oliveira SA. Pós-operatório de cirurgia torácica e cardiovascular. Porto Alegre: Artmed; 2004. p. 280-302.

CAPÍTULO

10

Abordagem fisioterapêutica no cardiopata grave com alterações renais

Fabio Isaias Rodrigues
Roberta Thatiane de Lima Sobrinho
Roberta Veronese Francisco

OBJETIVOS

- Definir e explicar a fisiopatologia da lesão renal aguda.
- Descrever os tipos de diálise e abordar os cuidados fisioterapêuticos nos pacientes com lesão renal e diálise.

PALAVRAS-CHAVE

- lesão renal, hemodiálise, Fisioterapia.

1. INTRODUÇÃO

Lesão renal é definida como a diminuição da filtração glomerular e pode ser dividida em aguda ou crônica. O termo lesão renal aguda (LRA) é empregado nos casos de pacientes críticos com disfunção renal aguda sem necessidade de terapia renal substitutiva. Quando o comprometimento da função renal impõe a necessidade de emprego da terapia renal substitutiva, a denominação utilizada é insuficiência renal aguda (IRA)[1].

Para estabelecer uma definição e uma classificação uniforme, a Acute Dialysis Quality Iniciative (ADQI) desenvolveu em 2002, a classificação *risk, injury, failure, loss and end-stage renal failure* (RIFLE).

Essa classificação baseia-se nas alterações da creatinina sérica e do débito urinário e está dividida em cinco categorias, como mostra a Tabela 10.1[2].

Tabela 10.1 Classificação de lesão renal (RIFLE)

	Critério de RFG	**Critério de débito urinário (DU)**
Risco (*risk*) de disfunção renal	Aumento da creatinina sérica x 1,5 ou decréscimo do RFG > 25%	DU < 0,5 mL/Kg/h em 6 h
Lesão (*injury*) renal	Aumento da creatinina sérica x 2 ou decréscimo do RFG > 50%	DU < 0,5 mL/Kg/h em 12 h
Falência (*failure*) da função renal	Aumento da creatinina sérica x 3 ou decréscimo do RFG 75% ou creatinina sérica ≥ 4 mg/dL	DU < 0,3 mL/Kg/h em 24 h ou anúria em 12 h
Perda (*loss*) da função renal	IRA persistente = perda completa da função renal > 4 semanas	
Doença renal de estágio final (ESKD)	Doença renal de estágio final/terminal (> 3 meses)	

RFG: ritmo de filtração glomerular; ESKD: *end-stage kidney disease*.

Em 2005, a classificação RIFLE foi modificada pelo Acute Kidney Injury Network (AKIN) com a proposta de antecipar a detecção da lesão renal aguda, ampliando e assegurando as chances de controle da síndrome, mesmo antes da sua manifestação. As quatro modificações realizadas foram: (a) risco, injúria e falência foram substituídos pelos estágios 1, 2 e 3, respectivamente; (b) um aumento absoluto na creatinina de ao menos 0,3 mg/dL foi adicionada ao estágio 1; (c) pacientes em terapia de substituição renal foram automaticamente classificados em estágio 3, desconsiderando os valores de creatinina e diurese; (d) as categorias *loss* e *end-stage* foram eliminadas (Tabela 10.2)[3].

Abordagem fisioterapêutica no cardiopata grave com alterações renais

Tabela 10.2 Classificação de lesão renal aguda (AKIN)

Estágio	Critério creatinina sérica	Critério fluxo urinário
1	Aumento da creatinina sérica ≥ 0,3 mg/dL ou aumento para ≥ 150% a 200% (1,5x a 2x) do valor basal	DU < 0,5 mL/Kg/h em 6 h
2	Aumento da creatinina sérica > 200% a 300% (> 2x a 3x) do valor basal	DU < 0,5 mL/Kg/h em 12 h
3	Aumento da creatinina sérica > 300% (> 3x) do valor basal, ou creatinina sérica ≥ 4 mg/dL com aumento agudo de pelo menos 0,5mg/dL	DU < 0,3 mL/Kg/h em 24 h ou anúria por 12 h

DU: débito urinário.

2. FISIOPATOLOGIA

A LRA está dividida em três grupos, conforme os mecanismos que levam à disfunção renal. Quando o rim está íntegro, porém a perfusão sanguínea que chega a ele está reduzida, a LRA é denominada pré-renal. Essa hipoperfusão, geralmente, é causada por hipovolemia aguda, como ocorre nos casos de hemorragias graves e perdas gastrointestinais. Pode ser consequência também de situações de redução de volemia arterial efetiva, por exemplo, na insuficiência cardíaca congestiva grave e cirrose hepática; ou a diminuição do débito cardíaco, em casos de infarto agudo do miocárdio, arritmias e disfunções valvares[4].

Enquanto o rim permanecer capaz de concentrar a urina e reduzir a excreção de sódio, a LRA pré-renal pode ser revertida com ajuste da hipovolemia e do distúrbio primário. No entanto, se a hipovolemia e a hipoperfusão renal persistirem, a LRA pré-renal pode transformar-se em LRA renal[5].

As principais causas da LRA renal são: necrose tubular aguda, nefrites intersticiais, doenças vasculares e glomerulopatias[5].

Na LRA pós-renal ocorre uma obstrução mecânica do fluxo urinário. Para que esse tipo de LRA se instale, é necessário que a obstrução atinja os dois ureteres, ou no caso de o indivíduo ter rim único. As causas de obstrução que ocasionam a LRA pós-renal são de origem ureteral e pélvica, vesical e uretral[6].

3. DISFUNÇÃO DOS ÓRGÃOS

Com a redução abrupta da filtração glomerular, várias substâncias tóxicas que seriam eliminadas pelo rim ficam retidas e causam disfunções em vários órgãos e sistemas[7].

As manifestações clínicas da LRA renal são várias: (a) digestivas: como inapetência, náuseas, vômitos, sangramento digestivo; (b) cardiorrespiratórias: dispneia, edema, hipertensão arterial, edema agudo de pulmão, arritmias; (c) neurológicas: sonolência, tremores, agitação, convulsão e coma; (d) imunológicas: tendência a infecções e depressão imunológica; (e) hematológicas: sangramentos, anemia; (f) cutânea: prurido[4].

O sistema metabólico também se altera, podendo ocorrer acidose metabólica progressiva, hipercalcemia e hipercalemia, sendo que esta pode causar arritmias cardíacas[4,8].

No sistema respiratório podem ocorrer edema pulmonar, derrame pleural, derrame pericárdico, hemorragia alveolar, congestão pulmonar (Figura 10.1), pneumonites e pleurites que podem levar à insuficiência respiratória aguda[9].

Estudo realizado com 30 mil pacientes internados nas UTI de 54 hospitais demonstrou que em 5,7% dos pacientes que apresentaram insuficiência respiratória aguda; 75% destes foi por LRA, caracterizada por piora da hipoxemia e efeitos restritivos na função pulmonar[10-12].

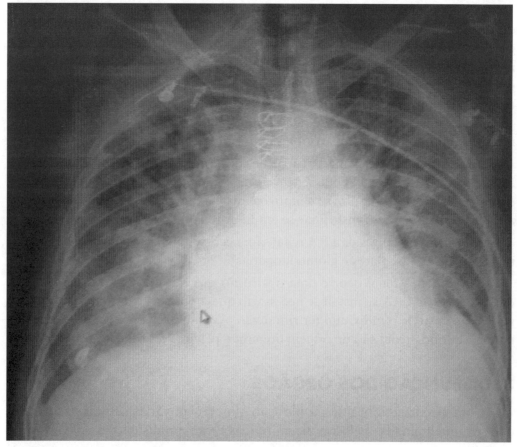

Figura 10.1 Radiografia de tórax apresentando quadro de congestão pulmonar.

Abordagem fisioterapêutica no cardiopata grave com alterações renais

4. TRATAMENTO

4.1. Tratamento clínico

O tratamento clínico deve assegurar que o volume extracelular seja expandido, sem causar hiper-hidratação, que pode levar a edema, hipertensão arterial, insuficiência cardíaca e hiponatremia. A pressão arterial média deve ser mantida acima de 80 mmHg, o hematócrito deve ficar acima de 30% e deve-se garantir adequada oxigenação tecidual[7].

Quando o paciente não responde ao tratamento clínico convencional, opta-se pelo tratamento dialítico. A diálise consiste na depuração sanguínea através de membranas semipermeáveis naturais ou extracorpóreas, aplicada em substituição à função renal. A diálise permite a remoção de substâncias tóxicas e de fluídos, a fim de manter o equilíbrio ácido-base, eletrolítico e volêmico[4].

4.2. Tratamento dialítico

Apesar dos avanços no tratamento dialítico, o prognóstico de pacientes com IRA que necessitam de tratamento dialítico continua sombrio, com taxas de mortalidade frequentemente superiores a 50% (42 a 75%). O momento ideal para iniciar o tratamento dialítico e o método dialítico a ser utilizado dependem das características clínicas do paciente, do tipo e da gravidade da IRA e da experiência do nefrologista e dos equipamentos disponíveis para implementá-lo[10].

Tabela 10.3 Métodos de diálise

Métodos intermitentes	Métodos contínuos
DP intermitente	DP ambulatorial contínua
Hemodiálise intermitente	Ultrafiltração contínua lenta
Hemofiltração intermitente	Hemofiltração A-V contínua
	Hemofiltração V-V contínua
	Hemodiálise A-V contínua
	Hemodiálise V-V contínua
	Hemodiafiltração A-V contínua
	Hemodiafiltração V-V contínua

DP: diálise peritoneal; A-V: arteriovenosa; V-V: venovenosa.

Na diálise peritoneal, um cateter é introduzido na cavidade peritoneal por punção percutânea, podendo ser de material rígido ou flexível, sendo o mais utilizado chamado de cateter de Tenckoff. A diálise age por troca de solutos entre o sangue dos capilares peritoneais e o líquido de diálise infundido na cavidade peritoneal[4] (Figura 10.2).

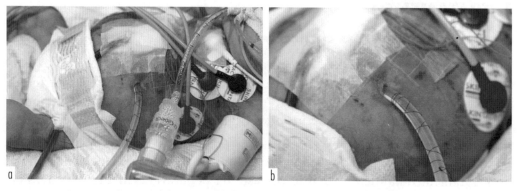

Figura 10.2 a) paciente pediátrico em diálise peritoneal; b) inserção do cateter de diálise na região abdominal.

Dentre as complicações desse tipo de diálise estão: peritonites, perfuração de vísceras, atelectasias, derrame pleural, congestão pulmonar[9]. As desvantagens são a elevação da glicemia e a sobrecarga respiratória com o abdome cheio de líquido[5].

A terapia renal substitutiva extracorpórea (TRS) consiste em fazer o sangue ser desviado para uma máquina, a qual utiliza uma bomba para movimentar o sangue e uma membrana artificial, que separa o sangue da solução de diálise. A movimentação do fluído ocorre por diferença de pressão hidráulica, que pode ser ajustada pelo operador. Trata-se, portanto, de ultrafiltração[4].

Há três tipos de TRS: a hemofiltração, realizada quando é necessária a remoção de líquido e substâncias urêmicas por convecção e há necessidade de retirar e repor grandes volumes de líquido; a hemodiafiltração, que combina a técnica de depuração por convecção com um elemento de difusão (diálise), tornando-se mais efetiva na remoção de catabólitos sanguíneos; e a hemodiálise, que permite a remoção de solutos por difusão e convecção e retirada de fluídos por ultrafiltração[4,10].

A hemodiálise (Figuras 10.3 e 10.4) é o procedimento mais comum e está dividida em dois tipos[10]:

a) hemodiálise clássica: o fluxo de sangue é alto e varia entre 240 e 500 mL/min.

b) hemodiálise lenta: o fluxo de sangue é baixo e varia entre 50 e 200 mL/min.

As principais complicações da hemodiálise se relacionam à retirada de volume, e as manifestações que podem ocorrer são hipotensão, arritmias cardíacas, angina, sangramentos, infecções e complicações neurológicas, como edema cerebral, convulsões e coma[9].

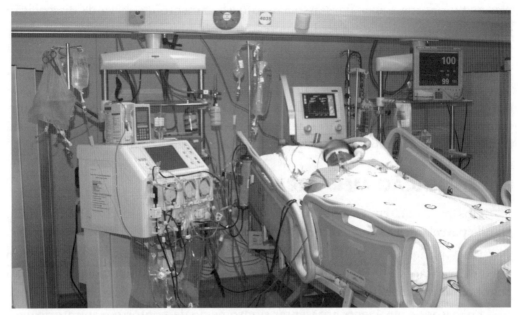

Figura 10.3 Paciente adulto em hemodiálise.

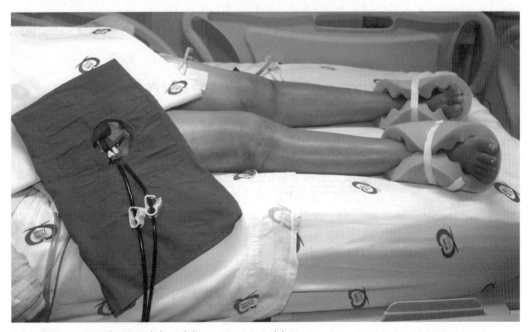

Figura 10.4 Inserção do cateter de hemodiálise na região inguinal direita.

5. HEMODIÁLISE E HIPOXEMIA

Acredita-se que a hipotensão induzida pela hemodiálise, levando a uma inadequada perfusão pulmonar, tenha papel importante no estabelecimento da hipóxia. As teorias mais aceitáveis associam o deslocamento da curva de dissociação da hemoglobina para a esquerda, depressão do estímulo ventilatório central, diminuição da difusão de oxigênio, leucocitose e hipoventilação alveolar[11].

A PaO_2 reduz após alguns minutos do início da hemodiálise, geralmente de 10 a 15 mmHg em relação aos valores iniciais, podendo atingir níveis mais elevados. O pico dessa redução ocorre após 30 a 60 minutos do início da diálise, retornando aos níveis pré-diálise ao término do procedimento. O valor da PaO_2 varia de acordo com a composição química da diálise e o tipo de membrana usada[11].

6. VENTILAÇÃO MECÂNICA

Dos pacientes em insuficiência respiratória aguda causada por LRA, uma grande parcela necessita de intubação e ventilação mecânica.

Esses pacientes necessitam de pressões inspiratórias mais elevadas devido à redução da área de troca gasosa ocasionada por edema intersticial, congestão pulmonar e, consequentemente, redução do retorno venoso[13].

Em casos de o paciente apresentar síndrome do desconforto respiratório agudo (ARDS) é recomendável utilizar estratégia protetora de ventilação pulmonar. Nesta estratégia usam-se valores baixos de volume corrente, limitando a pressão de platô em 30 cmH_2O, titulação da PEEP ideal e utilização do menor valor possível de F_IO_2.

7. ATUAÇÃO FISIOTERAPÊUTICA DURANTE A DIÁLISE

O tratamento dialítico é responsável por um cotidiano monótono e restrito, tornando as atividades dos indivíduos com lesão renal limitadas após o início do tratamento, favorecendo o sedentarismo e a deficiência funcional.

As manifestações musculares devidas à diálise são bastante comuns, especialmente naqueles em tratamento dialítico de longa duração. As anormalidades mais importantes são: artralgia, em aproximadamente 70% dos pacientes, ombro doloroso, síndrome do túnel do carpo, dedo em gatilho, artrite, necrose avascular e fraqueza muscular generalizada[14].

Pacientes em hemodiálise apresentam descondicionamento e baixa tolerância ao exercício, relacionados à atrofia muscular, miopatia e má nutrição[15].

Na diálise peritoneal, as técnicas para Fisioterapia Respiratória e motora são livres dentro das limitações que a fase da diálise impõe, sendo mais confortável para o paciente a realização da terapia na fase da drenagem.

Em pacientes submetidos ao tratamento dialítico, o exercício proporciona melhora da função cardiovascular, da capacidade física e da qualidade de vida, melhorando a eficiência da diálise, diminuindo o tempo de remoção de fosfato durante a diálise e reduzindo a mortalidade[16].

Abordagem fisioterapêutica no cardiopata grave com alterações renais

Exercícios físicos realizados durante a hemodiálise promovem efeitos benéficos na melhora da capacidade aeróbica, força muscular e no controle dos fatores de risco cardiovasculares, auxiliando na remoção dos solutos durante o procedimento.

7.1. Tipos de exercícios motores

Está indicada a realização de exercícios para membros superiores e inferiores sem carga e alongamentos envolvendo as principais articulações (pescoço, ombros, punhos, mãos e dedos, quadril, joelhos, tornozelos, pés e dedos). No plano terapêutico também se incluem exercícios metabólicos como abrir e fechar as mãos, circundução ativa dos punhos e pés, flexão e extensão dos cotovelos e artelhos e exercícios impondo algum grau de resistência manual ao final da amplitude de movimento.

O treinamento muscular melhora a força muscular dos membros inferiores e a velocidade da condução nervosa. A aplicação de um programa de reabilitação muscular melhora a atrofia, com consequentes efeitos benéficos no desempenho do trabalho total.

7.2. Manobras de remoção de secreção brônquica

Essas manobras devem ser realizadas com cautela principalmente em relação à estabilidade hemodinâmica que é variável, pois geralmente os pacientes utilizam drogas vasoativas e, em especial, noradrenalina. As técnicas mais comuns utilizadas em pacientes em ventilação mecânica são a hiperinsuflação manual, *bag squeezing,* manobra PEEP-ZEEP, compressão torácica manual e a finalização com aplicação de aspiração traqueal, aberta ou fechada.

Em pacientes extubados, as técnicas de remoção de secreção brônquica visam ao aumento do fluxo expiratório, para deslocamento das secreções e a otimização do volume pulmonar. Para isso, são realizadas as técnicas de exercícios respiratórios, ciclo ativo da respiração, drenagem autógena, expirações forçadas, entre outros.

A utilização da pressão positiva (RPPI, CPAP e binível) previnem contra complicações pulmonares e também auxiliam na remoção de secreções brônquicas e na congestão pulmonar. Esses pacientes apresentam, com frequência, edema intersticial pulmonar devido à insuficiência renal, com acúmulo de líquido no organismo.

Manobras de expirações forçadas como a tosse e mesmo a aspiração traqueal devem ser realizadas no momento da drenagem do líquido dialítico, no caso da diálise peritoneal. Nesses esforços expiratórios máximos, a pressão abdominal aumenta consideravelmente por causa da infusão do soluto na cavidade peritoneal, elevando o músculo diafragma; a área efetiva para trocas gasosas está reduzida, e a circulação mesentérica, dificultada.

7.3. Manobras de expansão pulmonar

Em pacientes sob ventilação mecânica, as técnicas utilizadas são compressão torácica manual, hiperventilação manual e manobra de recrutamento alveolar.

Em pacientes extubados, utilizam-se exercícios respiratórios, manobras de compressão/descompressão, inspirômetro de incentivo e pressão positiva, ou com uso de RPPI ou de VNI, que favorecem a expansão pulmonar e a melhora da ventilação regional.

REFERÊNCIAS BIBLIOGRÁFICAS

1. Magro MC et al. Avaliação da função renal em pacientes no pós-operatório de cirurgia cardíaca: a classificação AKIN prediz disfunção renal aguda? Rev Bras Ter Intensiva. 2009;21(1):25-31.

2. Palmieri T, Lavrentieva A, Greenhalgh DG. Acute kidney injury in critically ill burn patients: risk factors, progression and impact on mortality. Burns. 2010;36(2):205-211.

3. Joannidis M et al. Acute kidney injury in critically ill patients classified by AKIN versus RIFLE using the SAPS 3 database. Intensive Care Med. 2009;35(10): 1692-1702.

4. Yu L et al. Insuficiência renal aguda. In: Zatz R. Fisiopatologia renal. São Paulo (SP): Atheneu; 2000. p. 261-282.

5. Broden CC. Acute renal failure and mechanical ventilation: reality or myth? Crit Care Nurse. 2009;29(2):62-75.

6. Melo RR. Insuficiência renal no pós-operatório de cirurgia cardíaca. In: Auler Jr JO, Oliveira SA. Pós-operatório de cirurgia torácica e cardiovascular. Porto Alegre (RS): Artmed; 2004. p. 195-206.

7. Yu L et al. Insuficiência renal aguda: diretriz da Sociedade Brasileira de Nefrologia. J Bras Nefrol. 2002;24(1):37-39.

8. Auler Jr JO, Andrade AC. Equilíbrio hidroeletrolítico e distúrbio ácido-básico. In: Auler Junior JO, Oliveira SA. Pós-operatório de cirurgia torácica e cardiovascular. Porto Alegre (RS): Artmed; 2004. p. 58-72.

9. Faubel, S. Pulmonary complications after acute kidney injury. Adv Chronic Kidney Dis. 2008;15(3):284-296.

10. Uchino S et al. Beginning and ending supportive therapy for the kidney (BEST Kidney) investigators. Acute renal failure in critically ill patients: a multinational, multicenter study. JAMA. 2005;294(7):813-818.

11. Costa JA, Vieira-Neto JM, Moysés Neto M. Insuficiência renal aguda. Medicina,Ribeirão Preto.2003;36:307-324.

12. Terra FS et al. As principais complicações apresentadas pelos pacientes renais crônicos durante as sessões de hemodiálise. Rev Bras Clin Med. 2010;8(3):187-192.

13. Koyner JL, Murray PT. Mechanical ventilation and the kidney. Blood Purif. 2010;29(1):52-68.

14. Vieira WP et al. Manifestações musculoesqueléticas em pacientes submetidos à hemodiálise. Rev Bras Reumatol. 2005;45(6):357-364.

15. Coelho DM et al. Efeitos de um programa de exercícios físicos no condicionamento de pacientes em hemodiálise. J Bras Nefrol. 2006;28(3):121-127.

16. Sociedade Brasileira de Cardiologia. Diretrizes de reabilitação cardiopulmonar e metabólica: aspectos práticos e responsabilidades. Arq Bras Cardiol. 2006;86(1):74-82.

17. Moura RM et al. Efeitos do exercício físico durante a hemodiálise em indivíduos com insuficiência renal crônica: uma revisão. Fisioter Pesq. 2008;15(1):86-91.

CAPÍTULO 11

Tratamento fisioterapêutico no paciente cardiopata com disfunção neurológica

Rogério de Moraes Serafim
Regiane Ferrari Castro
Arthur Eduardo Oliveira da Silva

OBJETIVOS

- Realizar a avaliação criteriosa das disfunções no paciente neurológico.
- Elaborar os objetivos e o programa do tratamento fisioterapêutico.
- Elucidar as bases fisiológicas e a execução das técnicas empregadas no tratamento fisioterapêutico.

PALAVRAS-CHAVE

- Acidente vascular encefálico, alterações do tônus muscular, espasticidade, técnicas fisioterapêuticas.

1. INTRODUÇÃO

O cérebro humano representa aproximadamente 2% do peso total do corpo e, cerca de 20% do débito cardíaco está direcionado ao sistema nervoso central. O tecido especializado cerebral apresenta alto metabolismo e baixa reserva energética, o que o torna suscetível às condições de hipóxia e ao acúmulo de metabólitos.

Em condições normais, a maior parte da energia cerebral é obtida exclusivamente a partir de processo metabólico aeróbio. Desta forma, existe uma relação direta entre o débito cardíaco e a perfusão cerebral denominada de acoplamento metabólico cerebral[1,2]. Para manter este acoplamento uma ampla rede de vascularização encefálica foi desenvolvida para receber o fluxo sanguíneo de várias artérias, protegendo a vasculatura cerebral de obstruções. O sistema atua para preservar e ajustar o fluxo sanguíneo encefálico sempre que necessário, pela constrição e redirecionamento do fluxo de áreas periféricas para os vasos centrais. No entanto, este sistema pode ser ineficaz quando ocorre falha do bombeamento cardíaco com consequente diminuição da pressão de perfusão cerebral. Porém sua homeostase não se baseia apenas no débito cardíaco, mas também na composição sanguínea. A formação de êmbolos, trombos ou qualquer barreira intraluminal que impeça a passagem do fluxo pode lesar o tecido encefálico[2,3].

A parada cardiorrespiratória (PCR) caracteriza-se pela interrupção do fluxo sanguíneo ou pela presença de fluxo insuficiente às demandas do organismo, gerando graves lesões ao tecido encefálico. O grau e a intensidade da lesão estão intimamente relacionados com o tempo de PCR e com o suporte terapêutico empregado durante o evento. Devido à hipóxia, após 20 segundos de PCR o cérebro responde com inconsciência; transcorridos 5 minutos as reservas de glicose e adenosina trifosfato (ATP) se esgotam, com perda da homeostase do cálcio, formação de radicais livres, ativação de proteases e morte celular.

Com a reanimação e o restabelecimento do fluxo cerebral instala-se a síndrome da reperfusão cerebral, como resultado da regulação local do fluxo sanguíneo. Esta síndrome é formada por processo inflamatório e edema que, juntamente com a re-síntese de ATP, aumentam a liberação de radicais livres que influenciam na morte celular por apoptose e necrose. Esses eventos bioquímicos são considerados uma segunda causa de lesão encefálica[4,5].

Outra possível causa cardiológica de lesão encefálica é a cirurgia cardíaca. O avanço dos cuidados ao paciente crítico levou à redução da mortalidade decorrente de procedimentos cirúrgicos cardíacos, porém, as complicações neurológicas ainda estão presentes no período pós-operatório, variando de alterações psicológicas transitórias, como déficits de atenção e memória, a eventos mais graves, como acidente vascular encefálico (AVE)[5,6].

Inúmeros fatores intrínsecos podem desencadear a lesão neurológica em cirurgia cardíaca: a ativação de fatores inflamatórios; períodos de hipóxia oriundos

Tratamento fisioterapêutico no paciente cardiopata com disfunção neurológica

do processo cirúrgico e, a microembolia gasosa causada por bolhas de ar desprendidas de oxigenadores ou pelo processo de resfriamento e reaquecimento do sangue (que modifica as propriedades físicas dos gases) ou pela abertura das câmaras cardíacas com entrada de ar para o interior dos vasos e cavidades cardíacas. Fatores como idade avançada, doença encefálica-vascular e doença ateromatosa prévias, diabetes mellitus e predisposição genética, também podem estar associados na lesão neurológica causada pela intervenção cirúrgica em cardiologia[6].

A circulação extracorpórea (CEC) é apontada como uma das principais causas de eventos neurológicos, pois a exposição do conteúdo vascular à superfície não endotelial leva a alterações do conteúdo hemático, como ativação da cascata da coagulação (sistema fibrinolítico e sistema complemento) e favorece a degranulação leucocitária e a liberação de radicais livres. Essas alterações causam, eventualmente, hipoperfusão ou isquemia por microembolização em regiões encefálicas[6,7].

Algumas doenças cardíacas apresentam no seu desenvolvimento fatores que predispõem ao acometimento neurológico, podendo ser intrínsecos da doença ou relacionados ao uso de medicações para o seu controle, sendo um dos principais a formação de trombos[4,3]. Os trombos se formam devido ao maior tempo de acomodação do sangue dentro dos átrios quando há comprometimento da ejeção de seu conteúdo para os ventrículos, seja por fibrilação atrial, insuficiência cardíaca congestiva ou presença de insuficiências e prolapsos valvares. A estase de sangue atrial ativa fatores de coagulação sanguínea que podem levar à agregação plaquetária com deslocamento e impactação dos trombos na rede vascular encefálica.

O AVE reflete a perda do equilíbrio homeostático entre o sistema nervoso central e o sistema hematopoiético, sendo classificado em isquêmico e hemorrágico. O AVE isquêmico ocorre pela interrupção do fluxo sanguíneo no tecido encefálico. A falta de oxigênio e nutrientes leva ao infarto tissular no local não irrigado, com posterior instalação do processo inflamatório e liberação de mediadores, os quais progridem a lesão até a necrose do tecido. O AVE hemorrágico se caracteriza pela quebra da barreira hematoencefálica com extravasamento de sangue dos vasos para o tecido neuronal. Devido a alta neurotoxidade sanguínea ocorre lesão do tecido neuronal, seguida de processo inflamatório e necrose tecidual[1-3]. Ambos tipos de AVE levam a perdas de funções encefálicas que podem ser sensórias, cognitivas ou motoras, de caráter transitório ou irreversível. Os déficits apresentados após a lesão dependem do grau, extensão e duração da lesão ocorrida no encéfalo, bem como das características do indivíduo e do tratamento empregado[1,4].

A Fisioterapia é parte integrante do processo de reabilitação desses pacientes, sendo de suma importância sua atuação ainda na fase hospitalar, objeto de nossa descrição.

2. AVALIAÇÃO FISIOTERAPÊUTICA NO PACIENTE CARDIOPATA

Inicialmente, o fisioterapeuta procede a avaliação considerando o quadro clínico instalado e definindo o momento adequado para a intervenção, com objetivos e metas traçados e, a semiologia neurológica realizada de forma sistemática, é fundamental para identificar os déficits, observar as aquisições e estar atento às mudanças que requeiram novo direcionamento da terapia.

No ambiente hospitalar, as barreiras ligadas ao espaço, tempo e prioridade clínica na abordagem terapêutica, podem restringir a avaliação do quadro neurofuncional. Uma ferramenta prática é a observação, pois o olhar atento ao ato motor do paciente e a sua comparação no tempo, constitui caminho para a reabilitação. A cada avaliação novas informações são obtidas e os objetivos são alcançados ou modificados, gerando novas metas terapêuticas. Esse processo é contínuo e inicia-se no ambiente hospitalar e segue seu fluxo na reabilitação ambulatorial[1,6,7].

2.1. Avaliação do nível de consciência

A consciência é um estado complexo que compreende basicamente duas potencialidades: estar acordado e interagir com o meio ambiente; a primeira compreende o estado vígil e a segunda o estado cognitivo. O estado vígil é quantitativo e relaciona-se com o grau da consciência, enquanto o cognitivo é qualitativo e relaciona com funções superiores como atenção, memória, linguagem e orientação no tempo e espaço. Tais aspectos da consciência são mantidos por estruturas anatômicas diferentes: o estado vígil é controlado pelo sistema ativador reticular ascendente, que gera estímulos para as áreas corticais e, o estado cognitivo, está relacionado com estruturas corticais e subcorticais.

O declínio da consciência pode ser classificado progressivamente em estados denominados de letargia, estupor, delírio e coma. O reconhecimento dos estados, entre a consciência plena e o coma, pode anteceder a instalação de um quadro grave. Na letargia ou sonolência o paciente pode ser acordado por um estímulo brando, no estupor é necessário um estímulo vigoroso e, no delírio, o indivíduo apresenta-se desorientado, com déficit de atenção, sensação de medo, irritabilidade e alterações da percepção de estímulos sensoriais, como as alucinações visuais[8-10].

O coma clássico compreende a perda completa do estado vígil e da função cognitiva. No coma vígil se mantém funções vegetativas e de vigília com deterioração da função cognitiva. O estado de coma se relaciona ao local e a intensidade da lesão encefálica, com lesões difusas nos hemisférios cerebrais, lesões ao sistema ativador reticular ascendente, ou ambos. Outra causa do coma é o uso de fármacos que levem a depressão do sistema nervoso[10].

A avaliação da consciência pode ser realizada utilizando escalas padronizadas. Dentre elas destaca-se a escala de coma de Jouvet, escala de coma de Moscou,

Tratamento fisioterapêutico no paciente cardiopata com disfunção neurológica **313**

escala de coma de Glasgow (ECG), escala de Bozza-Marrubini e escala FOUR (*Full Outline UnResponsiveness*), sendo que a mais difundida ainda é a escala de coma de Glasgow[8-11].

2.2. Avaliação do reflexo pupilar e da motricidade ocular

Reflexo Pupilar

O diâmetro da pupila é determinado pela interação entre o músculo dilatador da íris (inervado por fibras simpáticas, determinando a midríase) e o músculo do esfíncter da íris (inervado por fibras parassimpáticas, determinando a miose). O comprometimento das estruturas que coordenam estas vias pode romper com o equilíbrio entre estes músculos, sendo que o diâmetro pupilar dependerá da ação das fibras menos acometidas.

A constrição ou a dilatação da pupila pela incidência de luz no globo ocular, é chamada de fotorreagência. Durante a avaliação as pupilas podem estar reagentes ou não a luminosidade. Quando não reagentes deve-se considerar a possibilidade de lesão encefálica, desde que a inervação periférica encontra-se preservada[8,10,12].

A reação pupilar deve ser observada em alta e em baixa luminosidade, utilizando um otoscópio sendo sempre comparativa. Anisocoria é o estado patológico no qual as pupilas estão com diâmetros desiguais e isocoria é o estado normal, com pupilas de mesmo diâmetro.

As lesões de causas tóxicas ou metabólicas geralmente preservam os reflexos pupilares; entretanto o uso de drogas midriáticas utilizadas durante a reanimação cardiorrespiratória, podem alterar o diâmetro pupilar. Diferenças fisiológicas entre os diâmetros das pupilas não são maiores que 1mm[12].

Motricidade ocular

A motricidade ocular depende da integridade de várias estruturas encefálicas, tornando essa resposta importante ferramenta de avaliação e prognóstico[10-13].

A avaliação consiste de três aspectos:

- avaliar o olhar durante o repouso em busca de possíveis desvios.
- observar a presença de movimentos oculares espontâneos
- testar os movimentos oculares reflexos.

A presença de desvios na posição de repouso são indícios de lesão encefálica ou dos nervos cranianos, sendo que a direção do olhar pode indicar o local da lesão; conforme descrição na Tabela 11.1.

314 Fisioterapia cardiorrespiratória na Unidade de Terapia Intensiva cardiológica

Tabela 11.1 Principais desvios e movimentos oculares[8-14]

Lesão	Avaliação Ocular
Lesão no tronco encefálico ou compressão do teto mesencefálico	Desvio dos olhos para baixo
Lesões talâmicas e subtalâmicas	Desvios conjugado dos olhos para cima ou para baixo
Crise epiléptica, síncope, apneia da respiração de Cheyne-Stokes, hemorragia no vérmis cerebelar, isquemia ou encefalite de tronco	Desvio dos olhos para cima
Desvio de Skew, comumente ligado a lesões do tronco cerebral ou cerebelo	Desvio de um dos olhos acima do outro (denominado hipertrópico).
"Roving" ou "perambulando" pode indicar a integridade das vias e conexões óculo-motoras.	Movimentos conjugados do olhar para lateral, lentos e espontâneos.
Nistagmo pode indicar foco irritativo ou epiléptico supratentorial.	Oscilações repetidas e involuntárias rítmicas de um ou ambos os olhos.
Bobbing ocular, comum em lesões do tronco encefálico, especialmente na ponte.	Movimentos conjugados rápidos para baixo seguido de retorno lento para a posição inicial.

Os testes de motricidade ocular servem para indicar a integridade do tronco cerebral e da região das vias óculo motoras, sendo os testes principais:

• **Manobra óculo-cefálica:** realiza-se a rotação lateral ou vertical da cabeça e observa-se a movimentação ocular (foco de visão). A preservação do reflexo consiste em os olhos moverem-se de forma conjugada e em direção oposta ao movimento da cabeça[8-14].

• **Teste calórico:** realiza-se a estimulação das vias vestíbulo-oculares por meio da aplicação direta de água morna ou fria no conduto auditivo. A preservação do reflexo consiste em desvio do olhar conjugado e lento para o lado contralateral ao estímulo, seguido por um movimento rápido, corretivo ou nistagmo, em direção ao lado estimulado. O efeito inverso ocorre com a água fria, quando o desvio inicial é para o lado homolateral ao estímulo[8-14].

2.3. Avaliação dos padrões respiratórios

O controle autonômico da ventilação está localizado no tronco encefálico, onde recebe aferências de sensores centrais e periféricos, determinando o padrão respiratório. Este sistema de controle recebe também intervenções temporárias do

Tratamento fisioterapêutico no paciente cardiopata com disfunção neurológica

controle voluntário da respiração, que regula os aspectos comportamentais, como por exemplo, a produção da fala. Nos pacientes com acometimento neurológico foram identificados diversos padrões respiratórios e sua relação com possíveis áreas afetadas[2,7-9].

- **Cheyne-Stokes:** lesões hemisféricas bilaterais, lesões diencefálicas, lesões bilaterais entre o prosencéfalo e a região superior da ponte. Em pacientes cardiopatas o tempo prolongado de trânsito circulatório, pode levar a esse padrão respiratório.
- **Neurogênica central:** lesão de tegumento pontino ventral junto ao aqueduto ou ao quarto ventrículo. A hiperventilação também pode estar presente em alterações metabólicas decorrentes da hipoxemia por comprometimento pulmonar.
- **Respiração apnêustica:** lesões na região dorso-medial da metade inferior da ponte, geralmente associado ao infarto pontino causado por trombose da artéria basilar.
- **Respiração do tipo em salvas** (*"cluster"*): lesões na porção inferior da ponte e superior do bulbo.
- **Atáxica:** lesão no bulbo, quando associado com paralisia do VI nervo craniano pode indicar compressão do tronco cerebral por lesões expansivas da fossa posterior.

2.4. Avaliação do tônus, motricidade e força muscular

Tônus muscular, motricidade e força são aspectos da semiologia neurológica relacionados não apenas ao diagnóstico da lesão, mas também ao prognóstico motor e funcional. Os músculos são ativados seletivamente ou em grupo, por meio de motoneurônios que liberam neurotransmissores deflagrando sinapses e gerando a contração muscular. Se os motoneurônios não estão reativos não haverá contração muscular[2].

Tônus muscular

Tônus muscular é o estado de tensão estática do músculo, que compreende um estado de pré-ativação que possibilita a manutenção da postura, a estabilização de articulações e a realização de movimentos[2,15]. Depende da integração dos sistemas nervoso central e periférico, na condução e interpretação de informações provenientes do órgão tendinoso de Golgi e do fuso neuromuscular[14-16].

Sua alteração pode ocorrer na presença de lesões do sistema nervoso central, com diminuição do sinal excitatório (hipotonia) ou gerando falta de inibição ou aumento do sinal excitatório periódico ou contínuo (hipertonia ou distonia) sobre o músculo. Todas essas alterações levam a perda da função em vários graus. Na hipertonia ocorre inadequada relação entre acionamento e inibição de músculos agonistas e antagonistas, o que caracteriza a espasticidade[17-18].

Fisioterapia cardiorrespiratória na Unidade de Terapia Intensiva cardiológica

A avaliação do tônus muscular deve ser realizada em cada membro, comparando um lado ao outro. Realiza-se a observação do membro, seguida da palpação e da movimentação ativa dentro da amplitude de movimento[16,17].

Para avaliar a hipertonia utiliza-se a escala modificada de Ashworth (EMA), descrita em 1964 e modificada na década de 80 por Richard W. Bohannon e Melissa B. Smith (Tabela 11.2).

O fisioterapeuta realiza um movimento partindo de uma máxima flexão para uma máxima extensão de maneira rápida, aproximadamente 1 segundo, e analisa o grau de dificuldade percebida na realização do movimento[4,15].

Tabela 11.2. Escala modificada de Ashworth[15]

Indicadores	Escore
Nenhum aumento do tônus muscular	0
Resistência ao final do arco de movimento	1
Resistência em menos da metade do arco de movimento	1+
Resistência em mais da metade do arco de movimento	2
Quase rígido, arco de movimento realizado com dificuldade	3
Presença de rigidez ou deformidade articular	4

+ significa o grau maior de resistência

A hipertonia pode ser classificada em piramidal, quando o examinador realiza o movimento de flexão a partir da posição de extensão e percebe uma resistência inicial, que cessa e o movimento se torna facilitado, quase espontâneo até a flexão total. Este padrão recebe o nome de *sinal de canivete*, por mimetizar o seu fechamento que, inicialmente, requer maior força, mas ao final se fecha pela ação da engrenagem. Na hipertonia extrapiramidal, durante a realização de movimento de flexão ou extensão, encontra-se resistência periódica que permanece até o final da amplitude, denominado sinal da r*oda denteada,* por mimetizar uma engrenagem que, ao rolar, o faz seu giro um dente por vez[2,18].

Motricidade

A movimentação ativa é um sinal de integridade do sistema nervoso central. As posturas e padrões patológicos, causados por lesões presentes ao repouso ou em movimento, dificultarão a motricidade e, por isso, primeiramente a posição corporal de repouso deve ser documentada, pois ela pode refletir, em caso de lesão encefálica, sua topografia.

Nas lesões do mesencéfalo, da ponte, supratentoriais envolvendo o trato cortico-espinhal bilateral ou encefalopatias metabólicas graves, podem ocorrer a postura

Tratamento fisioterapêutico no paciente cardiopata com disfunção neurológica **317**

de decerebração, caracterizada por extensão bilateral dos membros inferiores, adução e rotação interna de ombros e extensão de cotovelos e punhos. Na postura de decorticação observa-se flexão de cotovelos e punhos, adução de ombros e extensão de membros inferiores, indicando lesão acima do tronco encefálico[2,10,18].

A lesão causada pelo AVE altera a motricidade levando a flexão de membro superior e extensão do membro inferior contra lateral à lesão, conhecido como padrão cinético funcional do AVE. Outras alterações motoras como os abalos tônico-clônicos ou reflexos de extensão e flexão desencadeados por estímulos externos, como a dor, podem estar presentes[10,16,19].

A avaliação da funcionalidade e motricidade pode ser realizada por escalas, que pontuam a capacidade de realização dos movimentos, seja em relação à idade ou a dificuldade do ato motor.

Observa-se se a movimentação ocorre de maneira espontânea, por estímulos verbais ou dolorosos, sempre comparando os lados em busca de assimetrias. Analisa-se a capacidade de realizar as trocas posturais horizontais, sedestação, ortostatismo, deambulação e demais funções integrativas, como vestir-se, alimentar-se, entre outras. É importante observar a evolução do padrão de movimento ao longo do tempo, sendo que o movimento ou postura de maior dificuldade pode tornar-se o objetivo da terapia[19,20].

Força muscular

A força muscular, que compreende a relação entre velocidade, torque e contração, pode estar comprometida no evento neurológico. A avaliação de força deve ser de natureza funcional, analisando a capacidade para realização do movimento.

Nas lesões do SNC avalia-se a força por seguimentos, de maneira sistemática, sempre da direita para a esquerda, comparando um lado ao outro. Inicia-se em grupamentos musculares menores como dedos, punho e antebraço, prosseguindo para os grupamentos musculares maiores[2,5,18,19].

A força pode ser graduada pelo teste motor do *Medical Research Council*, aplicando uma escala numérica de 0 a 5, facilitando a sua comparação e interpretação. A força também pode ser avaliada com uso de testes e manobras aplicadas à beira leito, sendo as principais[14-18]:

Manobra dos braços estendidos:

• Paciente em sedestação. Solicita que estenda os membros superiores à frente, em ângulo de 90° com o tronco, com as mãos supinadas e os dedos abduzidos e estendidos, permanecendo nesta posição por mais de um minuto. Caso não consiga ou apresente adução dos dedos ou tendência à pronação das mãos, há diminuição da força muscular, principalmente se esses achados forem unilaterais. Na impossibilidade de realizar a sedestação, a manobra poderá ser feita com os membros superiores em um ângulo de 90° em relação ao tronco, para que a força da gravidade possa atuar sobre os mesmos[14-18].

Manobra de Migazini

• Em posição dorsal, o paciente realiza flexão de quadril e de joelhos em ângulos de 90°. A incapacidade de manter essa posição por mais de um minuto indica diminuição da força muscular dos membros inferiores, podendo ser uni ou bilateral[14-18].

Prova de Barre

• Em posição supina, solicita-se que o paciente mantenha flexão de joelho em ângulo de 90°. A incapacidade de manter essa posição por mais de um minuto, indica redução da força muscular[14-18].

A diminuição da força e motricidade, em um seguimento ou em parte dele, compreende a *paresia* e, ausência de movimento, denomina-se *plegia* do hemicorpo acometido. Quando restrita ao um hemicorpo, denomina-se hemiparesia ou hemiplegia; quando aos membros inferiores, denomina-se paraparesia ou paraplegia; e quando restrita aos membros superiores e inferiores, tetraparesia ou tetraplegia.

Baseando-se na força e motricidade é possível classificar, por exemplo, a lesão de um hemicorpo como hemiparesia ou hemiplegia, bem como o predomínio da lesão em crural ou braquial. No AVE o acometimento bilateral denomina-se dupla-hemi paresia ou plegia[2,18,19].

3. AVALIAÇÃO DOS REFLEXOS MUSCULARES

Existem dois tipos de reflexos miotáticos: o tônico e o fásico, sendo que o último apresenta uma resposta brusca, de curta duração e com ação motora capaz de provocar o deslocamento de um seguimento corporal. O tônico está relacionado ao tônus e a postura, podendo ser observado durante o desenvolvimento motor da criança, como por exemplo o reflexo de Moro, ou quando ele se encontra gravemente alterado no paciente adulto gerando alterações tônicas e posturais[14,15,18].

O reflexo fásico não se perpetua, pois se subordina a estruturas superiores que exercem inibição/controle sobre sua reação. Na ausência do controle motor superior, os mesmos se comportam de forma alterada[2-19].

Alguns reflexos, como por exemplo cutâneo plantar, não se apresenta hipoativo ou hiperativo, mas sim modificado. Em adultos e crianças, após o início da deambulação, seu estímulo apresenta resposta normal de flexão; quando alterado há extensão, denominado sinal de Babinsk, que está presente na espasticidade e

Tratamento fisioterapêutico no paciente cardiopata com disfunção neurológica **319**

dificulta a marcha. Outro reflexo que pode estar presente é o clônus, que são reflexos musculares periódicos resultantes do estímulo de alongamento[18].

Na avaliação dos reflexos fásicos apendiculares utiliza-se o martelo de reflexos, percutindo o tendão do músculo, objetivando seu estiramento rápido, para observação da resposta. A graduação dos principais reflexos bicipital, triciptal, estilorradial, patelar e aquiliano e as respostas obtidas são classificadas em cruzes: abolidas (0+), hipoativa (+), normais (2+), hiperativa (3+) e marcadamente hiperativa (4+)[2,16-19].

Na avaliação, o examinador deve explicar a técnica ao paciente, que deve estar relaxado, área desnuda e, de preferência, o músculo testado deve estar sendo palpado durante o teste. É necessário conhecimento anatômico dos tendões musculares, para sua correta percussão. Na ausência do martelo de reflexos pode ser utilizado estetoscópio ou a ponta dos dedos. A acurácia do exame depende da experiência do examinador, podendo haver diferenças entre examinadores dada a subjetividade do método[16-19].

4. AVALIAÇÃO DA SENSIBILIDADE

A sensibilidade não compreende apenas as sensações cutâneas necessárias à sobrevivência e defesa, mas também a localização do corpo no espaço, sendo dividida em sensibilidade profunda ou cinético postural e superficial.

Essas informações são captadas na periferia pelo fuso neuromuscular e pelo órgão tendinoso de Golgi (sensibilidade cinético-postural) e receptores sensitivos cutâneos (sensibilidade superficial)[2,19,20].

Elas são integradas no SNC por diversas estruturas e, a lesão de uma delas ou de suas vias, pode levar a alteração da sensibilidade[2,20].

O exame é sempre subjetivo, uma vez que depende da informação prestada pelo paciente. No entanto, é importante questioná-lo quanto a existência de alguma região na qual sente anestesia (ausência de sensibilidade) ou parestesia (alteração da sensibilidade)[14,16]. Os principais testes de sensibilidade são:

• **Sensibilidade profunda:** o paciente, de olhos, fechados responde qual a posição do membro alterada pelo avaliador, ou solicita-se que o mesmo mimetize a posição criada pelo examinador com o membro homólogo. Outra forma é agitar os dedos da mão ou do pé, de preferência o primeiro dedo, segurando-o pela bordas laterais e parar ora em flexão, ora em extensão e solicitar que o paciente identifique a posição.

• **Sensibilidade superficial:** para o estímulo nociceptivo, pode ser usado algo pontiagudo, como um palito, mas que não penetre na pele; no estímulo tátil usa-se algodão seco, gaze ou pedaço de lenço de papel; no estímulo térmico usa-se dois tubos de ensaio cheios, um de água fria (próximo de 10°C) e outro de água quente (próximo a 45°C), posiciona-se de maneira aleatória os tubos nos locais a serem testados[10,16,19].

Fisioterapia cardiorrespiratória na Unidade de Terapia Intensiva cardiológica

5. AVALIAÇÃO DA COORDENAÇÃO MOTORA, EQUILÍBRIO E MARCHA

A coordenação motora, o equilíbrio e a marcha são ações integrativas do sistema nervoso em resposta às informações provenientes de áreas motoras e sensitivas. Estas ações dependem da integridade funcional entre o cerebelo, o sistema vestibular, o córtex e as vias envolvidas na integração do sistema, bem como do equilíbrio entre tônus, sensibilidade, reflexos e força que devem ser previamente avaliados[2,18-20].

5.1 Coordenação motora

A coordenação motora compreende a habilidade da ativação muscular para realização de atividades intencionais e sua avaliação pode ser efetuada por observação ou por testes específicos, analisando a velocidade e a continuidade do movimento. Na observação da continuidade do movimento pode-se perceber a normometria (paciente acerta o alvo), hipometria (paciente para antes do alvo) e a dismetria (paciente erra ou não atinge o alvo) e, comumente também ocorre o aparecimento de tremores. Alguns testes comuns na prática clínica são:

• **Index-nariz, index-orelha:** com o paciente em sedestação ou em ortostatismo solicita-lhe para estender e abduzir os braços em posição de cruz e a seguir, colocar os dedos indicadores no nariz ou na orelha repetidamente. O teste pode ser realizado com ambos os braços ao mesmo tempo ou com um de cada vez; essa sequência deve ser repetida várias vezes de olhos abertos e, em seguida, de olhos fechados[14,17-19].

• **Calcanhar-joelho:** com o paciente em dorsal, solicita-lhe que coloque um dos calcanhares no joelho oposto e, a seguir, deslize o calcanhar encostado na região tibial da perna até a ponta dos pododáctilos. Este movimento deve ser feito alternando os membros inferiores, primeiramente com o paciente olhando os movimentos e, em seguida, de olhos fechados[14, 17-19].

As alterações comumente encontradas dentro da incoordenação são a decomposição do movimento, a falta de controle da musculatura antagônica, a dismetria e disdiadococinesia [14,18].

Disdiadococinesia compreende uma falha em realizar movimentos sucessivos e alternados. Essa debilidade condiciona o paciente a não conseguir parar e prosseguir uma ação qualquer rapidamente. Reconhecer essa incapacidade é importante para prever o grau de dificuldade na realização de movimentos ou mesmo durante a marcha. O contrário, a habilidade em realizar movimentos alternados e sucessivos denomina-se diadococinesia.

Para testar a diadococinesia o movimento mais utilizado é a supinação-pronação da mão de forma rápida e alternada, batendo ora com a palma, ora com o dorso da mão sobre uma superfície ou sobre o próprio joelho. Na impossibilidade

Tratamento fisioterapêutico no paciente cardiopata com disfunção neurológica

de realizar este movimento, supõe-se a presença de disdiadococinesia, sendo que a incoordenação pode ser de origem cerebelar [14-16].

Equilíbrio

O equilíbrio pode ser descrito como uma forma de coordenação, que mantém a postura em diferentes posições e situações, de forma que haja sustentação para os membros e liberdade para realização de movimentos[2,14].

A falta do equilíbrio corresponde a ataxia, dinâmica ou estática, ambas de suma importância para a realização do movimento e ganho de funcionalidade. Importante lembrar que a aquisição do equilíbrio estático deve anteceder ao equilíbrio dinâmico[16,19].

Avalia-se o equilíbrio partindo da posição mais alta que o indivíduo consegue assumir. Mesmo assim, a observação do equilíbrio começa com o paciente em dorsal, pois ele pode apresentar movimentos incoordenados com os membros e com a cabeça, o que pode ser um indício de falta de equilíbrio estático.

Estando o paciente em dorsal deve-se avaliar sua habilidade em trocar de decúbito e manter-se em sedestação. Em sedestação observa-se se há auxilio dos membros superiores para manter a postura; podemos solicitar que o mesmo assuma a sedestação sem auxilio dos braços (apenas fletindo as pernas) ou a manutenção da postura liberando os membros superiores para função[14-20].

Se o paciente assume a posição de sedestação sem dificuldade, podemos progredir para o ortostatismo estático e observar se há o sinal de Romberg (balanço anormal), aumento da base ou tendência de queda. Se o paciente consegue realizar esta postura progride-se diminuindo a base de apoio e solicitando que coloque um pé a frente do outro. É importante avaliar todas as posturas com os olhos abertos e fechados[10,17-18].

Marcha

A marcha compreende uma série de movimentos que ocorrem em sinergia, sofrendo influências da gravidade, do solo e do ambiente. Esse ato compreende a integração de mecanismos do controle motor, do equilíbrio, do tônus, dos reflexos medulares e dos reflexos tendinosos[2-20].

Na disfunção neurológica, independente do predomínio braquial ou crural, pode haver déficit na marcha. Na hemiplegia espástica o paciente pode apresentar a marcha ceifante ou helipóde, na qual devido à hipertonia e extensão no membro inferior, realiza-se um movimento de báscula, elevação de quadril com circundução, para não tocar com a ponta do pé acometido no chão. Tal movimento mimetiza o movimento da foice durante uma ceifa, do qual provém o nome ceifante[14,19].

Na presença de comprometimento de ambos os hemisférios cerebrais, neste caso, poderá haver hipertonia e extensão de ambos os membros inferiores e presença de contratura dos adutores, gerando uma marcha espástica em tesoura, na qual os membros se cruzam um a frente do outro, mimetizando o corte de uma tesoura.

A avaliação da marcha deve incluir diferentes situações como, por exemplo, de olhos abertos e fechados, para frente e em linha reta, para tráz, marcha lateral para ambos lados, durante corrida seguida de interrupção brusca, mudança de sentido brusco, marcha sobre a ponta dos pés e marcha sobre os calcanhares. Todas as situações devem ser realizadas na medida em que o paciente consegue assumir a posição e o movimento, o que pode ser um ponto de partida para intervenção, seguindo sempre do menos complexo para o mais complexo[14,16,17].

6. TRATAMENTO FISIOTERAPÊUTICO

O tratamento fisioterapêutico deve ser criterioso e objetivo, com observação atenta da hemodinâmica, de acordo com a doença cardiovascular de base. Os sinais vitais, como frequência cardíaca, frequência respiratória, pressão arterial devem ser monitorados[21,22].

Nos casos em que a pressão intracraniana (PIC) se altera a níveis não fisiológicos devemos monitorá-la. Nessa situação, a observação da PIC pode determinar o momento da intervenção fisioterapêutica ou sua interrupção; valores maiores de 20 mmHg e pressão de perfusão cerebral menor que 70 mmHg estão associados ao aumento da morbidade em pacientes neurológicos críticos[1,21,23].

Com a PIC fora dos valores normais, a manipulação excessiva está contraindicada nas primeiras 48 horas ou até sua estabilização, pois esta poderá aumentá-la. Para prevenir esse aumento o paciente é mantido entre 30 e 40 graus de elevação no leito, facilitando a drenagem venosa cerebral e, consequentemente, diminuição da PIC[1,21].

Após o acometimento central ocorre o fenômeno de choque do SNC, o rebaixamento reflexo do sistema leva a chamada fase flácida. Nesta fase é preponderante a hipotonia e, a base da terapia, concentra-se na movimentação passiva e posicionamento. Ao final da fase aguda poderá se estabelecer o início da fase espástica, acompanhada da estabilização clínica do paciente e melhora do nível de consciência, quando o foco terapêutico será a adequação do tônus e o treinamento da funcionalidade. Em algum momento as fases podem se interpor[16,17,20].

6.1. Neuroplasticidade

O neurônio é uma célula altamente especializada, desta forma na vigência de lesões uma nova formação neuronal que substitua por completo a anterior fica impossibilitada. Ainda que pesquisas recentes apontem a neoformação neuronal em áreas especificas, essa adequação não se aplica em todo sistema. No entanto, como explicar a recuperação funcional ocorrida, seja ela somato-sensorial ou motora, em pacientes que apresentaram lesão neurológica?

A observação cronológica contrária, que leva em consideração o cérebro ainda em desenvolvimento, mostra que a criança tem a habilidade de aprender, desenvolver e melhorar suas funções. A essa aptidão, que é tempo dependente, denominou-se neuroplasticidade, ou seja, a capacidade de modificar seu funcionamento mediante a um estímulo. Essa lógica estendeu-se ao sistema nervoso lesionado, que ainda manteria a capacidade de se desenvolver e recuperar funções, mas agora mediante a um estímulo lesivo[2,19,24,25].

A criação de novos métodos mostraram que essa recuperação ocorre não apenas pela cicatrização local, mas por mecanismos específicos que compreendem: ativação de sinapses silentes que por algum motivo foram poupadas da lesão; o crescimento dendrítico ou brotamento colateral, com a formação de novas sinapses; e o aumento da atividade de vias paralelas à lesão (Figura 11.1). Estes fenômenos não explicariam, em sua totalidade a recuperação de funções e, outros estudos mostraram que há, após a lesão, uma plasticidade funcional, que compreende:

• adaptação e utilização de áreas homólogas à lesão, áreas de função parecida ou próxima, que passam a assumir maior encargo acrescentando a função da área lesada;

• redefinição de atividades, que constitui a utilização de área para realização de uma função que anteriormente não era sua;

• expansão de mapas somato-sensorais, que compreende o aumento da representação motora ou sensorial utilizando uma área neural maior. Este fato também propicia, entre outros, o fortalecimento de habilidades não afetadas, como por exemplo, no membro contra-lateral à lesão[2,24].

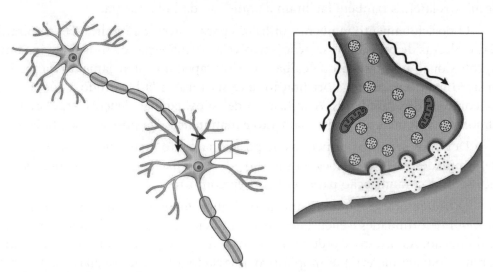

Figura 11.1 Sinapse neural.

As fases iniciais da lesão são as mais ativas no estabelecimento da nova conjuntura cerebral. Além do tempo, sua evolução está em menor ou maior grau dependente de fatores intrínsecos à lesão, como a área afetada e intensidade da injúria, e de fatores extrínsecos como a idade, comorbidades, fator genético e o próprio estímulo.

O estímulo constitui parte fundamental no processo da recuperação, pois as informações sensoriais e a ação motora levam a ativação das estruturas específicas com "fortalecimento" das vias utilizadas neste processo[14,19,25].

Se o estímulo condiciona a plasticidade aumentando seu desempenho, é justificável o emprego de métodos de estimulação para a reabilitação neurológica[20,24].

6.2. Posicionamentos e transferências

O posicionamento do paciente no leito compreende, muitas vezes, o início da terapia ou mesmo o seu término, e dependendo do quadro clínico, poderá ser a única intervenção motora possível. O posicionamento tem como objetivos[26,27]:

Prevenção de contraturas e deformidades: o tempo prolongado de posicionamento vicioso, com aproximação dos pontos de origem e inserção muscular, associado às alterações de mobilidade e tônus, pode levar à contraturas e deformidades, que impactam na funcionalidade.

Estímulo motor e inibição dos padrões motores patológicos: nos casos com alteração da motricidade e apresentação de reflexos patológicos, os posicionamentos contrários ao apresentado podem inibi-los. O posicionamento dos membros, tronco e cervical pode estimular a aquisição motora. Quando mantemos os seguimentos alinhados em decúbito elevado facilitamos o controle de cervical e a realização de movimentos em direção à linha média; essa posição também possibilita ao paciente explorar o meio, observando o mundo em plano horizontal. Os decúbitos laterais também facilitam a aquisição da linha média.

O posicionamento também é utilizado para prevenir complicações respiratórias e úlceras de pressão. Essa ação, envolve a participação de toda a equipe multiprofissional, pois, ainda que caiba ao fisioterapeuta o planejamento da melhor posição para o paciente, a orientação deve ser reforçada buscando a cooperação da equipe e dos familiares. A utilização de rolos, cunhas, lençóis, travesseiros e almofadas são úteis no posicionamento e manutenção da postura escolhida[27,28,29].

Devemos seguir os princípios de posicionamento anatômico, respeitando as deformidades e as expressões ou sinais de dor. No paciente contactuante, estabelece-se uma comunicação para verificar seu conforto.

O uso de órteses pode ser aplicado visando manter o alinhamento articular, prevenir deformidades e encurtamentos para manter a funcionalidade e facilitar a reabilitação. As órteses são de vários tipos e funções, geralmente confeccionadas sob medida, em material termoplástico associado a fixações reguláveis. A Tabela 11.3 lista as mais comuns[26,30]:

Tabela 11.3 Órteses de posicionamento

Órtese de repouso dorsal	Mantém a posição neutra estimulando a função
Órtese de extensão de membro superior	Utilizada na hemiplegia espástica de predomínio braquial
Órtese de antequino	Facilita a marcha, sendo menor o gasto de energia com a báscula de elevação e circundução
Órtese de extensão de membro inferior	Facilita a descarga de peso em ortostatismo pela estabilização da articulação do joelho
Órtese de fixação do ombro	Para prevenção de luxação de ombro, comum na hemiplegia pela perda da estabilidade muscular da articulação

No paciente com déficit motor do tipo hemiplégico os principais posicionamentos são[26,30].

Posicionamento em dorsal

- Cabeça apoiada sobre o travesseiro;
- Toalha sob a escápula com a mão apoiada;
- Membro superior acometido ao longo do corpo com o dorso da mão apoiada sobre um coxim;
- Deve-se alternar a flexão e extensão de membros inferiores, que podem ser apoiados sobre rolos, coxins, travesseiros (Figura 11.2).

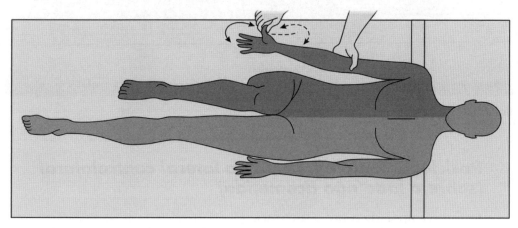

Figura 11.2 Posicionamento em decúbito dorsal.

Posicionamento em decúbito lateral homolateral (sobre o lado acometido)

• Cabeça apoiada sobre o travesseiro, buscando neutralidade de cervical, sem extensão ou flexão em excesso;
• Membro superior acometido posicionado à frente do corpo apoiado sobre um coxim;
• Manter membros inferiores em flexão com coxim entre os joelhos, ou membro acometido (que está em contato com o leito) em leve flexão e o membro não acometido fletido e posicionado em um coxim ou travesseiro; cuidar para que o tornozelo também fique apoiado sobre o coxim;
• Para evitar que o corpo assuma a posição dorsal horizontal, um apoio deve ser colocado no dorso, por exemplo, um travesseiro ou cunha (Figura 11.3).

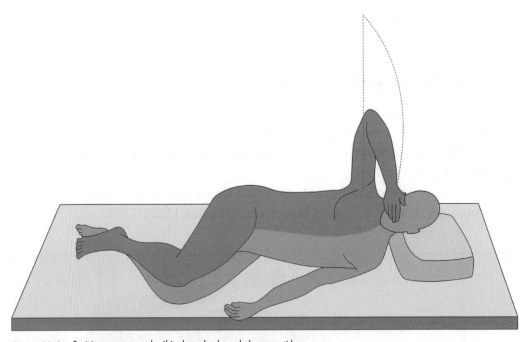

Figura 11.3 Posicionamento em decúbito lateral sobre o lado acometido.

Posicionamento em decúbito lateral contralateral (sobre o lado não acometido)

• Cabeça apoiada sobre o travesseiro;
• Ombro e membro superior acometido fletidos à frente do corpo, apoiados sobre travesseiro ou coxim, mão apoiada sobre coxim ou similar, com leve extensão de punho;

- Manter membros inferiores em flexão com coxim entre os joelhos ou o membro não acometido (que está em contato com o leito) em leve flexão e o membro acometido fletido e posicionado em um coxim ou travesseiro; cuidar para que o tornozelo também fique apoiado sobre o coxim (Figura 11.4).

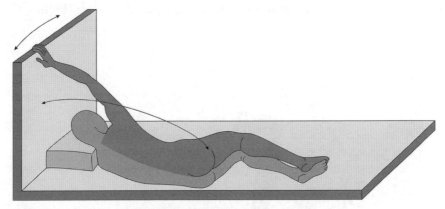

Figura 11.4 Posicionamento em decúbito lateral sobre o lado não acometido.

Posicionamento em sedestação

- Manter dorso alinhado com a cervical e apoiado com cunha de espuma ou com travesseiros empilhados; manter o peso igualmente distribuído nos glúteos;
- Manter o membro superior acometido à frente ou ao lado do corpo sobre um apoio, por exemplo, de travesseiros;
- Manter os membros inferiores estendidos ou apoiados sobre um rolo ou travesseiro[26,28-30].

6.3. Exercício para amplitude de movimento, passivo, ativo-assistido e ativo

A mobilidade constitui a integração dos sistemas músculoesquelético e neuromuscular. Para estimular e reabilitar a mobilidade, a Fisioterapia apresenta em seu arsenal terapêutico exercícios de amplitude de movimento, que são divididos em três grupos.

- Exercícios passivos: movimentos articulares realizados e controlados por força externa, sem a realização de contração muscular voluntária;
- Exercícios ativo-assistidos: movimentos articulares realizados e controlados, em maior ou menor grau, por força externa, com a participação em maior ou menor grau de contração muscular voluntária;
- Exercícios ativos: movimentos articulares realizados e controlados por contração muscular voluntária[19,21,31].

No sistema músculo-esquelético a realização dos exercícios passivos favorece a manutenção da integridade das articulações, atuando em suas propriedades não contráteis, a prevenção de deformidades e contraturas, e manutenção da mobilidade e nutrição articular. Contudo tem mínimo papel na manutenção do trofismo muscular, diferentemente os exercícios ativo-assistidos e ativos atuam na manutenção do trofismo e força muscular e evitam a estase venosa[32,33] (Figura 11.5).

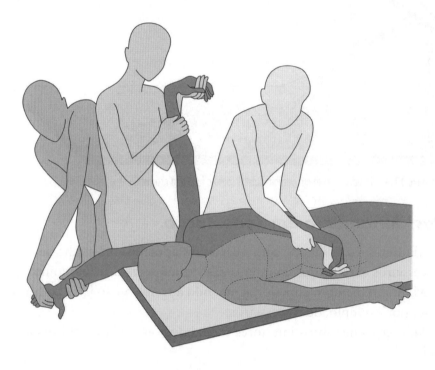

Figura 11.5 Mobilização do membro superior hemiplégico.

No sistema neuromuscular o exercício passivo estimula o componente motor pela via somato-sensorial e, sua utilização também é importante no controle da dor e no conforto ao paciente. Os exercícios ativo-assistidos e ativos ativam as vias motoras e tem importante papel no componente psicológico do paciente.

O exercício passivo é realizado nos momentos iniciais, quando o paciente não tem condições para efetuar contração muscular voluntária[21,31-33].

No paciente hemiplégico existe uma discrepância funcional entre o lado acometido e o lado não acometido. Assim, no lado acometido são realizados os exercícios dentro da capacidade apresentada pelo paciente e, a progressão ocorre conforme a melhora. O lado não acometido é estimulado conforme o seu grau de funcionalidade (Figura 11.6).

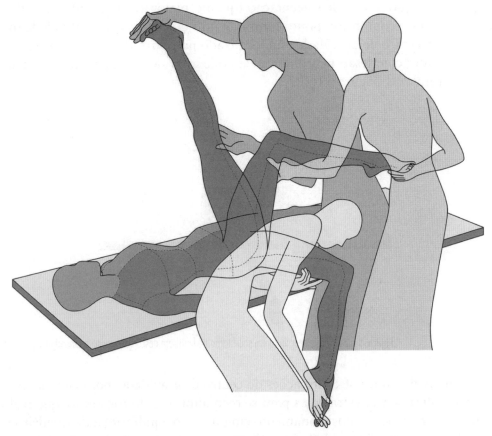

Figura 11.6 Mobilização do membro inferior hemiplégico.

As técnicas para a realização dos exercícios passivos, ativo-assistidos ou ativos são conceitualmente simples, pois consistem em realizar os movimentos dentro da amplitude de movimento de cada articulação, seguindo os planos anatômicos corporais de movimentos osteo-cinemáticos clássicos, padrões diagonais ou combinados[31,33].

6.4. Treino de equilíbrio estático e transferência

O paciente com acometimento neurológico comumente apresenta perda de equilíbrio estático e dificuldade na realização de transferências. Esses aspectos do ato motor representam grande funcionalidade caracterizando um importante objetivo na reabilitação[19,20].

A realização do treino e de transferências obedece a três conceitos: base de sustentação, limites de estabilidade e centro da gravidade. Estes conceitos se relacionam com a área necessária para se sustentar em determinada postura (quanto menor a área utilizada para sustentação, melhor é o equilíbrio); deslocamento do corpo em relação à base de sustentação (quanto maior a capacidade de deslocamento melhor o equilíbrio); ponto central dentro dos limites de estabilidade (normalmente o centro de gravidade está localizado no centro da base de sustentação e em pacientes com lesão neurológica ele pode estar desviado, gerando instabilidade postural)[32,33] (Figura 11.7).

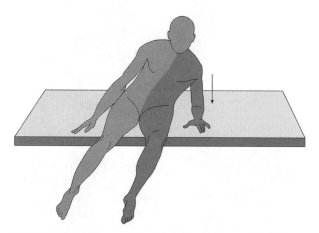

Figura 11.7 Posicionamento em sedestação no leito com descarga de peso no membro superior.

O indivíduo que sofre alterações do centro de gravidade, por exemplo ao caminhar, utiliza de três estratégias para se reequilibrar: a do tornozelo, que realiza pequenas alterações de posicionamento em busca do equilíbrio; a do quadril, cuja musculatura pode oferecer balanceio de peso; e a da passada, com deslocamento de um membro à frente ou para trás visando aumentar a base de sustentação[24,30-33].

A transferência de um paciente da posição dorsal à posição de sedestação, com os membros para fora do leito, requer a utilização de diversas estratégias motoras para manutenção da postura, o que dá início ao treino de equilíbrio. Nesta posição analisa-se a base de sustentação: ampla, quando utiliza os braços firmemente apoiados para manter a posição, ou reduzida, quando não utiliza os braços. Esta observação pode ser empregada para o treino da função, como por exemplo, solicitando que o mesmo retire um dos apoios[19,26-33].

Em sedestação a beira leito, pode-se utilizar pequenos estímulos ao desequilíbrio anterior e posterior para inferir ao paciente sobrecarga e estimular a adaptação e a formulação de estratégias motoras de manutenção do equilíbrio. Quando o paciente consegue se manter nesta postura com facilidade, pode-se progredir realizando a transferência para outra posição[26,29,33].

A posição de sedestação a beira leito representa um estímulo importante à musculatura de sustentação antigravitacional do tronco, sendo considerada um treino para a posição ortostática. Nela também podemos estimular a descarga de peso bilateral de membros superiores.

Tratamento fisioterapêutico no paciente cardiopata com disfunção neurológica **331**

A posição ortostática apresenta menor base de sustentação, sendo que no paciente hemiplégico como a musculatura de um dos membros inferiores não está totalmente reativa, a terapia requer maior atenção e cuidados e a simples transferência para o ortostatismo constitui treino funcional e de equilíbrio. A diminuição da área da base de apoio, pode ser obtida com a colocação de um pé à frente do outro ou a descarga de peso de um lado ao outro; isso gera estímulos ao desequilíbrio e provoca adaptações[19,20,33].

Todas as posturas adotadas podem ser realizadas de olhos abertos e fechados, induzindo maiores estímulos devido a retirada de uma entrada somato-sensorial. É necessário lembrar que cada posição e transferência representa um grau de dificuldade, portanto a avaliação da possibilidade para assumir a postura deve preceder a ação.

Atualmente, no mercado encontram-se equipamentos móveis para facilitar as transferências e auxiliar a aquisição de posturas. Esses elevadores possuem pontos de apoio e auxiliam o inicio do movimento ajudando o paciente a atingir a posição desejada.

A posição ortostática é sempre construtiva ao paciente e pode ser auxiliada por este dispositivo, economizando a energia do paciente e preparando-o para realizar movimentos e descargas de peso na posição ortostática com mais facilidade e segurança[20,26,33]. A seguir apresentamos as etapas para a transferência postural.

Transferência do leito para sedestação

- O fisioterapeuta posiciona ou solicita o decúbito lateral;
- Sempre que possível o leito deve ser mantido com máxima elevação de decúbito, para facilitar a transferência;
- O fisioterapeuta posiciona-se à frente do paciente;
- Solicita-se que o paciente flexione as pernas e na seqüência as coloque para fora do leito;
- Solicita-se elevação do tronco e o posicionamento em sedestação com auxílio dos membros superiores, o membro infralateral ira realizar alavanca com o cotovelo enquanto o membro supralateral irá realizar apoio sobre o leito com a mão;
- Em todas as etapas pode ser necessária ajuda do profissional.

O fisioterapeuta deve estar atento ao decúbito lateral escolhido, caso seja sobre o lado não acometido a alavanca com o cotovelo estará facilitada. Quando o decúbito sobre o lado acometido é o escolhido o paciente pode não conseguir realizar alavanca com o cotovelo e em casos de predomínio braquial na fase flácida, esse posicionamento pode propiciar luxação de ombro. Ambos os posicionamentos podem ser tentados buscando a adequação funcional do paciente (Figura 11.8).

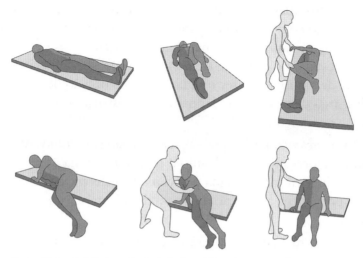

Figura 11.8 Assistência na transferência da posição supina para a sedestação.

Sedestação para o ortostatismo

- O fisioterapeuta pode se posicionar ao lado ou à frente do paciente;
- Caso necessário o membro inferior deve ser bloqueado pelo fisioterapeuta;
- O paciente pode utilizar o hemicorpo não acometido para se levantar, enquanto o profissional auxilia o hemicorpo acometido;
- Na posição ortostática, o membro acometido deve continuar bloqueado;
- Em ortostatismo, pode-se manter a posição ou realizar a transferência para cadeira (Figura 11.9).

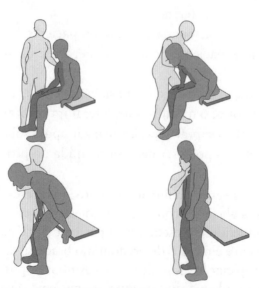

Figura 11.9 Assistência durante a transferência da posição sentada para a posição ortostática.

Tratamento fisioterapêutico no paciente cardiopata com disfunção neurológica

7. TREINO FUNCIONAL DE MEMBROS SUPERIORES

O grau de acometimento dos membros superiores está relacionado à funcionalidade. Elevado número de pacientes após acometimento neurológico apresenta déficit funcional de membro superior[34,35].

Por apresentar características articulares específicas mediante o déficit motor o complexo articular do ombro pode apresentar perda da congruência articular, levando ao ombro doloroso ou a distrofia simpático-reflexa.

Os exercícios passivos são realizados utilizando padrões diagonais associados. Neste período, quando necessário, indica-se o uso de órtese. Mesmo nos casos crônicos de AVE, com persistência de alteração do tônus, seu uso deve ser mantido[35,36].

Durante a fase flácida, na presença de hipotonia, a descarga de peso é utilizada na readequação do tônus. Com a progressão da lesão e o surgimento da fase espástica as técnicas de alongamento e mobilização articular de ombro podem ser utilizadas para prevenir encurtamentos e aumentar a propriocepção articular; o treino precoce com exercícios ativo-assistidos e ativos está indicado, pois a contração muscular voluntária irá propiciar o treino de controle motor, a reversão da hipotrofia e o ganho de funcionalidade.

Nos casos leve e moderado, o uso de técnicas de fortalecimento está indicado; em paciente com lesão funcional grave o treino funcional com reforço de atos anteriormente aprendidos, apresenta melhores resultados[20,33,36,37].

O treino funcional tem por maior característica a repetição de movimentos, de forma a estimular o reaprendizado de tarefas anteriormente automatizadas, com a devolução de habilidades para o auto cuidado, que representa grande impacto na independência e qualidade de vida.

Dentre os métodos empregados, destaca-se a utilização da Terapia por Contensão Induzida (TCI), que objetiva estimular o membro afetado pela restrição do membro não acometido, desencorajando o uso do membro sem déficit e incrementando estímulos somato-sensoriais e motor no membro acometido[24,30]:

Outros métodos podem ser utilizados, como a mimetização de atos funcionais realizados sistematicamente para a aquisição de habilidade, velocidade e coordenação. São exemplos de movimentos funcionais:

- Trazer à mão boca e retornar à posição inicial;
- Pentear os cabelos e retornar e retornar à posição inicial;
- Levar a até o rosto e retornar e retornar à posição inicial;
- Pegar um objeto sobre a mesa e retornar à posição inicial.

As tarefas devem ser realizadas lentamente, dentro das limitações motoras associadas à períodos de descanso. A concentração no ato motor e a visualização do movimento são fundamentais, e devem ser estimuladas[20,33-36].

8. TREINO FUNCIONAL DE MEMBROS INFERIORES E MARCHA

O acometimento neurológico compromete uma serie de processos da motricidade que irão impactar em maior ou menor grau na marcha com dano a várias esferas como psicossocial, funcional e qualidade de vida.

A aquisição motora compreende o aprendizado de funções mais primitivas, seguindo o aprendizado de funções mais complexas. Assim, para reabilitar a marcha, primeiramente deve-se proceder ao ganho de controle cervical, controle de tronco, mobilidade de membros inferiores, equilíbrio estático, ortostatismo e, por fim, a marcha.

Essa seqüência motora possibilita o raciocínio de que as primeiras terapias e os mais simples objetivos corroboram para um objetivo final e mais complexo.

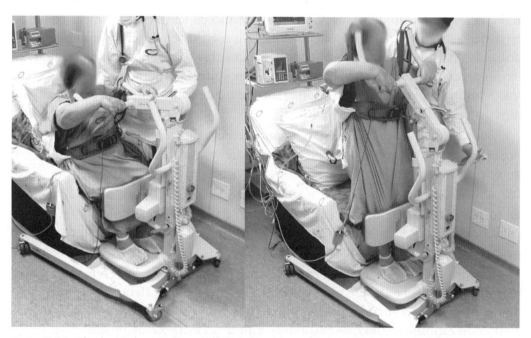

Figura 11.10 Elevador móvel para auxílio na transferência da posição em sedestação para a posição orstostática.

No início do treino da marcha realiza-se a transferência do leito para a posição de sedestação e, em seguida, para posição ortostática. Na vigência do equilíbrio estático em ortostatismo inicia-se a marcha estacionária, ou seja, a troca de passos em curta distância com auxilio do terapeuta. O auxílio é proporcional ao déficit, podendo ser bilateral, seguido para anterior e unilateral junto ao lado não acometido para evitar descarga de peso excessiva sobre esse hemicorpo e para evitar que o paciente gire sobre seu eixo ao procurar apoio com o membro não acometido, apenas quando o terapeuta e o paciente apresentam segurança inicia-se a marcha livre[33,37,38].

Tratamento fisioterapêutico no paciente cardiopata com disfunção neurológica **335**

A marcha livre compreende a deambulação do paciente com menor assistência do terapeuta que, com estimulo verbal ou reforço positivo, encoraja e aumenta gradativamente o tempo e a distância percorrida. As pausas são necessárias em virtude da fadiga muscular. Em alguns casos o uso de órteses se torna necessário à deambulação, seja para estabilização muscular/articular e reeducação do movimento, como no caso de órtese ante-equino; ou para auxilio no equilíbrio, como, por exemplo, bengala e andador.

Com a aquisição da marcha passa-se a analisar suas fases: a de balanço, quando o membro se encontra fora do solo; a de apoio, quando este está em contato com o solo. Avaliam-se também os aspectos de velocidade, cadência, simetria, tempo e comprimento de passo e passada, corrigindo-os na medida do possível[20,31,33,39]. Na fase de balanço os grupos musculares mais ativados são os adutores, tibial anterior e isquiotibiais. Na fase de apoio os músculos ativos são: glúteo máximo, glúteo médio e o tensor da fáscia lata, eretores da coluna lombar, tibial anterior, tríceps sural, quadríceps e isquiotibiais. Esse conhecimento pode ser utilizado para adequação mais fina, por exemplo, no fortalecimento de tibial anterior em virtude de pé equino.

A progressão da terapia inclui o treino de marcha com circuitos e obstáculos, para treino conjunto de equilíbrio; o treino de marcha funcional em escadas com inclusão dos componentes de força, descarga unilateral de peso e dupla tarefa.

Em relação ao treino em esteira e o treinamento cardiorrespiratório, ocorrido no âmbito ambulatorial, os resultados obtidos apontam para redução da incapacidade após o AVE, mediada por uma melhora na mobilidade e equilíbrio. Os estudos sugerem a incorporação desta modalidade de treinamento nos programas de reabilitação para melhorar a velocidade e a tolerância à marcha[37-40].

Independente das técnicas utilizadas a sua aplicação no período hospitalar e na fase inicial do acometimento neurológico, resulta na melhora da função motora, da sensibilidade e da força muscular, impactando diretamente na qualidade de vida[21,35,39].

Desta forma a aplicação de avaliação e plano terapêutico criterioso o mais precoce possível possibilitará a recuperação funcional ainda dentro do ambiente hospitalar.

REFERÊNCIAS BIBLIOGRÁFICAS

1. Bor-Seng-Shu E, Kita WS, Figueiredo EG, Paiva WS, Fonoff ET, Teixeira MJ, Ronney B, Panerai RB. Cerebral hemodynamics: concepts of clinical importance. Arq Neuropsiquiatr 2012; 70(5):357-365.

2. Guyton AC. Fisiologia Humana. (Cap. Neurofisiologia), 5ª ed. Rio de Janeiro: Ed. Interamericana; 1981.

3. Barbosa NF, Cardinelli DM, Flávia EF. Determinantes de complicações neurológicas no uso da circulação extracorpórea (CEC). Arq Bras Cardiol 2010; 95(6):151-157.

4. Wijdicks EF, Hijdra A, Young GB, Bassetti CL, Wiebe S. Practice parameter: prediction of outcome in comatose survivors after cardiopulmonary resuscitation (an evidence-based review). Neurology 2006; 67:203-210.

5. Temple A, Portner R. Predicting neurological outcome and survival after cardiac arrest Continuing Education in Anaesthesia. Critical Care & Pain J 2012; 12(6):283-287.

6. Lelis RGB, Auler Júnior JOC. Lesão neurológica em cirurgia cardíaca: aspectos fisiopatológicos. Rev Bras Anestesiol 2004; 54(4):607-617.

7. Whitlock R, Healey JS, Connolly SJ, Wang J, Danter MR, Tu JV, Novick R, Fremes S1, Teoh K, Khera V, Yusuf S. Predictors of early and late stroke following cardiac surgery. CMAJ 2014 Sep 2; 186(12):905-911.

8. Andrade AF, Carvalho RC, Amorim RLO, Paiva WS, Figueiredo EG, Teixeira MJ. Coma e outros estados de consciência. Rev Med (São Paulo) 2007 jul-set; 86(3):123-131.

9. Bordini AL, Luiz TF, Fernandes M, Arruda WO, Teive HA. Coma scales: a historical review. Arq Neuropsiquiatr 2010; 68(6):930-937.

10. Baterman DE. Neurological assessment of coma. J Neurol Neurosurg Psychiatry 2001; 71(suppl I):13-17.

11. Laureys S, Bodart O, Gosseries O. The Glasgow Coma Scale: time for critical reappraisal? Lancet Neurol 2014 Aug; 13(8):755-757.

12. Kennedy SA, Noble J, Wong AMF. Examining the pupils. CMAJ 2013 Jun; 185-189.

13. Bajekal R, Bari F. Eye signs in anaesthesia and intensive care medicine. Anaesthesia and Intensive Care Medicine 2007 Sep; 2(9):387-388.

14. Speciali JG. Semiotécnica neurológica. Medicina (Ribeirão Preto) 1996; 29:19-31.

15. Bohannon RW, Smith MB. Interrater reliability of a modified Ashworth Scale of muscle spasticity number. Phys Ther 1987 Feb; 67(2):206-207.

16. Sanvito WL. Propedêutica neurológica básica. Barueri: Manole; 1977.

17. Bickerstaff ER. Exame neurológico na prática médica. Trad. JA Levy, S Saraiva, FM Braga. Rio de Janeiro: Atheneu; 1975.

18. Nunes ML, Marrone AC. Semiologia neurológica básica. Porto Alegre: EdiPUCRS; 2002.

19. Stokes M. Cash: neurologia para fisioterapeutas. São Paulo: Premier; 2000.

20. Umphred DA. Fisioterapia neurológica. Barueri: Manole; 2004.

21. Machado F. Terapia intensiva neurológica para fisioterapeutas. Monitorização, 1999.

22. Presto B. Fisioterapia respiratória: uma nova visão, 2003.

23. Borges VM, Oliveira LRC, Peixoto E, Carvalho NAA. Fisioterapia motora em pacientes adultos em terapia intensiva. Rev Bras Ter Intensiva 2009; 21(4): 446-452.

Tratamento fisioterapêutico no paciente cardiopata com disfunção neurológica

24. Gómez-Fernández L. Plasticidad cortical y restauración de funciones neurológicas: una actualización sobre el tema. Rev Neurol 2000; 31(8):749-756.

25. Feldman DE. Synaptic mechanisms for plasticity in neocortex. Annu Ver Neurosci 2009; 32:33-55.

26. Thinena NC, Moraes ACF. Manual de orientação de posicionamento e execução de atividades da vida diária para pacientes com acidente vascular cerebral. Cad Ter Ocup 2013; 21(1):131-139.

27. De D, Wynn E. Preventing muscular contractures through routine stroke patient care. Br J Nurs 2014; 23(14):781-786.

28. Aries MJ, Elting JW, Stewart RE, De Keyser J, Thien T, Kremer BP, Vroomen PC. Variations of blood pressure in stroke unit patients may result from alternating body positions. J Stroke Cerebrovasc Dis 2012 Aug; 21(6):459-466.

29. Brunton K. Derrame cerebral, fisioterapia na terceira idade. São Paulo: Livraria Santos Editora; 1998.

30. Cruz DMC, Toyoda CYT. Terapia ocupacional no tratamento do AVC. ComCiência (Campinas) 2009; 109.

31. Terranova TT, Albieri FO, Almeida MD, Ayres DVM, Cruz SF, Milazzotto MV, Tsukimoto DR, Imamura M, Battistella LR. Acidente vascular cerebral crônico: reabilitação. Acta Fisiatr 2012; 19(2):50-59.

32. Minutoli VP, Delfino M, Freitas ST, Lima MO, Tortoza C, Santos CA. Effect of isokinetic continuous passive mobilization in spastic hemiplegia. Acta fisiatr 2007 Set; 14(3).

33. Bandy WD, Sandres B. Exercício terapêutico: técnicas para intervenção. Rio de Janeiro: Guananabara Koogan; 2003.

34. Valente SCF, Paula EB, Aranches M, Costa V, Borges H, Chamlian TR, Masiero D. Resultados da fisioterapia hospitalar na função do membro superior comprometido após acidente vascular encefálico. Rev Neuroc 2006; 4(3):122-126.

35. Moraes GFS, Nascimento LR, Gória AE, Teixeira-Salmela LF, Paiva CMR, et al. A influência do fortalecimento muscular no desempenho motor do membro superior parético de indivíduos acometidos por acidente vascular encefálico. Acta fisiatr 2008; 15(4): 245-248.

36. Mark VW, Taub E. Constraint-induced movement therapy for chronic stroke hemiparesis and other disabilities. Restor Neurol Neurosci 2004; 22(3-5):317-336.

37. Sakuma K, Ohata K, Izumi K, Shiotsuka Y, Yasui T, Ibuki S, Ichihashi N. Relation between abnormal synergy and gait in patients after stroke. Journal of Neuro Engineering and J Neuroeng Rehabil 2014 Sep; 25(11):141.

38. O'Sullivan SB, Schmitz TJ. Fisioterapia: avaliação e tratamento. 4. ed. Barueri: Manole; 2004.

39. Brazzelli M, Saunders DH, Greig CA, Mead GE. Physical fitness training for stroke patients. Cochrane Database Syst Rev 2011 Nov; 9:(11).

40. Segura DCA, Bruschi FA, Golin TB, Gregol F, Bianchini KM, Rocha P. A evolução da marcha através de uma conduta cinesioterapêutica em pacientes hemiparéticos com sequela de AVE. Arq Ciênc Saúde Unipar 2008 Jan/Abr; 12(1):25-33.

CAPÍTULO 12

SEPSE: conceitos e atualização

Carlos Eduardo Yamamoto
Ana Maria Pereira Rodrigues da Silva

OBJETIVOS

- Definir sepse.
- Conhecer a fisiopatologia da sepse.
- Conhecer as disfunções orgânicas na sepse.
- Conhecer o tratamento para sepse.

PALAVRAS-CHAVE

- Sepse, sepse grave, choque séptico e disfunção de múltiplos órgãos.

1. INTRODUÇÃO

A síndrome atualmente conhecida como sepse teve diversas denominações ao longo do tempo. Em 1991, o consenso da American College of Chest Pysicians e da Society of Critical Care Medicine definiu os termos "síndrome da resposta inflamatória sistêmica" (SIRS), "sepse", "sepse grave" e "choque séptico" com critérios clínicos utilizados até hoje[1]. Esses conceitos, apesar de serem pouco específicos, têm sido extremamente úteis para a padronização de estudos científicos, a comparação entre serviços e a definição de novas estratégias terapêuticas.

A síndrome da resposta inflamatória sistêmica (SIRS) é um conjunto de sinais e sintomas. Ocorre na presença de, pelo menos, dois dos seguintes critérios: temperatura corporal maior que 38,3°C ou menor que 36°C; frequência cardíaca maior que 90 batimentos cardíacos por minuto (bpm); frequência respiratória maior que 20 incursões respiratórias por minuto (irpm) ou $PaCO_2$ menor que 32 (mmHg) ou paciente em ventilação mecânica; e número de leucócitos no sangue maior que 12 mil por milímetro cúbico (mm^3) ou menor que 4 mil por mm^3, ou, ainda, presença de 10% de células jovens (bastões)[1].

A sepse ocorre quando o paciente apresenta um quadro de SIRS secundário a um processo infeccioso[1]. Vale ressaltar que outras situações como traumas, pós-operatório de cirurgia cardíaca, pancreatite e grandes queimaduras podem desencadear a SIRS[2]. Dessa forma, todo paciente com sepse possui SIRS, mas nem todo paciente com SIRS apresenta sepse.

A sepse grave é caracterizada pela presença dos critérios de sepse associados à hipoperfusão ou disfunção induzida pela própria sepse de, pelo menos, um órgão. As principais disfunções orgânicas descritas, em ordem de prevalência, são: (a) respiratória: lesão pulmonar aguda levando à hipoxemia; (b) cardiovascular: hipotensão arterial; (c) renal: oligúria e/ou creatinina e ureia elevadas; (d) hematológica: plaquetopenia; (e) sistema nervoso central: encefalopatia manifestada com alteração do estado mental; (f) hepática: hiperbilirrubinemia direta[3].

O choque séptico é definido como sepse grave associada à hipotensão arterial refratária a uma adequada reposição volêmica, necessitando de drogas vasopressoras para estabilizar a pressão arterial que, quando a média é menor que 65 mmHg, caracteriza hipotensão arterial[4].

Para caracterizar melhor a gravidade do paciente com sepse foi proposto o conceito PIRO[5]. Nele, o "P" significa predisposição, que relaciona as condições preexistentes para o favorecimento da infecção como idade avançada, sexo masculino, uso abusivo de álcool e uso de drogas imunossupressoras. O "I" diz respeito ao processo infeccioso, como o tipo de micro-organismo e o local da infecção. O "R" é a resposta inflamatória, e o "O" refere-se à quantidade de órgãos acometidos. Dessa forma, todos esses fatores contribuem para o desenvolvimento e o desfecho do quadro séptico.

SEPSE: conceitos e atualização

2. FISIOPATOLOGIA

A invasão do organismo pelos micro-organismos gera uma resposta inflamatória. Essa resposta de proteção do organismo é importante para o combate à infecção. Entretanto, a sepse é caracterizada pela produção excessiva e descontrolada de mediadores inflamatórios, que atuam de forma sistêmica, levando à perda de homeostase. A principal consequência deste fato é o comprometimento de vários órgãos, podendo evoluir para disfunção orgânica múltipla. A resposta do hospedeiro é considerada tão importante quanto o local da infecção e o tipo de micro-organismo para o desenvolvimento da sepse[6-8].

Os componentes da parede bacteriana são os principais ativadores desta resposta do hospedeiro. As endotoxinas dos micro-organismos Gram-negativos e o ácido teicoico dos Gram-positivos desencadeiam a cascada inflamatória[6].

Os eventos bioquímicos na sepse envolvem um complexo processo de ativação celular resultando em liberação de mediadores pró-inflamatórios. O elemento-chave desse processo são as citocinas, peptídeos imunorreguladores produzidos pelo hospedeiro com propriedades pró-inflamatória e anti-inflamatória. As citocinas mais estudadas e implicadas na sepse são o fator de necrose tumoral alfa (TNF-α) e a interleucina 1 (IL-1). Estes estimulam uma intensa resposta celular com ativação de neutrófilos, aderência de leucócitos e liberação de mediadores inflamatórios secundários, tais como outras citocinas, prostaglandinas e leucotrienos. Estes últimos estão relacionados aos sinais e sintomas da sepse como febre, taquicardia, taquipneia, entre outros[9].

É importante observar que os efeitos locais das citocinas são fundamentais para a eliminação do agente infectante. Contudo, seus efeitos sistêmicos causam dano ao hospedeiro[7].

Além disso, durante o processo de fagocitose do microrganismo presente no foco de infecção, ocorre aumento do consumo de oxigênio pelos macrófagos e produção de radicais livres de oxigênio juntamente com proteases, capazes de causar danos aos patógenos. Dentre esses radicais livres de oxigênio, destaca-se o óxido nítrico. Além dessas funções bactericidas, essenciais à defesa normal do hospedeiro, o óxido nítrico desempenha um papel fundamental na regulação do tônus vascular, produzindo uma vasodilação periférica acentuada na sepse, que, do ponto de vista hemodinâmico, evidencia diminuição da resistência vascular sistêmica[6,7].

O estado de equilíbrio entre coagulação e anticoagulação encontra-se alterado quando nosso organismo é agredido por agente infeccioso, com predomínio da coagulação e comprometimento dos mecanismos de anticoagulação. Com isso, há uma tendência para formação de trombo na microcirculação, configurando quadro de coagulação intravascular disseminada (CIVD) com hipoperfusão e, consequentemente, disfunção orgânica[10,7].

3. ESCORE DE PROGNÓSTICO

A mortalidade na sepse está relacionada com o grau e a quantidade de disfunção orgânica, que pode ser avaliada por vários escores. O SOFA é um índice de prognóstico que avalia, diariamente, o grau de disfunção orgânica no paciente crítico. Foi criado em 1994 durante a conferência da Sociedade Europeia de Terapia Intensiva[11]. Inicialmente aplicado em pacientes sépticos, o escore foi renomeado como Sequential Organ Failure Assessment, para usar também em pacientes sem sepse[12].

Neste escore são avaliados os sistemas: respiratório, cardiovascular, hepático, coagulação, renal e neurológico. A pontuação varia de zero (normal) a quatro (mais alterado) pontos para cada órgão comprometido, anotando o pior valor. A função respiratória é avaliada pela relação pressão parcial de oxigênio no sangue arterial e fração inspirada de oxigênio (PaO_2/F_IO_2). O sistema cardiovascular é avaliado de acordo com a pressão arterial média e a necessidade e intensidade de aminas vasopressoras. A creatinina e a diurese são utilizadas na avaliação da função renal. A diminuição de plaquetas discrimina a disfunção do sistema de coagulação. A dosagem de bilirrubinas total expressa a função hepática. A disfunção neurológica é avaliada pela escala de coma de Glasgow[11] (Tabela 12.1).

Tabela 12.1   Escore SOFA – variáveis e suas respectivas pontuações

Variáveis	Pontuação				
	0	**1**	**2**	**3**	**4**
Respiratória (PaO_2/F_IO_2)	≥ 400	< 400	< 300	< 200 (com ventilação mecânica)	< 100 (com ventilação mecânica)
Hematológica (plaquetas x 10^3 mm³)	≥ 150	< 150	< 100	< 50	< 20
Hepática (bilirrubina total mg/dL)	< 1,2	1,2 – 1,9	2,0 – 5,9	6,0 – 11,9	> 12
Cardiovascular (PAM-mmHg) doses de medicação em µg/Kg/min	PAM ≥ 70 sem medicações vasoativas	PAM < 70	Dopamina ≤ 5 ou dobutamina (qualquer dose)	Dopamina > 5 ou adrenalina ≤ 0,1 ou noradrenalina ≤ 0,1	Dopamina > 15 ou adrenalina > 0,1 ou noradrenalina > 0,1
Neurológico (ECG)	15	13 – 14	10 – 12	6 – 9	< 6
Renal (creatinina-mg/dL)	<1,2	1,2 – 1,9	2,0 – 3,4	3,5 – 4,9 ou débito urinário < 500 mL/dia	≥ 5,0 ou débito urinário < 200 mL/dia

µg/Kg/min = micrograma por quilograma por minuto

SEPSE: conceitos e atualização

4. DISFUNÇÃO DOS ÓRGÃOS

Dentre os vários órgãos acometidos pela sepse, o sistema respiratório e o cardiovascular são os mais frequentes[3,13].

4.1. Sistema cardiovascular

A sepse é frequentemente acompanhada por hipovolemia, devido à dilatação arterial e venosa e perda de fluidos para o espaço extravascular[14]. A fase inicial do choque séptico é caracterizada por um estado hipodinâmico, com diminuição do débito cardíaco, causada pela hipovolemia.

Se a hipovolemia for corrigida por reposição volêmica agressiva, haverá uma resistência vascular sistêmica baixa, com um débito cardíaco normal ou elevado[14]. Apesar de a oferta de oxigênio aos tecidos se encontrar elevada, sua extração tecidual encontra-se reduzida levando a uma progressiva hipóxia local[14]. As repercussões clínicas dessas alterações incluem: taquicardia, alargamento da pressão de pulso e extremidades quentes, caracterizando um estado hiperdinâmico[14]. A hipotensão arterial pode ocorrer devido à hipovolemia e vasodilatação sistêmica progressiva[14]. Observa-se um fluxo sanguíneo não homogêneo nos diversos territórios de perfusão. Este quadro é denominado como choque distributivo[4,14]. Em resumo, dois fatores contribuem para o comprometimento da perfusão tecidual: a hipovolemia e a má distribuição do fluxo sanguíneo dentro dos órgãos. Além disso, mediadores inflamatórios liberados na sepse alteram o metabolismo celular conduzindo a uma inadequada utilização de oxigênio e nutrientes pelas células[4].

4.2. Sistema respiratório

A insuficiência respiratória é frequente em pacientes com sepse, e sua ocorrência está relacionada com a alta mortalidade[15]. Os mecanismos implicados na sua gênese incluem o comprometimento do parênquima pulmonar e dos músculos respiratórios[16].

A lesão do endotélio vascular pulmonar, secundária à inflamação, produz alteração da permeabilidade da membrana alvéolo-capilar com progressivo edema intersticial. Isso acarreta um desequilíbrio da relação ventilação/perfusão com consequente diminuição da complacência pulmonar e hipoxemia refratária. Pode ocorrer infiltrado pulmonar difuso, principalmente nas regiões dependentes dos pulmões. Isso ocorre porque a região dependente, por ação da gravidade, recebe uma perfusão maior, que contém uma grande quantidade de mediadores inflamatórios. Este quadro define a síndrome do desconforto respiratória agudo (ARDS)[17], sendo a sepse a principal causa de origem extrapulmonar. Cerca de 50% dos pacientes com sepse grave desenvolve lesão pulmonar aguda ou ARDS ($PaO_2/F_IO_2 < 300$)[2].

A disfunção dos músculos esqueléticos é uma manifestação frequente na sepse[18]. Essas alterações musculares podem ter um impacto clínico muito negativo por atrasar a recuperação dos pacientes[19]. Neste capítulo serão focadas as anormalidades provocadas pela sepse no músculo diafragma. Entretanto, é importante observar que as alterações provocadas pela sepse estão presentes em todos os músculos esqueléticos, a semelhança do que ocorre nos casos de polineuropatia.

Estudos têm demonstrado uma diminuição significativa na capacidade de geração da força do músculo diafragma em diferentes modelos de animais induzidos à sepse[20,21]. O comprometimento da contração do diafragma é um fator importante de contribuição para a alta incidência de falência respiratória na sepse[22]. Além disso, sua ocorrência pode atrasar o desmame da ventilação mecânica prejudicando a recuperação funcional do paciente e afetando seu prognóstico[23,24].

Estudos demonstram que o estresse oxidativo muscular provocado por mediadores inflamatórios, liberados na sepse, está fortemente implicado no desenvolvimento da disfunção diafragmática[25-27]. Outros sugerem que o óxido nítrico na sua isoforma induzível (i-NOS) é o principal mediador envolvido nesse fenômeno[28-30]. Relatos na literatura demonstram que quando diafragmas de ratos são expostos de forma aguda à endotoxina ocorre dano na membrana da miofibrila (sarcolema)[31].

Embora o i-NOS não seja um forte oxidante, ele reage com o ânion superóxido para formar o peroxidonitrito, um ânion altamente oxidante[32,33]. A formação local desse ânion pode causar injúria celular por meio de numerosos mecanismos, incluindo modificação das proteínas envolvidas no deslizamento dos miofilamentos durante a contração muscular, lesão da mitocôndria inibindo a respiração celular e lesão do DNA[32,33]. Dessa forma, os danos aos tecidos são muito maiores em ambientes com altos níveis de i-NOS e estão relacionados com a formação de peroxidonitrito[32,33].

5. TRATAMENTO

Não há estudos sobre a atuação da Fisioterapia especificamente em pacientes com sepse. A abordagem prática da Fisioterapia depende da sua forma de apresentação. Na sepse não complicada, a Fisioterapia pode ser aplicada por meio de exercícios respiratórios, deambulação e exercícios ativos. Na sepse grave e choque séptico o plano terapêutico dependerá dos órgãos acometidos. Por exemplo, se houver comprometimento do sistema respiratório, a Fisioterapia inicialmente pode envolver o manejo do suporte ventilatório não invasivo e invasivo.

De forma geral, a abordagem da Fisioterapia respiratória consiste na utilização de técnicas de remoção de secreção brônquica, reexpansão pulmonar e no manuseio do suporte ventilatório. O suporte ventilatório é frequentemente requerido na sepse em decorrência das anormalidades causadas pela ARDS e pela

SEPSE: conceitos e atualização

disfunção diafragmática[22]. A manutenção das trocas gasosas e o repouso da musculatura respiratória são objetivos fundamentais na assistência ventilatória de pacientes com sepse.

O Estudo Sepse Brasil[13] mostra que 81,2% dos pacientes com sepse necessitam de ventilação mecânica.

Em 2002, durante o Congresso Europeu de Medicina Intensiva, iniciou-se uma campanha mundial de combate à sepse denominada Campanha de Sobrevivência à Sepse[2]. Seu principal objetivo é reduzir a elevada mortalidade causada por essa enfermidade. Em 2003, um grupo de especialistas em medicina intensiva e doenças infecciosas desenvolveu diretrizes para o tratamento da sepse[2]. Em relação à ventilação mecânica na sepse serão seguidas as diretrizes da campanha de sobrevivência à sepse.

Estudo conduzido pela ARDS NET[34] em 2000 comparou o uso de volume corrente baixo (6 mL/Kg do peso corporal) associado à pressão de platô menor que 30 cmH_2O com o uso da ventilação tradicional com volume corrente alto (10 mL/Kg do peso corporal) e limitação da pressão de platô menor que 50 cmH_2O. Houve menor mortalidade no primeiro grupo (31% *versus* 39,8%), e o segundo grupo permaneceu mais tempo em ventilação mecânica. Atualmente, é uma forte recomendação da Campanha de Sobrevivência à Sepse a utilização de volumes correntes baixos (6 mL/Kg) e limitação da pressão de platô em 30 mL/Kg como forma de proteção aos pulmões.

Existem controvérsias na literatura a respeito dos valores de pressão positiva expiratória final (PEEP) a serem empregados e o uso da manobra de recrutamento alveolar.

As diretrizes da Campanha baseiam-se em estudo do grupo ARDS NET[35], recomendando que o valor da PEEP seja de acordo com a F_IO_2, a partir de tabelas pré-definidas. Neste estudo não houve diferença na taxa de mortalidade com o uso de alto e baixo PEEP, com taxas de 24,9% e 27,5%, respectivamente.

Entretanto, Amato et al.[36] demonstraram que a estratégia protetora com baixos volumes correntes associada a altos PEEP e manobras de recrutamento alveolar (35 a 45 cmH_2O por 40 segundos) apresentou maior sobrevida, em 28 dias, comparada à ventilação com volume corrente alto (12 mL/Kg) e PEEP baixo sem manobras de recrutamento alveolar.

Em resumo, para o uso de PEEP valem as recomendações das diretrizes, mas deve-se levar em conta que manobras de recrutamento alveolar e valores maiores de PEEP podem minimizar a lesão induzida pela ventilação mecânica.

A literatura mostra que a ventilação mecânica, na modalidade controlada, resulta em diminuição da capacidade de geração de força do diafragma[37-39]. Essa condição é conhecida como disfunção diafragmática induzida pela ventilação mecânica[40]. Ela é tempo-dependente, uma vez que a diminuição da força muscular diafragmática se torna mais acentuada com o prolongamento do tempo da ventilação mecânica[41]. Dentre os mecanismos potenciais implicados na sua gênese, destacam-se atrofia muscular, injúria estrutural e remodelação das fibras musculares[40].

Entretanto, estudo experimental mostrou que ratos induzidos a sepse, em ventilação mecânica controlada, evoluíram com maior força muscular diafragmática e menor dano ao sarcolema em comparação a ratos com sepse em respiração espontânea. Dessa forma, a modalidade controlada protegeu o diafragma contra lesões no sarcolema por redução do estresse mecânico nas fibras diafragmáticas associada aos esforços durante a ventilação espontânea. Contudo, os efeitos da ventilação mecânica controlada no músculo diafragmático em pacientes com sepse é, ainda, um campo para futuras pesquisas.

A Fisioterapia precisa buscar protocolos de assistência junto aos pacientes com sepse. São necessárias evidências sólidas para suas intervenções.

REFERÊNCIAS BIBLIOGRÁFICAS

1. Visser LH. Critical illness polyneuropathy and myopathy: clinical features, risk factors and prognosis. Eur J Neurol. 2006;13(11):1203-1212.

2. Hahn AF et al. Plasma-exchange therapy in chronic inflammatory demyelinating polyneurophaty: a double-blind sham-controlled, cross-over study. Brain. 1996;119(Pt 4):1055-1066.

3. Hudson LD, Lee CM. Neuromuscular sequelae of critical illness. N Engl J Med. 2003;348(8):745-747.

4. Keaveney M. Critical illness polyneuropathy in adults after cardiac surgery: a case study. Am J Crit Care. 2004;13(5):421-424.

5. Kerbaul F et al. Combination of histopathological and electromyographic patterns can help to evaluate functional outcome of critical ill patients with neuromuscular weakness syndromes. Crit Care. 2004;8(6):R358-R366.

6. Van Mook WN, Hulsewé-Evers RP. Critical illness polyneuropathy. Curr Opin Crit Care. 2002;8(4):302-310.

7. Gambaroto G. Fisioterapia respiratória em unidade de terapia intensiva. São Paulo: Atheneu; 2006.

8. Khan J, Burnham EL, Moss M. Acquired weakness in the ICU: critical illness myopathy and polyneuropathy. Minerva Anestesiol. 2006;72(6):401-406.

9. Gooch JL et al. Prolonged paralysis after treatment with neuromuscular junction blocking agents. Crit Care Med. 1991;19(9):1125-1131.

10. Latronico N, Guarnieri B. Critical illness myopathy and neuropathy. Minerva Anestesiol. 2008;74(6):319-323.

SEPSE: conceitos e atualização

11. Van der Schaaf M, Beelen A, De Groot IJ. Critical illness polyneuropathy: a summary of the literature on the rehabilitation outcome. Disabil Reabil. 2000;22(17):808-810.

12. Herlihy B, Maebius N. Terapia intensiva em neurologia e neurocirurgia. Rio de Janeiro (RJ): Revinter; 2002. p. 291-301.

13. Behbehani NA et al. Myopathy following mechanical ventilation for acute severe asthma: the role of muscle relaxants and corticosteroids. Chest. 1999;115(6):1627-1631.

14. Hermans G et al. Impact of intensive insulin therapy on neuromuscular complications and ventilator dependency in the medical intensive care unit. Am J Respir Crit Care Med. 2007;175(5):480-489.

15. Cambier J, Masson M, Dehen H. Manual de neurologia. São Paulo (SP): Medsi; 1999. p. 49-52.

16. Schweirckert WD, Hall J. ICU-acquired weakness. Chest. 2007;131(5): 1541-1549.

17. Carineu RF et al. Polineuropatia no paciente crítico: um diagnóstico comum em medicina intensiva. Rev Bras Ter Intensiva. 2006;18(3):307-310.

18. Knobel E et al. Terapia intensiva: pneumologia e fisioterapia respiratória. São Paulo (SP): Atheneu; 2004. p. 129-146.

19. Scanlan CL, Wilkings RL, Stoller JK. Fundamentos da terapia respiratória de Egan. Barueri (SP): Manole; 2000. p. 634-642.

20. Kang SW. Pulmonary rehabilitation in patients with neuromuscular disease. Younsei Med J. 2006;47(3):307-314.

21. Carel C et al. Neural substrate for the effects of passive training on sensorimotor cortical representation: a study with functional magnetic resonance imaging in healthy subjects. J Cereb Blood Flow Metab. 2000;20(3):478-484.

CAPÍTULO

13

Avaliação e tratamento fisioterapêutico da polineuropatia e miopatia do paciente crítico

Tatiana Boromello
Ana Maria Pereira Rodrigues da Silva

OBJETIVOS

- Conhecer a polineuropatia e miopatia do paciente crítico.
- Conhecer o método de avaliação e de tratamento fisioterapêutico aplicado para essas situações clínicas.

PALAVRAS-CHAVE

- Polineuropatia, miopatia, sepse, insuficiência de múltiplos órgãos, Fisioterapia.

1. POLINEUROPATIA DO PACIENTE CRÍTICO

1.1. Introdução

A polineuropatia do paciente crítico foi descrita pela primeira vez em 1983, por Bolton et al., quando relataram casos de pacientes que apresentavam fraqueza muscular importante associada à falência do desmame ventilatório. O nome foi instituído somente em 1986, pelo próprio Bolton[1].

A polineuropatia do paciente crítico é definida como uma disfunção axonal, predominantemente motora, que ocorre em pacientes críticos. Apresenta-se, inicialmente, de forma aguda, após desenvolvimento de quadros de insuficiência respiratória na vigência de inflamação sistêmica e disfunção múltipla orgânica[1,2].

Os estudos mostram que 70 a 80% dos pacientes com sepse e disfunção de múltiplos órgãos desenvolvem essa disfunção. Alguns estudos estimam que sua incidência ocorra em 25 a 63% dos pacientes em ventilação mecânica por período superior a uma semana, sendo que essa variação está diretamente relacionada à população estudada, ao diagnóstico e ao tempo de avaliação[1-4].

A cirurgia cardíaca por si só não predispõe à polineuropatia. Porém, o desenvolvimento da polineuropatia em pacientes de cirurgia cardíaca pode estar relacionado ao tempo de permanência na Unidade de Terapia Intensiva (UTI), ao tempo prolongado de ventilação mecânica, ao desenvolvimento de sepse, ao uso de altas doses de corticosteroide e vasoconstritor e à maior necessidade de diálise[4,5].

Os fatores predisponentes estão relacionados à síndrome da resposta inflamatória sistêmica (SIRS) e a sepse. Destacam-se, também, a insuficiência respiratória aguda (IRpA), os procedimentos cirúrgicos de grande porte, os traumas graves e as grandes queimaduras corporais que levam o paciente às alterações inespecíficas da microcirculação[1,6,7].

1.2. Fisiopatologia

Muitas pesquisas ainda são realizadas para identificar o desenvolvimento da polineuropatia. O que conhecemos é que ocorre lesão endotelial por ativação de mononucleares, linfócitos, monócitos e macrófagos, liberação de citocinas e destruição tecidual, mediada pelo fator de necrose tumoral, fator ativador plaquetário, metabólitos do ácido aracdônico e radicais livres de oxigênio[7].

Estas reações acarretam aumento da permeabilidade vascular, levando à ruptura da barreira sangue-nervo, edema endoneural com oclusão capilar e isquemia axonal e, consequentemente, hipóxia[7]. Estes eventos celulares e vasculares causam insuficiência energética neural, induzindo à redução ou ausência do potencial de ação nervoso[7].

Avaliação e tratamento fisioterapêutico da polineuropatia e miopatia do paciente crítico

O diagnóstico diferencial deve ser realizado, principalmente, com outras polineuropatias de instalação aguda que podem apresentar quadro semelhante, sendo facilmente confundidas, como é o caso da síndrome de Guillain-Barret[6,7].

É importante lembrar as lesões cerebrais e espinhais, bem como se certificar de que a avaliação não seja realizada na condição em que o paciente esteja sedado profundamente ou cursando com um quadro de encefalopatia[6].

1.3. Sinais e sintomas

O início dos sintomas é de difícil determinação, mas os primeiros sinais são a fraqueza muscular generalizada e a falência do desmame ventilatório. Assim que ocorre a suspeita do diagnóstico, a avaliação neurológica deve ser solicitada. Esta revela achados clínicos compatíveis com hiporreflexia profunda e fraqueza muscular distal; alteração ou ausência de sensibilidade; alteração do trofismo muscular com musculatura facial e de cabeça preservada[6,7].

1.4. Exames complementares

A eletroneuromiografia e a biópsia muscular e do nervo periférico permitem um diagnóstico preciso da doença[1,6,7]. Os estudos eletromiográficos mostram degeneração axonal das fibras motoras e sensitivas com relativa preservação da velocidade de condução nervosa com lesão primária dos axônios terminais e redução importante das amplitudes do potencial de ação e sinais de denervação aguda[6,7].

A biópsia do nervo mostra degeneração axonal de predomínio distal com pequena ou nenhuma desmilienização, enquanto a biópsia muscular revela atrofia da fibra por denervação[6-8].

1.5. Prognóstico

O prognóstico depende da extensão da degeneração axonal e subsequente regeneração axonal colateral. Em geral, o quadro é reversível em 50 a 100% dos casos, porém a morbidade é alta, e são necessários, no mínimo, 2 a 3 meses para a recuperação total ou parcial. Há casos em que, mesmo após um ano, a força muscular e a sensibilidade estão diminuídas com dependência nas atividades de vida diária (AVD) e caminhada[6,7].

2. MIOPATIA DO PACIENTE CRÍTICO

2.1. Introdução

As primeiras descrições da miopatia do paciente crítico foram de pacientes asmáticos que apresentavam distúrbio intrínseco dos músculos sem envolvimento do sistema nervoso[8-13].

Existem três tipos de miopatias que acometem os pacientes gravemente doentes, estas se diferenciam pelos padrões histopatológicos e exames laboratoriais[12]:

a) **miopatia do doente crítico**: associada à polineuropatia apresentada pelo paciente. Ocorre aumento no número de citocinas, porém sem sinais de inflamação, e normalidade das enzimas musculares no plasma[12];

b) **miopatia de filamentos espessos**: não cursa com polineuropatia. Os níveis de enzimas musculares são variáveis. Existe associação com o uso de corticoides e bloqueadores neuromusculares[12,13];

c) **miopatia necrosante**: cursa com mionecrose e vacuolização de fibras musculares. A dosagem das enzimas musculares no sangue encontra-se elevada. Associa-se a doses elevadas de corticoides e bloqueadores neuromusculares usadas para tratamento de pacientes asmáticos[7]. Os fatores predisponentes são o uso de bloqueador neuromuscular e/ou corticosteroide sistêmico, quadro séptico, pneumonia, ARDS e asma grave[8,12].

2.2. Fisiopatologia

Ocorre destruição das proteínas musculares com perda dos filamentos de miosina, atrofia das fibras tipo II e necrose das fibras musculares[12].

O diagnóstico é realizado pela eletroneuromiografia, cujos achados mostram condução nervosa preservada, porém com a amplitude do potencial de ação diminuída. Na biópsia muscular, verifica-se perda dos filamentos de miosina[8-10].

2.3. Sinais e sintomas

Clinicamente, os pacientes apresentam quadro de quadriparesia ou quadriplegia flácida, sensação de dor e propriocepção reduzida nas extremidades distais. A sensibilidade está inalterada com diminuição ou normalidade dos reflexos[1,8].

2.4. Prognóstico

Os resultados indicam que a miopatia tem melhor prognóstico do que a polineuropatia, porém, há estudos mostrando prognósticos semelhantes com relação direta com a extensão da doença e suas comorbidades[1,8,11].

Na Tabela 13.1 estão relacionadas as diferenças encontradas entre a polineuropatia e a miopatia do paciente crítico.

Avaliação e tratamento fisioterapêutico da polineuropatia e miopatia do paciente crítico

Tabela 13.1 Características musculares nas polineuropatia e miopatia

Polineuropatia	Miopatia
Atrofia muscular	Massa muscular mais preservada
Hiporreflexia profunda	Reflexos tendinosos preservados
Flacidez, fasciculações	Flacidez
Enzimas musculares normais	Enzimas musculares alteradas
Pequena influência de drogas	Maior associação com drogas
Músculos faciais e cervicais preservados	Acometimento muscular global

3. COMPLICAÇÕES DA POLINEUROPATIA E MIOPATIA

Vários são os sistemas afetados pela polineuropatia e miopatia[8,10]:

- **ósseo**: presença de descalcificação e osteoporose;
- **musculoesquelético**: ocorre hipotrofia muscular, diminuição da força, retrações musculares e diminuição da capacidade aeróbica;
- **pele**: podem surgir úlceras de pressão;
- **respiratórias**: ocorrência de atelectasias, pneumonias e embolia pulmonar;
- **cardiovascular**: diminuição do débito cardíaco por diminuição do volume sistólico e, consequentemente, aumento da frequência cardíaca, alteração no balanço hídrico e intolerância ao ortostatismo.

4. TRATAMENTO DA POLINEUROPATIA E MIOPATIA

Não existe terapêutica específica para polineuropatia e miopatia do paciente crítico, entretanto é fundamental tratar a doença de base e adotar medidas para abreviar o tratamento do quadro séptico, como:

- suporte para outras disfunções orgânicas: quando houver quadro de insuficiência respiratória, promover assistência ventilatória adequada; em situações de insuficiência renal, estabelecer suporte dialítico[7];
- nutrição adequada: oferta de aporte calórico e proteico suficiente para suprir necessidades, evitando, assim, o processo catabólico durante e após sepse[7];
- correção de distúrbios eletrolíticos que podem agravar o quadro[7];
- utilização do hormônio do crescimento: não está indicada nos pacientes críticos, pois estudos mostraram aumento na mortalidade[8,10];
- insulinoterapia: tem sido relatada, em muitos estudos, que mostram uma associação entre seu uso e a menor frequência de desenvolvimento da polineuropatia e diminuição dos índices de morbidade e mortalidade[10,14];

• imunoglobulinas policlonais: estudos recentes indicam a utilização na forma intravenosa para a prevenção de desenvolvimento da polineuropatia, mas esses resultados ainda não são conclusivos[1,7].

5. FISIOTERAPIA: AVALIAÇÃO E TRATAMENTO

5.1. Avaliação

A avaliação fisioterapêutica consiste na verificação da força dos músculos esqueléticos e respiratórios e de reflexos musculares profundos. Há momentos em que a avaliação pode estar limitada pela presença de drenos, cateteres, dor e dificuldade de comunicação. Cuidados devem ser tomados na presença de sedação a fim de não falsear os achados. É necessário estimular ao máximo o esforço do paciente para fidedignidade dos testes[7,10].

Avaliação da força muscular esquelética

Para quantificar a força muscular esquelética podem ser utilizados os testes de força manual e, conforme os achados, utilizar a classificação abaixo[15]:

• grau 0: ausência de contração muscular;
• grau 1: esboço de contração muscular;
• grau 2: arco de movimento completo com a minimização da ação da gravidade;
• grau 3: arco de movimento completo contra a ação da gravidade;
• grau 4: arco de movimento completo contra a ação da gravidade e uma resistência leve a moderada;
• grau 5: arco de movimento completo contra a ação da gravidade e imposição de forte resistência.

Conforme a recomendação do Medical Research, os grupos musculares a serem testados nos membros superiores são os flexores de punho, antebraço e abdutores de ombro; nos membros inferiores, os dorsiflexores de tornozelo, flexores de quadril e extensores de joelho[15].

Teste dos reflexos musculares profundos

Os reflexos musculares profundos são manifestações fásicas particulares do reflexo miotático ou de extensão. Fisiologicamente, qualquer músculo estriado pode reagir reflexamente a uma estimulação. Sua resposta independe da vontade do paciente ou do nível de consciência, sendo de fundamental importância na avaliação do paciente crítico[12,15].

Os testes de reflexo são pesquisados no sentido craniocaudal, sempre se comparando um lado com o outro e assegurando que o membro a ser testado esteja na posição correta. A classificação é: normorreflexia, hiporreflexia ou arreflexia. Os principais reflexos a serem testados são: bicipital, tricipital, estiloradial, patelar e calcâneo (Figura 13.1).

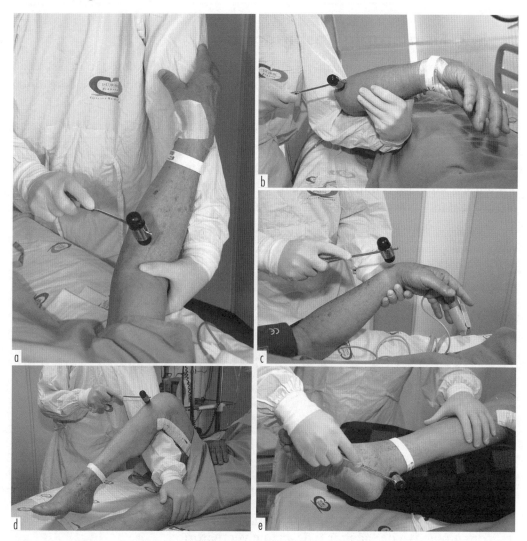

Figura 13.1 Realização dos principais testes de reflexos musculares profundos: a) bicipital; b) tricipital; c) estilo-radial; d) patelar; e) calcâneo.

Avaliação muscular respiratória

Os pacientes com polineuropatia apresentam diminuição da força muscular respiratória, motivo do insucesso do desmame ventilatório[1,3,16,17].

A força muscular respiratória é avaliada por meio da obtenção das pressões musculares máximas ($P_I$max) e expiratória ($P_E$max). Estas medidas são realizadas por manovacuometria, utilizando um bucal nos pacientes em respiração espontânea ou adaptando o manovacuômetro ao tubo orotraqueal ou traqueostomia. Sua realização deve ser após a supressão dos sedativos, assim que o paciente apresente estímulo respiratório[18].

5.2. Fisioterapia Respiratória

A Fisioterapia Respiratória vai empregar manobras de remoção de secreção brônquica e técnicas de reexpansão pulmonar, iniciando quando o paciente ainda estiver sedado[19,20].

Com a evolução do paciente, adicionam-se exercícios respiratórios, dependendo do nível de consciência e da colaboração do paciente[16].

Pode-se utilizar, também, a tosse assistida por meio de equipamentos, como a máquina da tosse (Figura 13.2), para eliminação das secreções brônquicas, reduzindo, assim, a necessidade de aspiração[20].

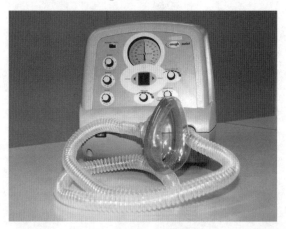

Figura 13.2   Dispositivo mecânico de insuflação – desinsuflação (máquina da tosse).

Treinamento muscular respiratório

O treinamento muscular respiratório pode estar indicado para esses pacientes, com o objetivo de facilitar o desmame ventilatório[18].

Os tipos de treinamento muscular respiratório mais utilizados são aqueles em que se aplica o resistor linear ou tubo T[18].

No treinamento muscular com resistor linear o paciente é desconectado do ventilador mecânico e um resistor linear é conectado ao tubo orotraqueal (TOT) ou cânula de traqueostomia (TQT). A carga imposta é determinada como um percentual da $P_I$máx[18].

O treinamento com tubo T consiste na retirada do ventilador mecânico e acoplamento de um tubo T ao TOT ou de TQT; associa-se o fornecimento de O_2 e o paciente respira espontaneamente[18].

Na estimulação elétrica diafragmática os eletrodos são dispostos na região correspondente aos pontos de estimulação do diafragma e um impulso elétrico induz a contração muscular[18].

5.3. Fisioterapia motora

Durante o período de sedação, preconiza-se a movimentação passiva (Figura 13.3) para manter a integridade das estruturas articulares e estimular a ativação cortical. O posicionamento adequado do paciente evita contraturas viciosas e previne úlceras de pressão, encurtamentos, neuropatias de compressão e trombose venosa profunda (TVP)[7,17,21].

Assim que o paciente inicia a interação com o meio, programam-se exercícios assistidos pelo fisioterapeuta (Figura 13.4), com a finalidade de aumentar a força e endurance muscular[16].

Os exercícios podem ser graduados para ativos livres e depois com carga (Figura 13.5); treinamento sentado para controle de tronco; sedestação (Figuras 13.6 e 13.7); ortostatismo; exercícios de transferência; e, por fim, deambulação assistida (Figura 13.8)[16].

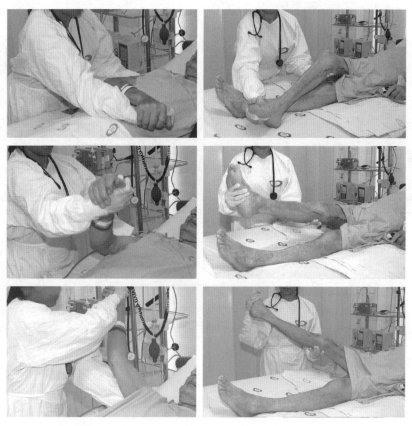

Figura 13.3 Mobilização passiva de membros superiores e inferiores.

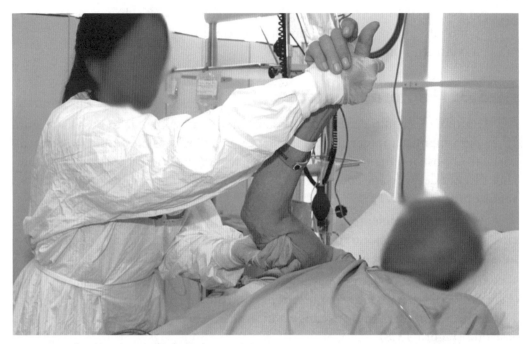

Figura 13.4 Exercícios ativo-assistidos de membros superiores.

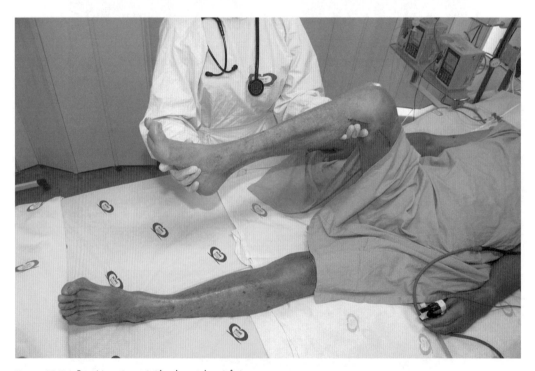

Figura 13.5 Exercícios ativo-assistidos de membros inferiores.

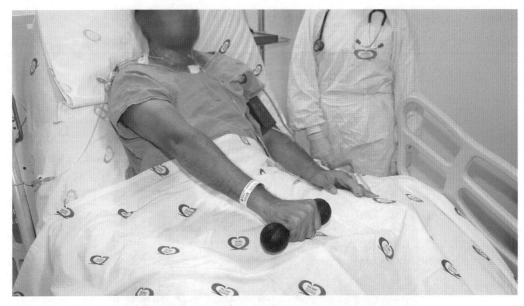

Figura 13.6 Exercícios resistidos com carga para membros superiores.

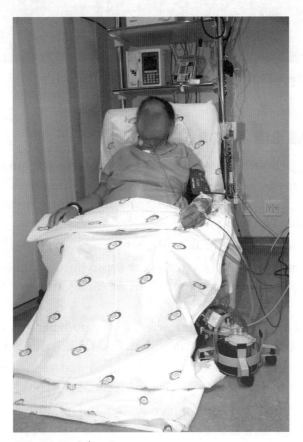

Figura 13.7 Sedestação.

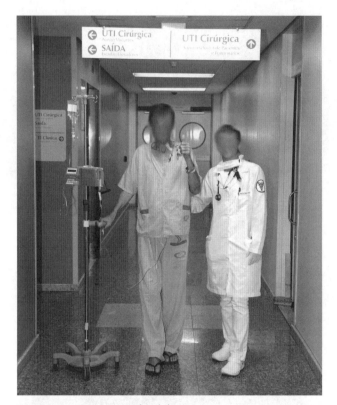

Figura 13.8 Ortostatismo e deambulação.

REFERÊNCIAS BIBLIOGRÁFICAS

1. Bone RC et al. Definition for sepsis and organ failure and guidelines for the use of innovative therapies in sepsis. The ACCP/SCCM Consensus Conference Committee. American College of Chest Pysicians/Society of Critical Care Medicine. Chest. 1992;101(6):1644-1655.

2. Silva E. Sepse manual. São Paulo (SP): Atheneu; 2009. p. 1-122.

3. Angus DC et al. Epidemiology of severe sepsis in the United States: analysis of incidence, outcome, and associated costs of care. Crit Care Med. 2001;29(7): 1303-1310.

4. Hollenberg SM et al. Practice parameters for hemodynamic support of sepsis in adult patients: 2004 update. Crit Care Med. 2004;32(9):1928-1948.

5. Balk RA. Optimum treatment of severe sepsis and septic shock: evidence in support of the recommendations. Dis Mon. 2004;50(4):168-213.

6. Benjamin CF. Atualização sobre mediadores inflamatórios e modelos experimentais de sepse. Medicina, Ribeirão Preto. 2001;34:18-26.

Avaliação e tratamento fisioterapêutico da polineuropatia e miopatia do paciente crítico

7. Azevedo MR, Converso AP. Inflamação, coagulação e sepse. News Lab. 2006;77:156-60.

8. Vicent JL, Abraham E. The last 100 years of sepsis. Am J Respir Crit Care Med. 2006;173(3):256-263.

9. Wheeler AP, Bernard GR. Treating patients with severe sepsis. N Engl J Med. 1999;340(3):207-214.

10. Gando S et al. Tissue factor production not balanced by tissue factor pathway inhibitor in sepsis promotes poor prognosis. Crit Care Med. 2002;30(8): 1729-1734.

11. Vincent JL et al. The SOFA (Sepsis-related Organ Failure Assessment) score describe organ dysfunction/failure. On behalf of the Working Group on Sepsis-Related Problems of the European Society of Intensive Care Medicine. Intensive Care Med. 1996;22(7):707-710.

12. Vincent JL, Mendonça A, Cantraine F. Use of the SOFA score to asses the incidence of organ dysfunction/failure in intensive care units: results of a multicenter, prospective study. Working group on "sepsis-related problems" of the European Society of Intensive Care Medicine. Crit Care Med. 1998;26(11): 1793-1800.

13. Sales Junior JA et al. Sepse Brasil: estudo epidemiológico da sepse em unidades de terapia intensiva brasileiras. Rev Bras Terap Intens. 2006;18(1):9-17.

14. Pereira Jr GA et al. Fisiopatologia da sepse e suas implicações terapêuticas. Medicina, Ribeirão Preto. 1998;31:349-62.

15. Montgomery AB et al. Causes of mortality in patients with the adult respiratory distress sydrome. Am Rev Respir Dis. 1985;132(3):485-489.

16. Hussain SN, Simkus G, Roussos C. Respiratory muscle fatigue: a cause of ventilatory muscle failure in septic shock. J Appl Physiol. 1985;58(6):2033-2040.

17. Bernard GR et al. The American-European Consensus Conference on ARDS: definitions, mechanism, revelant outcomes, and clinical trial coordination. Am J Respir Crit Care Med. 1994;149(3 Pt 1):818-824.

18. Boczkowski J et al. Induction of diaphragmatic nitric oxide syntaxe after endotoxin administration in rats. J Clin Invest. 1996;98(7):1550-1559.

19. Lanone S et al. Muscular contractile failure in septic patients: role of the inducible nitric oxide synthase pathway. Am J Respir Crit Care Med. 2000;162(6):2308-2315.

20. Hussain SN, Graham F, Rutledge C. Respiratory muscle energetics during endotoxic shock in dogs. J Appl Physiol. 1986;60(2):486-493.

21. Leon A et al. Effects of endotoxic shock on diaphragmatic function in mechanically ventilated rats. J Appl Physiol. 1992;72(4):1466-1472.

22. Lin MC et al. Diaphragm sarcolemmal injury is induced by sepsis and alleviated by nitric oxide synthase inhibition. Am J Respir Crit Care Med. 1998;158(5 Pt 1):1656-1663.

23. Murciano D et al. Tracheal occlusion pressure: a simple índex to monitor respiratory muscle fatigue during acute respiratory failure in patients with chronic obstructive pulmonary disease. Ann Intern Med. 1998;108(6):800-805.

24. Garnacho-Montero J et al. Effect of critical illness polyneuropathy on the withdrawal from mechanical ventilation and the length of stay in septic patients. Crit Care Med. 2005;33(2):349-354.

25. Van Surell C et al. Effects of N-acetylcysteine on diaphragmatic function and malondialdehyde content in Escherichia coli endotoxic rats. Am Rev Respir Dis. 1992;146(3):730-734.

26. Shindoh C et al. Effect of PEG-superoxide dismutase on the diaphragmatic response to endotoxin. Am Rev Respir Dis. 1992;145(6):1350-1354.

27. Supinski G, Nethery D, DiMarco A. Effect of free radical scavengers on endotoxin-induced respiratory musle function. Am Rev Respir Dis. 1993;148(5):1318-1324.

28. Boczkowski J et al. Endogenous peroxynitrite mediates mitochondrial dyfunction in rat diaphragm during endotoxemia. FASEB J. 1999;13(12): 1637-1647.

29. Boczkowski J et al. Induction of diaphragmatic nitric oxide synthase after endotoxin administration in rats. J Clin Invest. 1996;98(7):1550-1559.

30. El-Dwairi Q et al. Endotoxin-induced skeletal muscle contractile dysfunction: contribution of nitric oxide synthases. Am J Physiol. 1998;274(3 Pt 1):C770-C779.

31. Lin MC et al. Diaphragm sarcolemmal injury is induced bu sepsis and alleviated by nitric oxide synthase inhibition. Am J Respir Crit Care Med. 1998;158(5 Pt 1):1656-1663.

32. Beckman JS, Koppenol WH. Nitric oxide, superoxide, perxynitrite: the good, the bad, and the ugly. Am J Physiol. 1996;271(5 Pt 1):C1424-C1437.

33. Dusse LM, Vieira LM, Carvalho MG. Revisão sobre óxido nítríco. J Bras Patol Med Lab. 2003;39(4):343-350.

34. The Acute Respiratory Distress Syndrome Network. Ventilation with lower tidal volumes as compared with traditional tidal volumes for acute lung injury and the acute respiratory distress syndrome. N Engl J Med. 2000;342(18): 1301-1308.

35. Brower RG et al; National Heart Lung and Blood Institute ARDS Clinical Trials Network. Higher versus lower positive end-expiratory pressures in patients with the acute respiratory distress syndrome. N Engl J Med. 2004;351(4): 327-336.

36. Amato MB et al. Effect of a protective-ventilation strategy on mortality in the acute respiratory distress syndrome. N Engl J Med. 1998;338(6):347-354.

37. Radell PJ et al. Effects of prolonged mechanical ventilation and inactivity on piglet diahragm function. Intensive Care Med. 2002;28(3):358-364.

38. Sassoon CS et al. Altered diaphragm contractile properties with controlled mechanical ventilation. J Appl Physiol. 2002;92(6):2585-2595.

39. Laghi F. Assessment of respiratory output in mechanically ventilated patients. Respir Care Clin N Am. 2005;11(2):173-199.

40. Jubran A. Critical illness and mechanical ventilation: effects on the diaphragm. Respir Care. 2006;51(9):1054-1061.

41. Dreyfuss D, Saumon G. Ventilator-induced lung injury: lessons from experimental studies. Am J Respir Crit Care Med. 1998;157(1):294-323.

42. Ebihara S et al. Mechanical ventilation protects against diaphragm injury in sepsis. Am J Respir Crit Care Med. 2002;165(2):221-228.

CAPÍTULO

14

Disfunção diafragmática

Denise Peres Leite
Renato André Yu

OBJETIVOS

- Ser capaz de identificar o paciente com disfunção diafragmática.
- Identificar os sinais de disfunção diafragmática no pós-operatório de cirurgia cardíaca.
- Ser capaz de traçar condutas fisioterapêuticas.

PALAVRAS-CHAVE

- Paralisia diafragmática, Fisioterapia, cirurgia torácica, procedimento cardíaco cirúrgico.

1. DISFUNÇÃO DIAFRAGMÁTICA NO PACIENTE EM PÓS-OPERATÓRIO DE CIRURGIA CARDÍACA

Complicações pulmonares são os fatores que mais contribuem para aumentar o risco de morbimortalidade no pós-operatório de cirurgia cardíaca. Dentre elas, a disfunção diafragmática destaca-se por requerer conhecimento do fisioterapeuta em relação à avaliação do quadro clínico e a melhor abordagem terapêutica, que não acarrete em fadiga e seja resolutiva dos sintomas.

Fatores intraoperatórios como lesão do nervo frênico, hipotermia local, diminuição do suprimento sanguíneo, canulação venosa central, tempo de clampeamento, hipotermia total e secção do saco pericárdico podem ter como consequência o comprometimento da função diafragmática, uma vez que, anatomicamente, o nervo frênico tem uma proximidade muito íntima com o saco pericárdico[1].

A disfunção diafragmática pode ser conceituada como uma "situação clínica em que há perda total ou parcial, unilateral ou bilateral, da função muscular diafragmática, em decorrência de lesão do nervo frênico, podendo ser transitória ou permanente"[1].

Em cirurgia cardíaca, a disfunção diafragmática é um achado relativamente frequente, com incidência variando entre 7 e 19% e geralmente benigna; porém, sua evolução depende das comorbidades associadas e do grau de lesão do nervo frênico.

O quadro clínico mais comum é o desconforto respiratório com acentuado uso de músculos acessórios da respiração, presença de movimento toracoabdominal paradoxal, dificuldade em manter a posição supina e desmame prolongado do ventilador mecânico. A diminuição dos volumes e capacidades pulmonares, o aumento da incidência de atelectasias e as infecções pulmonares recorrentes são achados clínicos que se sobrepõem ao paciente com disfunção diafragmática[2].

Um dos parâmetros de avaliação é o teste de palpação, realizado com o paciente na posição supina. Colocam-se as mãos na região abdominal e aplica-se uma leve resistência inspiratória, solicitando ao paciente que inspire vencendo esta resistência. O esperado é que a excursão diafragmática provoque um rechaçamento dos dedos, impulsionando-os para fora e vencendo a resistência imposta, como um movimento em onda. Na disfunção, esta excursão pode estar diminuída, não vencendo a resistência manual, ou, nos casos de paralisia, o operador não sente sob seus dedos nenhuma contração muscular. Este teste realizado pelo fisioterapeuta pode ser confirmado por exames de imagens como a radiografia torácica, a ultrassonografia e a fluoroscopia; testes para medida de pressão muscular inspiratória e expiratória e pressão transdiafragmática[2-5] (Figura 14.1).

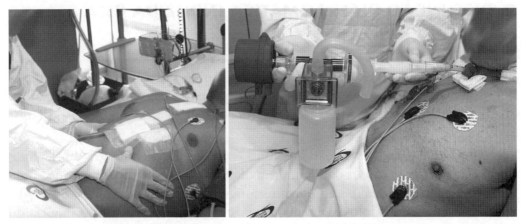

Figura 14.1 a) Posicionamento e realização da palpação durante o teste de mobilidade diafragmática; b) manovacuometria para medida das pressões inspiratória e expiratória máximas.

A radiografia torácica é o exame de imagem mais simples e barato disponível e nele é possível observar a elevação da cúpula diafragmática quando presente, podendo a disfunção ser uni ou bilateral. No entanto, muitas imagens de elevação de diafragmática podem ser confundidas com outras alterações que se sobrepõem como atelectasia e derrame pleural, principalmente em imagens obtidas com o paciente no leito. A imagem mais clássica e inconfundível é quando a disfunção diafragmática é à esquerda e visualiza-se a elevação da bolha gástrica que acompanha a elevação do diafragma[2].

No exame de ultrassonografia a visualização da excursão do diafragma no ato da inspiração torna possível diferenciar com mais clareza se o distúrbio é uma paresia de uma paralisia. Neste exame é possível avaliar a excursão, medida entre o repouso e a máxima inspiração, bem como a própria espessura do diafragma, o que o torna útil na avaliação longitudinal da evolução do caso[2,3].

Outros exames como a fluoroscopia podem ser obtidos com o paciente realizando manobras inspiratórias breves, como no *sniff*; o resultado mostra que a cúpula diafragmática comprometida se eleva, enquanto a hemicúpula sadia se contrai e rebaixa. Este exame realizado no passado foi por anos abandonado devido à carga de radiação[2,6], contudo avanços tecnológicos têm proporcionado seu retorno.

O quadro mais grave é o que apresenta paralisia bilateral, levando a insuficiência respiratória, ventilação mecânica prolongada e períodos maiores de internação na terapia intensiva. Este quadro requer atenção especial do fisioterapeuta, já que esse paciente permanecerá por períodos prolongados em ventilação mecânica tanto invasiva como não invasiva.

2. DISFUNÇÃO DIAFRAGMÁTICA INDUZIDA PELA VENTILAÇÃO MECÂNICA

A disfunção diafragmática induzida pela ventilação mecânica é caracterizada pela diminuição na capacidade de geração de força do músculo diafragma, provocada pela longa permanência do paciente em ventilação mecânica, com consequente debilidade muscular e dificuldade de desmame do ventilador mecânico[7,8].

Mas o que leva a ventilação mecânica a provocar essa alteração muscular e como ela ocorre? As causas da diminuição da força muscular do diafragma ainda não estão bem estabelecidas e podem ter origem multifatorial. Como todo músculo esquelético, quando o diafragma é exposto a uma inatividade por injúria do nervo frênico, este evolui com mudanças funcionais e estruturais em suas fibras. Quando o paciente é submetido à ventilação controlada, a ventilação independe dos estímulos neurais, o que também provoca inatividade muscular, mas com alterações estruturais de menor grau. Essas alterações, em consequência, levam a menor capacidade do músculo em gerar força de contração[7,9].

Em estudos realizados em animais submetidos à ventilação mecânica, em modo controlado e por períodos superiores a 18 horas, observou-se alteração na função diafragmática com significativa diminuição de força de contração[7,9-11]. Um estudo mais específico realizado com humanos observou que 18 horas de ventilação mecânica também causam importante comprometimento da função diafragmática[12].

2.1. Mecanismo de lesão

Apesar de pouco compreendida, a disfunção diafragmática induzida pela ventilação mecânica tem sido foco de preocupação de diversos autores na tentativa de identificar a forma de como ela se instala e como fazer para evitá-la ou atenuá-la.

Em princípio, quatro fatores parecem estar relacionados; neste contexto: a atrofia muscular, o estresse oxidativo, a lesão estrutural e o remodelamento muscular.

Atrofia muscular

Diversos estudos com animais observaram que 18 horas de ventilação mecânica no modo controlado são suficientes para provocar uma diminuição da massa muscular do diafragma[7,13,14]. Isso ocorre devido à diminuição da síntese de proteína muscular das miosinas de cadeia pesada, que são observadas mesmo após 6 horas de ventilação mecânica[13,15]. Outro evento que favorece a instalação da atrofia muscular é a liberação de substâncias químicas como a protease lisossomal, calpaínas e sistema de proteassoma, enzimas responsáveis pela degradação proteica[13,15,16].

Disfunção diafragmática

A pressão positiva expiratória final (PEEP) também é um fator que pode induzir a atrofia muscular. Um estudo realizado em coelhos com 2 dias de ventilação mecânica no modo controlado com PEEP de 5 cmH$_2$O observou a presença da atrofia muscular.[7,13] Em outro estudo, em ratos, a mesma modalidade ventilada sem PEEP não encontrou os mesmos resultados[2,7].

Além desses fatores, a degradação de proteína muscular associada à diminuição da síntese proteica faz com que haja uma importante diminuição da massa muscular do diafragma. Quando comparado com a perda de massa muscular do músculo sóleo, verificou-se que, para um mesmo período de sedação, o diafragma evolui com atrofia maior. De fato, a atrofia do diafragma gerada em 12 horas de ventilação mecânica equivale a 96 horas de inatividade de outros músculos esqueléticos[2].

Estresse oxidativo

Este é um importante fator observado em muitos estudos sobre a disfunção diafragmática induzida por ventilação mecânica. Quando fatores de oxidação superam os fatores antioxidantes ocorre lesão por estresse oxidativo[15], que será responsável por potencializar a disfunção diafragmática induzida por ventilação mecânica, já que proteínas oxidadas são mais suscetíveis a ações proteolíticas. Elas também alteram o mecanismo de excitação-contração, gerando diminuição da força de contração muscular[7,17,18].

Lesão estrutural

Na disfunção diafragmática induzida pela ventilação mecânica, anomalias estruturais de diferentes componentes das fibras do músculo diafragma podem ser observadas quando o tempo de ventilação mecânica for maior que 48 horas. As principais alterações são ruptura de miofibrilas, disfunção das mitocôndrias, aumento intracelular de lipídios e presença de vacúolos. Esses fatores somados podem provocar redução de força em 66%[13,16].

Remodelamento muscular

Nas fibras musculares esqueléticas, as fibras de contração lenta (tipo I) e as fibras de contração rápida (tipo II) são diferenciadas por suas miosinas de cadeia pesada. As miosinas de cadeia pesada são modificadas quando o músculo está em repouso total prolongado, com redução significativa em suas quantidades, tanto nas fibras do tipo I quanto nas do tipo II, sendo a redução mais acentuada nas do tipo II[7,12,13,16].

3. TRATAMENTO E PREVENÇÃO

Não há nenhum tratamento efetivo relatado para a disfunção diafragmática induzida pela ventilação mecânica. Entretanto, diversos estudos mostram que o uso de substâncias antioxidativas e anti-inflamatórias ajudam a prevenir a disfunção diafragmática ou atenuar seus efeitos. Outros estudos demonstram que o uso de outras modalidades ventilatórias, tais como a ventilação assistida controlada e a ventilação com pressão suporte, pode ajudar a diminuir os efeitos da disfunção diafragmática induzida por ventilação mecânica[19,20].

Para os casos de disfunção diafragmática bilateral, em geral, os pacientes evoluem mais dependentes da assistência ventilatória mecânica, portanto o processo de desmame deve ser realizado de forma lenta e gradual, evitando a fadiga muscular. O maior objetivo da Fisioterapia é a prevenção de infecções pulmonares, por meio de técnicas de remoção de secreção brônquica associadas à aspiração da cânula orotraqueal, e o uso de estratégias ventilatórias invasivas ou não invasivas, enquanto ocorre a recuperação da condução nervosa do frênico.

3.1. Treinamento muscular respiratório

Deve ser realizado para fortalecer a musculatura acessória, que vai suprimir a deficiência do diafragma. Ocorre melhora da capacidade oxidativa, aumentando-se a resistência muscular e a tolerância ao esforço. Pode ser realizado por meio da utilização de resistor de carga linear, medindo-se previamente a pressão muscular inspiratória ($P_I$máx). Prescreve-se uma carga de trabalho de 30 a 40% da $P_I$máx. Em pacientes sob ventilação mecânica, o trabalho de fortalecimento é realizado com o paciente em ventilação espontânea, com diminuição da pressão suporte em 5 cmH_2O, por 15 minutos ou até que o paciente apresente alteração no esforço respiratório ou alteração hemodinâmica. A pressão suporte é diminuída conforme a tolerância do paciente e a melhora progressiva nos valores da $P_I$máx.

Para que o treinamento seja efetivo, devemos levar em consideração o estado nutricional do paciente, bem como a estabilidade das funções cardíaca e pulmonar, as condições da musculatura acessória, a ausência de foco infeccioso, a função renal preservada e o estado psicológico em que o paciente se encontra.

O treinamento deve ser evitado quando o paciente ainda se encontra em insuficiência respiratória aguda, com aumento do trabalho ventilatório, disfunção ventricular importante (FEVE < 30% e uso de altas doses de drogas inotrópicas) e insuficiência renal aguda.

Uma vez extubado, a Fisioterapia terá por objetivos dar continuidade à reabilitação diafragmática, à reexpansão e manutenção pulmonar, à manutenção das amplitudes de movimentos e às atividades funcionais, fazendo uso de:

Disfunção diafragmática

- **posicionamento em decúbitos mais elevados:** na posição sentada, ocorre a diminuição da resistência do conteúdo abdominal contra o diafragma. Além disso, cria-se uma pressão "mais negativa" na região superior do abdome por conta da tração no sentido caudal provocada pelos órgãos presentes neste compartimento;
- **exercícios de reexpansão pulmonar em decúbito contralateral:** o abdome não exerce resistência à cúpula afetada, favorecendo sua excursão;
- **exercícios com pressão positiva (RPPI, CPAP e binível pressórico):** diminui o trabalho do diafragma, estimula maior excursão dele, reexpande áreas de atelectasia, melhora a oxigenação e a sensação de desconforto/falta de ar;
- **exercícios globais:** assistidos, livres ou resistidos, ajudam a manter ou a melhorar a amplitude de movimento e a força muscular. Em casos de pacientes que apresentam polineuropatia, deve-se tomar as devidas precauções quanto ao trabalho resistido;
- **estimular a deambulação:** assim que possível, estimular a deambulação, pois melhora a condição vascular, aumenta a força de membros inferiores e favorece a respiração.

4. CONCLUSÃO

A literatura é escassa quanto a descrição de tratamentos conservadores. O procedimento de plicatura é o tratamento mais discutido e sempre demonstrado com bons resultados, porém, por se tratar de procedimento cirúrgico, tem seus riscos e custos elevados. Porém, cada vez mais pesquisadores têm se preocupado com o assunto, procurando novas formas de prevenir e tratar essa doença que aumenta o período de internação do paciente e os custos hospitalares.

Portanto, a identificação precoce da alteração da configuração toracoabdominal, a preocupação com o desmame rápido de ventilação mecânica e a utilização de modos ventilatórios não controlados são ações importantes que o profissional fisioterapeuta poderá utilizar nesses pacientes.

REFERÊNCIAS BIBLIOGRÁFICAS

1. Zin WA; Rocco PRM. Mecânica respiratória normal In: Auler Jr JOC, Gomide do Amaral RV (ed.). Assistência ventilatória mecânica. São Paulo (SP): Editora Atheneu, 2006. p. 3-24.

2. Celli BR. Respiratory management of diaphragm paralysis. Semin Respir Crit Care Med. 2002;23(3):275-281.

3. Ben-Dov I et al. Diaphragmatic paralysis: a clinical imitator of cardiorespiratory diseases. Isr Med Assoc J. 2008;10(8-9):579-583.

4. Kuniyoshi Y et al. Diaphragmatic plication in adult patients with diaphragm paralysis after cardiac surgery. Ann Thorac Cardiovasc Surg. 2004;10(3):160-166.

5. Deng Y, Byth K, Paterson HS. Phrenic nerve injury associated with high free right internal mammary artery harvesting. Ann Thorac Surg. 2003;76(2):459-463.

6. Sharma AD et al. Peripheral nerve injuries during cardiac surgery: risk factors, diagnosis, prognosis, and prevention. Anesth Analg. 2000;91(6):1358-1369.

7. Sassoon CS et al. Altered diaphragm contractile properties with controlled mechanical ventilation. J Appl Physiol. 2002;92(6):2585-2595.

8. Gross D et al. The effect of training on strength and endurance of the diaphragm in quadriplegia. Am J Med. 1980;68(1):27-35.

9. Falk DJ et al. Mechanical ventilation promotes redox status alterations in the diaphragm. J Appl Physiol. 2006;101(4):1017-1024.

10. Powers SK et al. Mechanical ventilation results in progressive contractile dysfunction in the diaphragm. J Appl Physiol. 2002;92(5):1851-1858.

11. Imanaka H et al. Effect of synchronized intermittent mandatory ventilation on respiratory workload in infants after cardiac surgery. Anesthesiology. 2001;95(4):881-888.

12. Levine S et al. Rapid disuse atrophy of diaphragm fibers in mechanically ventilated humans. N Engl J Med. 2008;358(13):1327-1335.

13. Jubran A. Critical illness and mechanical ventilation: effects on the diaphragm. Respir Care. 2006;51(9):1054-1061.

14. Gayan-Ramirez G, Decramer M. Effects of mechanical ventilation on diaphragm function and biology. Eur Respir J. 2002;20(6):1579-1586.

15. Powers SK, Kavazis AN, McClung JM. Oxidative stress and disuse muscle atrophy. J Appl Physiol. 2007;102(6):2389-2397.

16. Vassilakopoulos T, Petrof BJ. Ventilator-induced diaphragmatic dysfunction. Am J Respir Crit Care Med. 2004;169(3):336-341.

17. Shanely RA et al. Mechanical ventilation-induced diaphragmatic atrophy is associated with oxidative injury and increased proteolytic activity. Am J Respir Crit Care Med. 2002;166(10):1369-1374.

18. Zergeroglu MA et al. Mechanical ventilation-induced oxidative stress in the diaphragm. J Appl Physiol. 2003;95(3):1116-1124.

19. Maes K et al. Leupeptin inhibits ventilator-induced diaphragm dysfunction in rats. Am J Respir Crit Care Med. 2007;175(11):1134-1138.

20. Sassoon CSH, Caiozzo VJ. Bench-to-bedside review: diaphragm muscle function in disuse and acute high-dose corticosteroid treatment. Crit Care. 2009;13(5):221.

CAPÍTULO

15

Mediastinite e instabilidade torácica após cirurgia cardíaca

Karen Lucy Rodrigues
Alcino Costa Leme

OBJETIVOS

- Conceituar mediastinite e instabilidade esternal.
- Descrever o método de avaliação e as condutas fisioterapêuticas.

PALAVRAS-CHAVE

- Esternotomia, complicações, mediastinite, instabilidade esternal, Fisioterapia.

1. MEDIASTINITE

1.1. Introdução

A mediastinite é definida como uma infecção profunda da ferida operatória com evidência clínica e/ou microbiológica do comprometimento do espaço retroesternal, que pode estar associada ou não à osteomelite e à instabilidade esternal[1] (Figura 15.1).

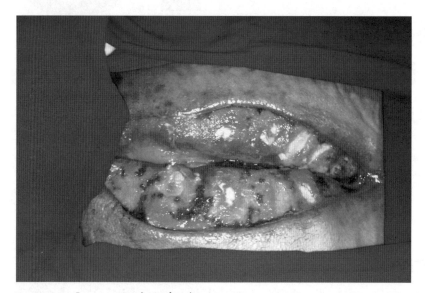

Figura 15.1 Esternotomia mediana infectada.

Sua incidência varia de 0,15 a 8% dos pacientes após esternotomia mediana, com média entre 1 e 2% e maior frequência em indivíduos com idade superior a 70 anos (3,1%). Está diretamente relacionada ao aumento no tempo de hospitalização, de morbidade e mortalidade[2].

O estabelecimento do início da mediastinite e sua evolução sequencial não são facilmente caracterizados, pois diferentes fatores contribuem para seu desenvolvimento[3]. Dentre os agentes infecciosos mais comuns, cerca de 70 a 80% dos casos de mediastinite são causados pela bactéria *Staphylococcus aureus* e *epidermides*; as infecções mistas ocorrem em 40% dos casos, sendo a pele a principal fonte de contaminação endógena da ferida operatória. Os agentes Gram-negativos relacionados à mediastinite são *Pseudomonas aeruginosa, Serratia, Enterobacter e Proteu*[1,2].

A colonização profunda da esternotomia pode acontecer durante o ato operatório a partir de uma infecção superficial inicial, principalmente quando não há assepsia adequada da pele[4]. Sua patogênese está relacionada à realização do procedimento cirurgico cardíaco, o qual compromete a irrigação do esterno,

Mediastinite e instabilidade torácica após cirurgia cardíaca

principalmente quando se utilizam as artérias torácicas internas, próteses que entram em contato com a corrente sanguínea, ineficiência orgânica e função hemodinâmica comprometida no período pós-operatório, o que, por sua vez, pode comprometer o sistema de defesa do organismo[1]. A drenagem inadequada do mediastino pode levar ao acúmulo de coleções serossanguinolentas no espaço retroesternal, o que predispõe à colonização e à propagação de micro-organismos[3].

Os fatores de risco associados ao desenvolvimento de mediastinite são predominantemente: sexo masculino, pela maior tensão na ferida operatória; *diabetes mellitus,* pelo comprometimento da microcirculação e pelo retardo na cicatrização; idade avançada, principalmente superior a 75 anos; obesidade, pois o tecido adiposo pode servir como substrato para a infecção; uso de agentes imunossupressores; tempo prolongado de cirurgia; politransfusões no período pós-operatório; débito cardíaco diminuído; radioterapia; tabagismo, presença de alterações ventilatórias que podem instabilizar o esterno e predispor ao desenvolvimento de infecções; presença de doença pulmonar obstrutiva crônica (DPOC); reoperação cardíaca, relacionada com aumento em 20% na incidência de mediastinite por expor novamente o mediastino ao risco de infecção; sangramento da ferida, em que o sangue pode servir de substrato para os micro-organismos; traqueostomia, devido à proximidade com a ferida operatória[1,2,4].

Os fatores de risco têm sido classificados em: (a) pré-operatórios: presença de *diabetes mellitus*, instabilidade hemodinâmica e falência renal; (b) operatórios: a utilização bilateral das artérias torácicas internas; e (c) pós-operatórios: complicações como sepse e endocardite[5].

1.2. Quadro clínico

O período de manifestação da mediastinite encontra-se entre os primeiros 15 dias após a sexta semana. O paciente pode apresentar alteração do estado geral, anorexia e febre[2]. O diagnóstico baseia-se na presença de dor local, que pode ser confundida com dor pós-operatória, leucocitose (presente em uma minoria dos casos) e 70 a 90% dos pacientes podem apresentar deiscência da ferida operatória com exteriorização de secreção, sinais locais de inflamação e instabilidade esternal. Quando não há exteriorização de secreção a tomografia torácica é a única forma de identificar a presença de falhas ósseas e ar no mediastino associado a fluídos no espaço restroesternal[1]. A instabilidade esternal pode estar presente na mediastinite, uma vez que a presença do agente infeccioso causa falha no processo de cicatrização e, consequentemente, separação óssea[6]. Alguns casos podem evoluir para empiema no hemitórax esquerdo[4]. A radiografia de tórax é o exame mais simples e pode evidenciar sinais de mediastinite e complicações associadas como enfisema de mediastino e derrame pleural[7].

Quando não tratada precocemente, a mediastinite tende a desenvolver infecção grave.

Os fatores que favorecem a disseminação do agente infeccioso estão relacionados com a grande quantidade de tecido celular frouxo que favorece a disseminação da infecção, a abundante rede vascular que permite absorção rápida e maciça de toxinas e as variações pressóricas no interior da cavidade mediastinal que contribui para a mobilização de líquidos sépticos[2].

1.3. Tratamento

O tratamento baseia-se em antibioticoterapia, esternectomia e, em alguns casos, técnicas de reconstrução esternal, dependendo da extensão da infecção. Em casos em que há deiscência do subcutâneo sem a presença de agente infeccioso, é realizada sutura primária. Em situações de maior comprometimento das estruturas anatômicas é realizado o desbridamento e estabelecimento de irrigação contínua, na qual drenos são inseridos no mediastino para a infusão de soluções bactericidas, que posteriormente serão drenadas, mantendo-se um processo de lavagem contínua da cavidade[2]. No caso de mediastinite após esternotomia mediana, o tratamento mais adequado para diminuir a mortalidade parece ser o desbridamento esternal[7].

Após a realização do debridamento, a ferida operatória pode ser coberta com um sistema a vácuo (VAC – *vaccum assisted closure*), que consiste em uma esponja composta por um sistema de tubos conectados a uma bomba a vácuo, a qual é coberta por uma fita adesiva transparente. É, então, gerada uma sucção contínua sobre a espuma de limpeza até que os sinais sistêmicos de infecção e culturas indiquem resolução do caso (Figura 15.2).

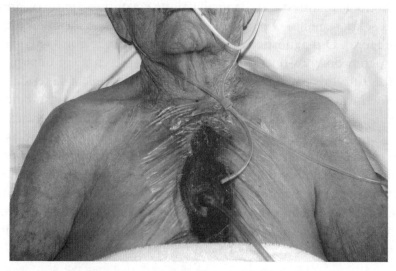

Figura 15.2 Esternotomia com curativo a vácuo (*vaccum assited clousure*).

Mediastinite e instabilidade torácica após cirurgia cardíaca

Mesmo com o avanço da terapêutica disponível para esses casos, a mortalidade ainda permanece em 4% e o prognóstico depende do manejo cirúrgico precoce[2].

2. INSTABILIDADE ESTERNAL

2.1. Introdução

A instabilidade esternal é definida como a movimentação anormal do esterno causada por fratura ou ruptura dos fios esternais inseridos para unir as duas partes ósseas separadas cirurgicamente[8]. Sua presença é observada com mais frequência entre a 6ª e a 12ª semana após o procedimento cirúrgico[9].

A separação do esterno pode ser total, quando envolve todo o esterno, ou parcial, quando fica limitada a uma porção do esterno, normalmente no terço caudal, devido ao menor suprimento sanguíneo[8].

A não união esternal e consequente instabilidade podem ter causas intrínsecas e extrínsecas. Os fatores intrínsecos incluem erro na técnica da esternotomia, osso osteoporótico e diminuição da vascularização óssea. Os fatores extrínsecos envolvem qualquer fator ambiental ou sistêmico envolvido na cicatrização, incluindo os operatórios e pós-operatórios como o uso de ambas artérias mamárias, tempo prolongado de CEC, dependência pós-operatória da ventilação mecânica (> 48 horas), baixo débito cardíaco e ressuscitação cardiorrespiratória, a qual aumenta em 11 vezes a ocorrência de instabilidade e infecção. Os fatores sistêmicos relacionados ao paciente são o uso de esteroides, história de radiação, nutrição pobre, presença de DPOC e diabetes[10,11].

2.2. Quadro clínico

Os principais sinais e sintomas relacionados à instabilidade esternal são crepitação, movimentação excessiva do esterno resultando em dor, desconforto e dificuldade em desenvolver atividades de vida diária[8].

A instabilidade pode afetar o recrutamento normal dos músculos abdominais anteriores ao movimento do tronco que, por sua vez, gera proteção inadequada ao tórax anterior devido às forças geradas durante as atividades de vida diária, o que causa dor e desconforto[12].

A perda da estabilidade esternal pode alterar a mecânica da caixa torácica, afetando a ventilação[10]. A diminuição do esforço inspiratório associado à dor pode contribuir para a formação de atelectasia e pneumonias secundárias[8].

2.3. Diagnóstico

A avaliação da presença e do grau de instabilidade esternal pode ser realizada por meio de escala. A apalpação do esterno deve ser realizada colocando três dedos ao longo do sulco mediano esternal e solicita-se ao paciente que realize movimentos de flexão e abdução de ombro, rotação e flexão lateral de tronco, respiração profunda e tosse[9]. O grau de mobilidade é classificado por pontos que variam de 0 (movimento esternal não detectável) a 4 (instabilidade completa com espaço maior que um dedo e meio).

A instabilidade esternal também pode ser avaliada por ultrassonografia, e a dor referida, por meio da escala visual analógica[9].

2.4. Tratamento

Alguns pacientes apresentam sucesso com o uso do debridamento e refixação com fios ou com outros tratamentos, como, por exemplo, a reconstrução muscular. Estudos de longo segmento demonstram que 42 a 45% dos pacientes apresentam instabilidade esternal crônica mesmo após o tratamento cirúrgico. Além disso, o tratamento cirúrgico está associado ao aumento do risco de mortalidade e à pouca garantia de melhora funcional[8].

3. TRATAMENTO FISIOTERAPÊUTICO

A Fisioterapia pode atuar de diferentes formas nos casos de instabilidade esternal, com o objetivo de diminuir a mobilidade óssea e a dor durante a realização das atividades de vida diária (AVDs).

Durante a tosse e a realização de técnicas respiratórias, para se obter certo fechamento esternal, estabilidade e diminuição da dor, os pacientes são orientados a sustentar o tórax com o uso de travesseiro ou ambas mãos (Figura 15.3).

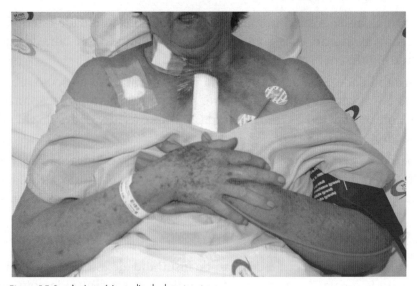

Figura 15.3 Apoio torácico realizado durante a tosse.

O uso de dispositivos de sustentação torácica aumentam a estabilidade esternal e diminuem a dor. Estes dispositivos potencializam a função dos músculos paraesternais, intercostais, esternais e músculo torácico transverso[8]. Estão disponíveis nos mais diversos modelos, sendo a faixa torácica de sustentação, sem alça, a mais encontrada. São usadas, também, fitas adesivas, semelhantes ao *tensoplast*®, para unir as bordas esternais, porém a estabilidade não é tão eficaz quanto a faixa torácica. Os dispositivos de sustentação torácica devem ser utilizados principalmente durante a realização de exercícios de estabilização do tórax, da terapia respiratória e da realização das atividades de vida diária. O dispositivo deve ser posicionado na altura da incisão esternal, de forma a cobrir a ferida operatória, promovendo pressão suficiente para aumentar a estabilidade sem causar desconforto.

Diversos exercícios podem ser realizados buscando fortalecer os músculos da parede anterior do tórax e melhorar sua capacidade de sustentação. Exercícios de estabilização de tronco foram aplicados em nove indivíduos durante seis semanas. Os exercícios foram respiração diafragmática (exercício abdominal) e respiração costal (exercícios respiratórios) nas posições supina e sentada; elevação unilateral e bilateral dos membros inferiores; elevação dos membros superiores; e movimentos em diagonal de membros superiores. Todos os exercícios eram realizados em séries de dez repetições[12].

No esquema proposto por El-Ansary, Waddigton e Adams, durante o exercício abdominal o paciente deve inspirar profundamente pelo nariz, procurando elevar o abdome, e expirar contraindo a musculatura abdominal como se fosse unir as espinhas ilíacas anteriores e sustentar a contração por 10 segundos. No exercício respiratório o paciente deve inspirar profundamente elevando as costelas como se fosse um guarda-chuva se abrindo e, novamente, expirar contraindo a musculatura abdominal e sustentar a contração por 10 segundos (Figura 15.4). Na primeira semana, estes exercícios devem ser realizados em decúbito dorsal; na segunda semana, na posição sentada com encosto a meia altura e pés apoiados no chão. Estes exercícios possuem a capacidade de ativar os músculos torácicos e abdominais e de aumentar a capacidade de sustentação do esterno. Eles aumentam o efeito desses músculos sobre a parede torácica, principalmente daqueles que se encontram dispostos transversalmente na parede torácica anterior.

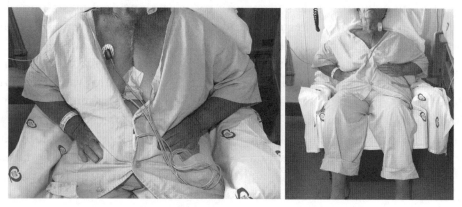

Figura 15.4 Exercício abdominal e respiratório.

Durante a realização dos exercícios de elevação unilateral e bilateral de membros superiores e elevação unilateral de membro inferior, o paciente inspira profundamente e expira quando abaixa o membro, mantendo a contração da musculatura abdominal por 10 segundos (Figura 15.5). Os membros superiores são elevados até que as mãos fiquem dispostas verticalmente à articulação do ombro. Nos exercícios associados aos membros inferiores, o paciente permanece sentado em uma cadeira com encosto a meia altura e os pés apoiados no chão; o membro deve ser elevado afastando o pé do chão em 2 cm e mantendo a articulação do joelho a 90 graus. Na última semana de treinamento, esses exercícios podem ser associados à utilização de pesos e, no caso dos membros superiores, pode-se realizar as diagonais de Kabat.

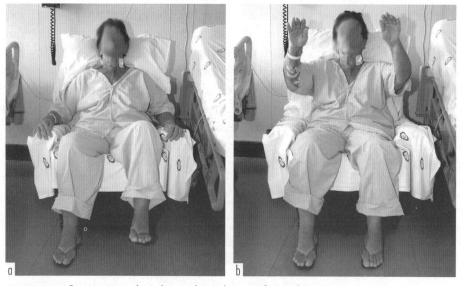

Figura 15.5 Exercícios associados à elevação de membros: a) inferiores; b) superiores.

Para treinar melhor a associação entre a contração da musculatura abdominal com as atividades de vida diária, foram propostos exercícios em que o paciente é orientado a contrair a musculatura abdominal durante atividades de vida diária, como, por exemplo: ao pegar com uma mão um copo colocado no centro de uma mesa, inspirar enquanto estiver esticando o braço para pegar o copo e expirar quando estiver trazendo o copo para a boca, mantendo a musculatura abdominal contraída por 10 segundos[12].

Os resultados obtidos com este programa de exercício impactaram na diminuição da separação esternal nas posições dorsal e sentada, na dor em tarefas que envolviam rotação de tronco, balanço dos braços, dirigir, transferir-se da posição sentada para em pé e de supino para sentado. Esses dados foram associados ao recrutamento e condicionamento dos músculos torácicos durante as AVDs.

REFERÊNCIAS BIBLIOGRÁFICAS

1. Santos FC et al. Mediastinite. Rev Fac Ciênc Méd, Sorocaba. 2007;9(2):6-9.

2. Gelape CL. Infecção do sítio operatório em cirurgia cardíaca. Arq Bras Cardiol. 2007;89(1):e3-e9.

3. Stolf NA et al. Mediastinite após transplante cardíaco. Arq Bras Cardiol. 2000;74(5):419-424.

4. Lombardi R, Buroni M. Infecciones graves em el posoperatorio de cirurgia cardiaca. In: Correa H. Sepsis: tratamento intensivo das infecções graves. Montevideo: Oficina Del Libro, FEFMUR; 2004.

5. Toumpoulis IK et al. The impact of deep sternal wound infection on long-term survival after coronary artery bypass grafting. Chest. 2005;127(2):464-471.

6. Goodman LR et al. Complications of median sternotomy: computed tomographic evaluation. AJR Am J Roentgenol. 1983;141(2):225-230.

7. Fatureto MC, Neves-Junior MA, Santana TC. Medistinite aguda: análise retrospectiva de 21 casos. J Bras Pneumol. 2005;31(4):307-311.

8. El-Ansary D, Waddington G, Adams R. Control of separation in sternal instability by supportive devices: a comparison of an adjustable fastening brace, compression garment, and sports tape. Arch Phys Med Rehabil. 2008;89(9):1775-1781.

9. El-Ansary D et al. Sternal instability following coronary artery bypass grafting. Physiother Theory Pract. 2000;16:27-33.

10. Wu LC, Renucci JD, Song DH. Sternal nounion: a review of current treatments and a new method of rigid fixation. Ann Plast Surg. 2005;54(1):55-58.

11. Peivandi AA et al. Risk factors influencing the outcome after surgical treatment of complicated deep outcome after surgical treatment of complicated deep sternal wound complications. Cardiovasc Surg. 2003;11(3):207-212.

12. El-Ansary D, Waddigton G, Adams R. Trunk stabilization exercise reduce sternal separation in chronic sternal instability after surgery cardiac: a randomized cross-over trial. Aust J Physiother. 2007;53(4):255-260.

CAPÍTULO

16

Cuidados paliativos

Marilia T Bernardi
Silvia Gaspar

OBJETIVOS

- Definir cuidados paliativos.
- Descrever o papel do fisioterapeuta dentro da equipe multiprofissional nos cuidados paliativos.
- Ser capaz de realizar avaliação fisioterapêutica e indicar as principais condutas nos pacientes em cuidados paliativos.

PALAVRAS-CHAVE

- Modalidades de Fisioterapia, cuidados paliativos.

1. INTRODUÇÃO

O termo paliativo deriva do latim *pallium*, que significa "manto", e, etimologicamente, expressa prover um manto para aquecer, ou seja, acolher, esquentar e cuidar daqueles que necessitam[1].

O relato mais antigo em cuidados paliativos vem do Hospício do Porto localizado em Roma, no século V. Mais tarde, surgiram os *Hospices Medievais*, os quais abrigavam peregrinos e doentes em seus trajetos, como no caminho de Santiago de Compostela. No século XVII, surgiram as primeiras instituições de caridade na Europa, que, no século XIX, passaram a ter características de hospitais[2].

Em meados do século XX, no St. Luke's Homes, em Londres, uma enfermeira, assistente social e médica inglesa chamada Cicely Saunders, dedicou-se ao estudo do alívio da dor em doentes terminais, publicou artigos com a descrição das necessidades desses pacientes. Em 1967, Cicely fundou o St. Christhofer *Hospice,* sendo responsável por difundir o conceito da dor total e dar início ao movimento chamado *Hospice Moderno*[1,2].

A primeira definição de cuidados paliativos da Organização Mundial de Saúde (OMS) é de 1990. Em 2002 essa definição foi revisada. Cuidado paliativo "é uma abordagem que promove a qualidade de vida dos pacientes e de seus familiares, que enfrentam doenças que ameaçam a continuidade da vida, por meio da prevenção e do alívio do sofrimento. Requer identificação precoce, avaliação e tratamento da dor e outros problemas de natureza física, psicossocial e espiritual"[3].

O envelhecimento progressivo da população e o avanço tecnológico da medicina fizeram com que muitas doenças mortais se transformassem em crônicas, aumentando a longevidade de seus portadores e o número de pacientes sem possibilidade de cura nos hospitais, tornando os cuidados paliativos indispensáveis à boa prática[3].

Os princípios dos cuidados paliativos são:

- promover alívio da dor e de outros sintomas desagradáveis;
- afirmar a vida e considerar a morte um processo normal dela;
- não acelerar nem adiar a morte;
- integrar os aspectos psicológicos e espirituais no cuidado do paciente;
- oferecer um sistema de suporte que possibilite ao paciente viver tão ativamente quanto possível até o momento da sua morte;
- oferecer um sistema de suporte para auxiliar os familiares durante a doença do paciente e o luto;
- oferecer abordagem multiprofissional para focar as necessidades dos pacientes e seus familiares, incluindo acompanhamento no luto;
- melhorar a qualidade de vida e influenciar positivamente o curso da doença;
- iniciar o mais precocemente possível o cuidado paliativo, juntamente com outras medidas de prolongamento da vida, como quimioterapia e radioterapia, e

Cuidados paliativos

incluir todas as investigações necessárias para melhor compreender e controlar situações clínicas estressantes[3].

2. INDICAÇÕES PARA CUIDADOS PALIATIVOS

A indicação ocorre para aqueles pacientes que esgotaram todas as possibilidades de tratamento de cura, manutenção ou prolongamento da vida, que apresentam sofrimento moderado a intenso e que optam pela manutenção de conforto e dignidade da vida[3]. De acordo com o Medicare americano, um dos critérios para assistência em *Hospice* é possuir uma expectativa de vida menor ou igual a 6 meses[4].

Algumas doenças que frequentemente necessitam da indicação são câncer, doenças cardíacas, hepáticas, renais, pulmonares e demência[3].

À medida que a doença de base progride e se aproxima de sua terminalidade, faz-se necessário o aumento dos cuidados paliativos.

3. AVALIAÇÃO FUNCIONAL

Uma das maneiras de se realizar a avaliação funcional do paciente em cuidados paliativos é por meio de escalas. Uma das mais conhecidas é a *Palliative Performance Scale* (PPS)[5]. Essa escala possui 11 níveis de desempenho pontuada de 0 a 100%, divididos em intervalos de 10. Quanto menor a porcentagem, pior o estado funcional e o prognóstico do paciente. A PPS deve ser aplicada todos os dias para pacientes internados, em todas as consultas ambulatoriais e visitas domiciliares[3] (Tabela 16.1).

Para utilizar a escala, deve-se começar pela coluna da esquerda "deambulação" instituindo, assim, o nível de deambulação do paciente. Quando este for instituído, passa-se para a próxima coluna e localiza-se o nível de atividade e evidência da doença em que se encontra o paciente. Essas etapas devem ser seguidas até que as cinco colunas sejam checadas antes de atribuir o PPS real para o paciente.

Sinais e sintomas

Quando um paciente com doença crônica é indicado para o recebimento de cuidados paliativos, isso significa que não há mais possibilidades de tratamento curativo e os sintomas dessa doença podem se tornar mais agudos. Além disso, pode ocorrer o surgimento de novos sinais e sintomas, a partir do momento que se aproxima a terminalidade.

Os sinais e sintomas mais comuns na fase final são:

• **aparelho locomotor e pele:** dor, contraturas musculares, fraqueza muscular, fadiga, úlceras de pressão, edemas e linfedema;

Fisioterapia cardiorrespiratória na Unidade de Terapia Intensiva cardiológica

- **sistema respiratório:** dispneia, congestão pulmonar, estridor laríngeo, acúmulo de secreção e infecções pulmonares recorrentes;
- **sistema digestivo:** vômitos, anorexia, obstrução intestinal e ausência de ingestão de alimentos e líquidos;
- **sistema urinário:** retenção urinária, infeção urinária e insuficiência renal;
- **sistema nervoso:** rebaixamento do nível de consciência, compressão medular, alteração cognitiva, sonolência ou delirium;
- **sistema circulatório:** extremidades frias, cianose periférica, bradicardia, síndrome da veia cava superior e trombose venosa profunda (TVP).

Tabela 16.1 Palliative Performance Scale

%	Deambulação	Atividade e evidência de doença	Autocuidado	Ingesta	Nível de consciência
100	Completa	Atividade normal e trabalho, sem evidência de doença	Completo	Normal	Completo
90	Completa	Atividade normal e trabalho, alguma evidência de doença	Completo	Normal	Completo
80	Completa	Atividade normal com esforço, alguma evidência de doença	Completo	Normal ou reduzida	Completo
70	Reduzida	Incapaz para o trabalho, doença significativa	Completo	Normal ou reduzida	Completo
60	Reduzida	Incapaz para *hobbies*/ trabalho doméstico, doença significativa	Assistência ocasional	Normal ou reduzida	Completo ou períodos de confusão
50	Maior parte do tempo sentado ou deitado	Incapacitado para qualquer trabalho, doença extensa	Assistência considerável	Normal ou reduzida	Completo ou períodos de confusão
40	Maior parte do tempo acamado	Incapaz para a maioria das atividades, doença extensa	Assistência quase completa	Normal ou reduzida	Completo ou sonolência, +/- confusão
30	Totalmente acamado	Incapaz para qualquer atividade, doença extensa	Dependência completa	Normal ou reduzida	Completo ou sonolência, +/- confusão
20	Totalmente acamado	Incapaz para qualquer atividade, doença extensa	Dependência completa	Mínima a pequenos goles	Completo ou sonolência, +/- confusão
10	Totalmente acamado	Incapaz para qualquer atividade, doença extensa	Dependência completa	Cuidados com a boca	Sonolência ou coma, +/- confusão
0	Morte	–	–	–	–

Fonte: Harlos M, Woelk C. Guideline for estimating length of survival in Palliative Patients. Em htpp://www.palliative.info. Traduzido e adaptado por Neto, 2006.

Cuidados paliativos

Avaliação dos sintomas

A avaliação dos sintomas do paciente deve ser realizada previamente ao atendimento fisioterapêutico e constar em todas as evoluções diárias. Para essa avaliação, recomenda-se o uso da Escala de Avaliação de Sintomas de Edmonton (ESAS), em que o paciente pontua seus sintomas de 0 a 10, sendo 10 o de maior intensidade[3] (Tabela 16.2).

Tabela 16.2   Escala de Avaliação de Sintomas de Edmonton

Avaliação de sintomas:		
Paciente:		**Registro:**
Preenchido por: _____		**Data:**

Por favor, circule o n° que melhor descreve a intensidade dos seguintes sintomas neste momento (também se pode perguntar a média durante as últimas 24 horas)

Sem dor	0 – 1 – 2 – 3 – 4 – 5 – 6 – 7 – 8 – 9 – 10	Pior dor possível
Sem cansaço	0 – 1 – 2 – 3 – 4 – 5 – 6 – 7 – 8 – 9 – 10	Pior cansaço possível
Sem náusea	0 – 1 – 2 – 3 – 4 – 5 – 6 – 7 – 8 – 9 – 10	Pior náusea possível
Sem depressão	0 – 1 – 2 – 3 – 4 – 5 – 6 – 7 – 8 – 9 – 10	Pior depressão possível
Sem ansiedade	0 – 1 – 2 – 3 – 4 – 5 – 6 – 7 – 8 – 9 – 10	Pior ansiedade possível
Sem sonolência	0 – 1 – 2 – 3 – 4 – 5 – 6 – 7 – 8 – 9 – 10	Pior sonolência possível
Muito bom apetite	0 – 1 – 2 – 3 – 4 – 5 – 6 – 7 – 8 – 9 – 10	Pior apetite possível
Sem falta de ar	0 – 1 – 2 – 3 – 4 – 5 – 6 – 7 – 8 – 9 – 10	Pior falta de ar possível
Melhor sensação de bem-estar possível	0 – 1 – 2 – 3 – 4 – 5 – 6 – 7 – 8 – 9 – 10	Pior sensação de bem-estar possível
Outro problema	0 – 1 – 2 – 3 – 4 – 5 – 6 – 7 – 8 – 9 – 10	

Fonte: Academia Nacional de Cuidados Paliativos. Manual de cuidado paliativo. Rio de Janeiro: Diagraphic, 2009.

4. FISIOTERAPIA

O fisioterapeuta, a partir de sua avaliação, estabelece um plano terapêutico com utilização de recursos, técnicas e exercícios, objetivando o alívio da dor e de outros sintomas estressantes. Deve oferecer suporte para que os pacientes vivam o mais ativamente possível com dignidade e conforto. Esse suporte estende-se aos familiares no cuidado ao paciente, no enfrentamento da doença e no luto[6].

A Fisioterapia utiliza técnicas para manter as vias aéreas pérvias e a ventilação adequada. Pode-se fazer o uso da cinesioterapia, mobilização, alongamento muscular e eletrotermoterapia como medidas de conforto para o paciente.

Dispneia

De acordo com a American Thoracic Society, a dispneia pode ser definida como uma "experiência subjetiva de desconforto respiratório, que consiste de sensações qualitativamente distintas que variam na intensidade". A dispneia é um dos sintomas mais frequentes no fim da vida.

Ela tem causa multifatorial, por isso sua avaliação é muito importante e criteriosa, para que se possa tratar ou apenas aliviar a causa de maneira efetiva.

A dispneia pode ser causada por um esforço respiratório de causa mecânica (derrame pleural, obstrução das vias aéreas e doença pulmonar restritiva), aumento na proporção do uso da musculatura respiratória (por fraqueza neuromuscular ou caquexia) ou pela elevação da demanda ventilatória (hipóxia, hipercapnia, anemia e acidose metabólica)[2].

Uma das formas de avaliação da dispneia é por meio da Escala de Categoria Numérica, que consiste em uma linha graduada de 0 a 5 ou de 0 a 10, em que o 0 indica ausência do sintoma e 5 ou 10 indicam o sintoma em sua maior intensidade[7].

O tratamento medicamentoso é por meio de opioides como sulfato de morfina ou codeína, associado com benzodiazepínicos, utilizados para tratar o componente emocional[8].

É comum o uso de oxigênio, mostrando benefício naqueles pacientes que apresentam $SaO_2 < 90\%$[9].

O tratamento não farmacológico inclui o uso da ventilação mecânica não invasiva (VNI). De acordo com o III Consenso Brasileiro de Ventilação Mecânica, o uso de VNI em pacientes terminais é indicada quando a causa da insuficiência respiratória for *potencialmente reversível*, particularmente naqueles pacientes com DPOC agudizada ou com edema pulmonar de origem cardíaca.

O terapeuta pode optar por fazer o uso ou não da VNI. Essa conduta deve ser estabelecida desde que o paciente alegue melhora da sensação de dispneia. Cabe lembrar que, em vez de promover o conforto, para alguns pacientes o uso da VNI pode causar mais incômodo. A decisão do uso ou não será feita pelo fisioterapeuta junto com o paciente e sua família. E esta deve ser respeitada[10].

A Fisioterapia utiliza técnicas de remoção de secreção brônquicas para manter as vias aéreas pérvias e ventilação adequada, cinesioterapia respiratória, mobilização, alongamento dos músculos da caixa torácica e posturas que favoreçam a mecânica ventilatória[10].

Cuidados paliativos

Fraqueza muscular

A fraqueza muscular junto com a fadiga é um dos sinais mais frequentes que aparecem na fase final da vida. Ela pode ser decorrente de doença crônica, como a DPOC (doença pulmonar obstrutiva crônica) ou em consequência da falta de mobilidade do paciente.

A Fisioterapia atua com o objetivo de manter ou melhorar a força muscular e prevenir as consequências do imobilismo. O objetivo é a autonomia e a funcionalidade para que o paciente possa realizar suas atividades de vida diária, assim como seus desejos nesta etapa da vida. O fortalecimento muscular será realizado de acordo com o grau de força muscular do paciente. Utiliza-se cinesioterapia motora, podendo ser realizada com resistência (manual ou carga). Os exercícios ativos livres ou apenas mobilização global passiva podem ser aplicados para manutenção da amplitude de movimento e prevenção de fenômenos tromboembólicos.

Para os pacientes com maior independência, programa-se treino de marcha, equilíbrio e coordenação motora. Para os pacientes com perda funcional progressiva, deve-se pensar na utilização de adaptações, assim como órteses e dispositivos de auxílio para a marcha.

É comum o paciente também apresentar encurtamento muscular, que deve ser tratado com exercícios e alongamento dos músculos afetados.

Dor

A dor é uma experiência sensorial e emocional desagradável associada com o dano tecidual real ou potencial. É sempre subjetiva e pode estar sendo causada pela doença primária, por procedimentos de diagnóstico e cirurgias, pela debilidade que a doença causa, como úlceras de pressão e constipação, ou até mesmo por fatores emocionais[2].

A dor pode ser aliviada com medidas farmacológicas e não farmacológicas. A Fisioterapia se inclui como terapêutica não farmacológica e pode lançar mão de diferentes recursos. O uso da estimulação elétrica nervosa transcutânea (TENS), massoterapia, termoterapia, posicionamento, mudança de decúbito e técnicas de relaxamento trazem alívio da dor e sensação de bem-estar.

5. CONCLUSÃO

O avanço tecnológico na prática médica e na medicina trouxe a possibilidade de prolongamento da vida. Contudo, surgiu o uso de medidas e tratamentos fúteis. Para que isso não ocorra é necessário que a deficiência na educação dos profissionais de saúde em cuidados paliativos no Brasil seja solucionada[11].

Um estudo realizado dentro de uma Unidade de Terapia Intensiva para avaliar o conhecimento da equipe multiprofissional quanto ao processo de terminalidade e cuidados paliativos verificou que os fisioterapeutas eram os profissionais que menos receberam formação acerca desses temas[11].

Portanto, uma equipe multiprofissional com qualificação e empenho é imprescindível para que se possa oferecer conforto e uma melhor qualidade de vida para o paciente sem possibilidades terapêuticas e a sua família.

REFERÊNCIAS BIBLIOGRÁFICAS

1. Pessini L, Bertachini L. Novas perspectivas em cuidados paliativos: ética, geriatria, gerontologia, comunicação e espiritualidade. O mundo da saúde. 2005;29:494-509.

2. Conselho Regional de Medicina de São Paulo. Cuidado paliativo. São Paulo (SP): CREMESP; 2008.

3. Academia Nacional de Cuidados Paliativos. Manual de cuidado paliativo. Rio de Janeiro (RJ): Diagraphic; 2009.

4. Fine P. Hospice referral and care: practical guidance for clinicians [Internet]. [local desconhecido]: Medscape. [Cited in 2012 May 23]. Available from: http://www.medscape.org/viewarticle/487401

5. Victoria Hospice Society. Palliative Care Foundation. Palliative performance scale (PPS).Victoria (BC); 2004.

6. Marcucci FCI. O papel da fisioterapia nos cuidados paliativos. [Tese]. Londrina (PR):Universidade Estadual de Londrina; 2004.

7. Ripamonti C, Bruera E. Dyspnea: pathophysiology and assessment. J Pain Symptom Manage. 1997;13(4):220-232.

8. Qaseem A et al.; Clinical Efficacy Assessment Subcommittee of the American College of Physicians. Evidence-based interventions to improve the palliative care of pain, dyspnea, and depression at the end of life: a clinical practice guideline from the American College of Physicians. Ann Intern Med. 2008;148(2):141-146.

9. Booht S et al.; Expert Working Group of the Scientific Committee of the Association of Palliative Medicine. The use of oxygen in the palliation of breathlessness: a report of the expert working group of the Scientific Committee of the Association of Palliative Medicine. Respir Med. 2004;98(1):66-77.

10. Sera CTN, Meireles MHC. Sintomas respiratórios. In: Cuidado paliativo. São Paulo: CREMESP, 2008. p. 409-421.

11. Machado KDG, Pessini L, Hossne W. A formação em cuidados paliativos da equipe que atua em unidade de terapia intensiva: um olhar da bioética. Bioethikos. 2007;1(1):34-42.

CAPÍTULO 17

Dor, sedação, analgesia: aspectos relevantes à atuação da Fisioterapia

Cristiane Gonçalves
Emília Nozawa
Maria Ignez Zanetti Feltrim

OBJETIVOS

- Reconhecer o sintoma dor no período pós-operatório.
- Identificar potenciais complicações e fatores de indução da dor no período pós-operatório.
- Estratégias fisioterapêuticas para o alívio da dor.
- A Fisioterapia como instrumento de indução versus terapêutica da dor.
- Identificar efeitos medicamentosos e a ação do fisioterapeuta frente às diferentes situações clínicas.

PALAVRAS-CHAVE

- Dor, analgésicos, sedativos, analgesia controlada pelo paciente (PCA), cateter epidural, complicações pulmonares, interações medicamentosas, escala de sedação.

1. INTRODUÇÃO

Com o desenvolvimento exponencial dos cuidados intensivos em saúde desde a década de 1970, o fisioterapeuta tem-se tornado membro integrante das equipes das Unidades de Terapia Intensiva. Sua atuação nos sistemas respiratório, neural e musculoesquelético de pacientes gravemente enfermos passou a ser cada vez mais reconhecida.

A Fisioterapia apresenta, hoje, de um leque de opções capaz de reduzir complicações inerentes à internação hospitalar de pacientes clínicos e cirúrgicos de alta complexidade. Entretanto, um dos grandes desafios no atendimento fisioterapêutico nas unidades de internação de alta complexidade é a manipulação da dor, por seu alto poder limitante. O fisioterapeuta conta com várias técnicas manuais e de eletrotermofototerapia para o tratamento da dor, entretanto essa abordagem torna-se limitada diante da dor desencadeada por procedimentos cirúrgicos, presença de drenos, acessos centrais e periféricos, sondas, tubos traqueais, entre outros. Assim, o fisioterapeuta precisa ter um conhecimento dos mecanismos da dor, benefícios e complicações que podem surgir para, enfim, delinear sua conduta.

2. DOR

A dor é uma percepção subjetiva, desagradável e vital[1]. A Associação Internacional para o Estudo da Dor (IASP) descreve a dor como "sensação desagradável e experiência emocional, associada à lesão tecidual real ou potencial ou descrita em termos relacionados à lesão". Em sua classificação a dor aguda está associada à lesão tecidual de curta duração e desaparece conforme a cicatrização. A dor crônica é caracterizada por ser persistente e recorrente, não necessariamente ligada à lesão tecidual com sintomas presentes por tempo maior que a cicatrização, ou permanência superior a três meses[2].

Como um fenômeno dinâmico, a dor parte de um estímulo mecânico nocivo, transforma-se em estímulo elétrico ao nível do nociceptor por transdução, via receptores aferentes do sistema nervoso periférico (SNP), e atinge a percepção de lesão potencial pelo sistema nervoso central (SNC). Ao longo desse trajeto, as aferências nociceptivas sofrem influências excitatórias e inibitórias de mecanismos de modulação da dor, com a ação de neuromediadores (bradicininas, histaminas, serotoninas e prostaglandinas) no Sistema Nervoso Periférico e neurotransmissores (noradrenalina, dopamina) no Sistema Nervoso Central. A comunicação entre o SNP e o SNC ocorre no corno posterior da substância cinzenta da medula espinhal, pela sinapse entre o primeiro e o segundo neurônios[3].

A liberação prolongada de alguns mediadores químicos, o aumento da atividade do segundo neurônio, a liberação de substâncias neuroativas são algumas

Dor, sedação, analgesia: aspectos relevantes à atuação da Fisioterapia

variações da modulação da dor[3]. Na região periférica, a presença de mediadores químicos gera um fenômeno fisiológico de sensibilização local, denominado hiperalgesia primária. Regiões afastadas do local da lesão também apresentam sensibilidade em consequência do aumento da atividade do segundo neurônio (na medula espinhal) em reação a um estímulo constante, denominado de hiperalgesia secundária. Os nociceptores também são capazes de se autossensibilizar pela liberação de substâncias neuroativas (substância P e aminoácidos excitatórios). Assim, estímulos com intensidade inferior à do limiar de dor podem ativar mecanoceptores de baixa intensidade no local da lesão e ser interpretados como nocivos. Esse fenômeno é chamado de alodinia[3].

Isso prova que mesmo com manipulação mínima do paciente, a dor pode estar presente e recorrente, inclusive no ato de respirar.

Algumas estruturas apresentam maior número de receptores nociceptivos, como as bordas costais em relação ao esterno. Isso justifica a referência de dor em maior intensidade em incisões cirúrgicas do tipo toracotomia lateral em relação à esternotomia mediana, além da presença de drenos pleurais. Indiferente do tipo de incisão, a dor é inerente a qualquer procedimento cirúrgico.

2.1. Avaliação e controle da dor

Durante a terapia, o profissional deve estar atento à presença de dor. A avaliação da dor pode ser realizada por medidas autorrelatadas (escalas, desenhos, questionários, diários), medidas observacionais (comportamento, tensão facial, função, amplitude de movimento, agitação psicomotora) ou por meio de medidas fisiológicas como frequência cardíaca, pulso, pressão arterial e frequência respiratória.

Escalas de dor validadas na literatura são ferramentas importantes, a fim de qualificar o nível de dor e sua evolução ao longo do tempo. Em pacientes conscientes e orientados, as escalas como a visual analógica (EVA), que varia de 1 a 10, a numérica verbal ou a visual, a qualitativa (com descritores verbais) e a avaliação facial são amplamente utilizadas (Figura 17.1). Para aqueles com impossibilidade de comunicação verbal ou desorientados, escalas como a Comportamental (*Behavioral Pain Scale* – BPS)[4], Não Verbal (*Nonverbal Pain Scale* – NVPS)[5] e Observacional (*Critical-Care Pain Observation Tool* – CPOT)[6] permitem avaliar e pontuar variações de movimentação facial, agitação, tensão muscular, assincronia ventilatória e sinais vitais.

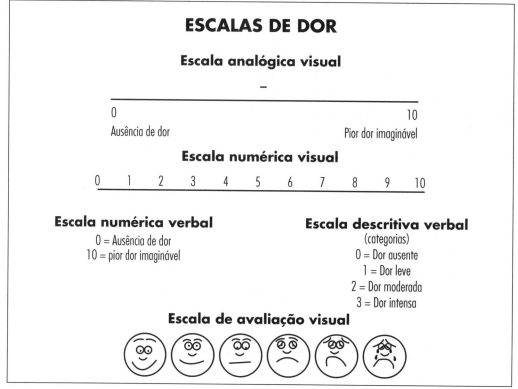

Figura 17.1 Escala de dor analógico-visual (EVA).

A mobilização e a retirada precoce do paciente do leito são procedimentos consensuais nas unidades de terapia intensiva. O plano terapêutico e a discussão clínica dos fisioterapeutas com as equipes presentes na UTI favorece a melhor adequação de doses analgésicas. Na prática, o fisioterapeuta tem a oportunidade de avaliar a incidência e a prevalência de dor, principalmente porque é ele o profissional que mais mobiliza o paciente, o que potencializa as dificuldades e limitações diante da dor.

Em geral, protocolos de controle da dor auxiliam na adequada graduação e controle da analgesia; entretanto, algumas manipulações cirúrgicas exigem um acompanhamento mais próximo e mais intenso, principalmente em casos de pacientes que necessitem de administração de anestésicos por via venosa ou peridural, contínua ou intermitente.

A administração de analgesia controlada pelo paciente, conhecida como PCA (*Patient Controlled Analgesia*), permite a rápida supressão da dor durante a terapia e a continuidade da assistência programada.

Em indivíduos com baixo limiar de dor, o atendimento fisioterapêutico é potencializado quando realizado logo após a administração do agente anestésico devido ao rápido tempo de ação e meia vida curta da droga, favorecendo a colaboração do paciente na terapia.

O aumento da dor durante a terapia, mesmo após a infusão medicamentosa, desperta a suspeita de posicionamento incorreto da via de administração. Neste caso, recomenda-se a interrupção do procedimento e a solicitação da avaliação médica. O cateter peridural é uma via de administração medicamentosa que exige atenção redobrada do fisioterapeuta durante a aplicação de técnicas de mobilização e de transferências, pelo risco de deslocamento do cateter no espaço epidural (Figura 17.2).

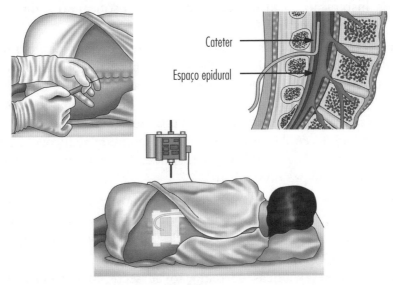

Figura 17.2 Posicionamento do cateter peridural.

2.2. Fatores desencadeantes da dor

A dor é inerente ao procedimento cirúrgico, especialmente nas cirurgias de grande porte como as torácicas e abdominal alta, é responsável, porém não única, pela presença de colapsos pulmonares, uma das complicações pós-operatórias mais comum.

Durante o procedimento cirúrgico, o uso de anestésicos e bloqueadores neuromusculares provoca redução da atividade diafragmática, contribuindo para a elevação de suas cúpulas e, consequentemente atelectasia de lobos inferiores[7]. A manipulação cirúrgica agrava essa condição porque, muitas vezes, torna-se necessário bloquear a ventilação pulmonar no período intraoperatório. A incisão cirúrgica, como esternotomia mediana e toracotomia, e a presença de drenos pleurais alteram a mecânica muscular ventilatória[8], com redução de volumes e capacidades pulmonares. A formação de atelectasias altera a relação ventilação perfusão (V/Q) com presença de hipoxemia.

O trauma térmico/cirúrgico associado à inativação do estimulo elétrico pelo nervo frênico com o uso de bloqueadores durante a cirurgia, gera diminuição da contratilidade diafragmática, que pode se prolongar por muitos dias após o procedimento[9], evidenciando quadro de hipoventilação. Além disso, casos de paralisia/paresia diafragmática uni ou bilateral, com declínio dos volumes pulmonares, CV e Volume Expiratório Forçado no primeiro segundo (VEF_1), causa progressão da dispneia[10]. A hiperventilação anestésica no intraoperatório pode alterar a resposta do paciente ao dióxido de carbono, afetando, então, a respiração no pós-operatório. A Capacidade Vital Forçada (CVF) e o VEF_1 estão reduzidos pela limitação da inspiração em decorrência da dor[11], justificando a diminuição da PaO_2 e do Volume Corrente (VC).

Mesmo com a abolição da dor por meio do uso de opioides, o aumento da diferença alveoloarterial de oxigênio (P(A–a) O_2) persiste por vários dias após o procedimento cirúrgico[12]. Estudos mostram que a disfunção diafragmática e a insuficiência ventilatória pós-operatória não se modificam quando se administra agentes analgésicos[13]. Mesmo pacientes com esternotomia mediana, que retornam mais precocemente à ventilação espontânea, apresentam reduções significativas da CRF e CV durante dias e até semanas, podendo demorar até 3 meses para retornar aos valores de pré-operatórios[12].

O procedimento cirúrgico, a presença de drenos e cateteres, associados ao imobilismo, podem gerar comprometimento muscular e articular, como contratura muscular, rigidez articular, lesões de pele e úlceras de pressão que, quando presentes, exacerbam a sensação de dor.

Manobras fisioterapêuticas de remoção de secreção brônquica potencialmente causam dor devido ao contato manual, como nas técnicas de percussão, vibração, compressão. A indução de maior contração muscular, principalmente durante a tosse e a expiração forçada explosiva, leva a referência de dor mais intensiva. A utilização de apoio abdominal e torácico com travesseiros ou as mãos podem minimizar e facilitar a técnica.

2.3. Recursos de Fisioterapia para alívio da dor

A Fisioterapia tem uma série de recursos que, em sua prática clínica, são utilizados para o alívio da dor. Tradicionalmente, eles são empregados nas disfunções musculoesqueléticas, que são as causas mais comuns de incapacidade crônica nos países industrializados. As dores de origem musculoesquelética, principalmente as crônicas, têm sido tratadas por meio de massagem, terapia manual (manipulação e mobilização articular), eletroterapia (ultrassom, diatermia por ondas curtas, laserterapia de baixa frequência) e exercícios terapêuticos[14].

Embora haja fortes evidências que simples intervenções promovem o alívio da dor e a prevenção contra o desenvolvimento da dor crônica[15,16,17], até o presente momento esses recursos têm sido pouco estudados em pacientes críticos.

A massagem terapêutica (MT) consiste na aplicação de recursos que promovem, por meio de forças mecânicas externas, a mobilização de várias estruturas,

Dor, sedação, analgesia: aspectos relevantes à atuação da Fisioterapia

resultando em redução do estresse e do edema e promovendo relaxamento e analgesia[18]. Em nossa experiência, temos empregado a MT principalmente quando o paciente apresenta dor muscular localizada, o que, em geral, ocorre nas regiões de cintura escapular e pescoço (associado ao seu posicionamento na mesa cirúrgica) e região lombar (devido ao tempo prolongado no leito). Adaptações podem ser necessárias, principalmente referentes à posição corporal; a ação da massagem é otimizada quando é seguida de aplicação de termoterapia, como uma simples bolsa de água quente ou compressas úmidas.

No manejo fisioterapêutico de pacientes críticos, a MT, com o intuito de melhorar a ansiedade e promover qualidade no sono, foi recomendada pela *European Respiratory Society and European Society of Intensive Care Medicine*, como nível de evidência C [19].

Em nosso serviço, Nerbass e cols., em estudo prospectivo, randomizado e controlado, utilizaram a MT em 20 pacientes submetidos à revascularização do miocárdio. Embora o objetivo fosse testar a hipótese de que a massagem terapêutica pudesse melhorar a qualidade do sono nesses pacientes, os autores também quantificaram a referência de dor pela escala analógica visual. Seus resultados mostraram que os pacientes que receberam a MT tiveram pontuações menores do que o grupo controle, para dores nas costas, tórax e ombros, porém sem atingir significância estatística. O tempo (do 1º ao 3º dia de intervenção) foi o fator principal para o alívio da dor[20].

A terapia manual é mais efetiva do que o tratamento placebo no alívio da dor lombar, mas não está estabelecida sua superioridade em relação aos outros tratamentos[21]. A sua aplicação junto aos pacientes críticos torna-se mais restrita pela presença de edema, tubos e cateteres, dificultando a precisão da mobilização articular e a necessidade de um profissional com habilidades específicas.

Exercícios terapêuticos são os que apresentam os resultados mais positivos[16,21,22]. Eles podem aliviar a dor e produzir reduções importantes na incapacidade associada às disfunções musculoesqueléticas. No paciente crítico, os exercícios fazem parte de um plano terapêutico global, diário, para contrapor-se aos efeitos deletérios causados pelo imobilismo, o que compromete sua recuperação. No entanto, a programação dos exercícios junto aos pacientes críticos deve ser realizada de forma a aumentar a amplitude de movimento de maneira gradual, pois incisão cirúrgica e vias de administração e monitorização são fatores limitantes.

A estimulação elétrica nervosa transcutânea (TENS) é uma das formas de eletroanalgesia mais utilizadas. Ela consiste em uma unidade de um ou mais geradores de sinais elétricos, uma bateria e um conjunto de eletrodos. Os geradores fornecem trens de estímulos com amplitude, largura de pulso (duração) e taxa de pulso (frequência) variáveis. O mecanismo da analgesia baseia-se na teoria de controle portal proposta por Melzack e Wall, em 1965[23]. Normalmente o portal está fechado, o que inibe a transmissão nociceptiva pelas fibras C da periferia para as células T. Quando ocorre um estímulo doloroso periférico, a informação transmitida pelas fibras C atinge as células T, que abrem o portal permitindo a transmissão da dor central para a região do tálamo e córtex, interpretado como dor. Segundo esta teoria, o portal é fechado novamente pela inibição da nocicepção das fibras C.

No TENS, o estímulo elétrico reduz a dor por meio da inibição nociceptiva ao nível pré-sináptico no corno dorsal, limitando, assim, a sua transmissão central. O TENS tem sido aplicado em uma série de condições clínicas, como dores de origem neurogênica, musculoesquelética, visceral, com resultados ainda controversos.

A dor pós-traumática que observamos na presença de incisões cirúrgicas, principalmente as toracotomias, tem sido objeto de aplicação do TENS. Um dos primeiros estudos[24], aplicou TENS nessas condições e verificou que 22,7% dos pacientes que receberam tratamento por TENS não precisaram de narcóticos nas primeiras 24 horas pós-operatórias, enquanto que todos os pacientes do grupo placebo necessitaram da droga. O TENS também foi responsável pelo aumento dos volumes pulmonares e oxigenação em pacientes com dor pós-toracotomia avaliados pela EVA. Eles também receberam menores doses de opioides durante um período de cinco dias e não houve, durante o estudo, nenhum efeito colateral ou intolerância ao tratamento[25]. Uma importante contribuição é dada pelo estudo de Benedetti et al., em 324 pacientes submetidos a diferentes tipos de incisões[25]. No grupo de pacientes de toracotomia posterolateral, a aplicação do TENS não foi efetiva, porém foi útil quando associada à medicação nos grupos de pacientes com costotomia, toracotomia músculo separado e esternotomia. Por outro lado, o TENS foi muito efetivo em pacientes que realizaram toracoscopia videoassistida. Esse estudo permeia as conclusões presentes de que o TENS é útil após procedimentos torácicos somente quando a dor é de leve a moderada[25].

Recentemente, em revisão sistemática foram encontrados 74 estudos sobre o tema, sendo nove retrospectivos, randomizados, controlados; três duplo-cego. A maioria (7/9) postula o TENS como uma terapia adjuvante aos analgésicos narcóticos por melhorar os resultados pós-cirurgia torácica[26]. Portanto, a evidência atual mostra que o TENS, associado à terapia medicamentosa pós-operatória, é efetivo no alívio da dor e sua aplicação é segura. É um recurso que amplia a escolha de cuidados disponíveis para melhora dos resultados no pós-toracotomia.

A eletroacupuntura na dor pós-toracotomia é incerta e pouco estudada. O estudo de Wong nos mostra que a eletroacupuntura realizada em pacientes submetidos à toracotomia devido à carcinoma de não pequenas células foi responsável pelos menores valores de referência na escala analógica visual de dor. Esta terapêutica também reduziu as doses de morfina neste grupo quando comparado ao controle[27].

Dor, sedação, analgesia: aspectos relevantes à atuação da Fisioterapia

3. SEDAÇÃO

Segundo a Associação de Medicina Intensiva Brasileira (AMIB), a sedação é conceituada como amplo expectro de condições, desde o estado vigil, orientado e tranquilo até a hipnose, depressão do comando neural da ventilação e redução do metabolismo[28].

O uso de sedativos nos pacientes críticos tem como finalidade diminuir a ansiedade, induzir a hipnose e amnésia, diminuir o consumo de oxigênio, melhorar o sincronismo com a ventilação mecânica e, entre outros, controlar a dor[29,30].

O principal agente sedativo amplamente utilizado em terapia intensiva é o midazolan (capaz de diminuir a resistência vascular periférica), da família dos benzodiazepínicos, assim como o diazepan e lorazepan, que geram depressão miocárdica e redução do débito cardíaco[31].

Em terapia intensiva, sabe-se que a utilização da sedação prolongada leva a quadros de depressão cardiovascular e hipotensão, pneumonia associada à ventilação mecânica, despertar demorado ou agitado, desencadeando alterações neurológicas e *delirium,* disfunção cognitiva, polineuropatia do paciente grave e imunossupressão[32], a sedação intermitente pode diminuir o tempo de ventilação mecânica e de internação hospitalar[33]. Entretanto, vale pensar que um dos fatores que levam à assincronia ventilatória é a presença de dor, causando agitação psicomotora. Os benzodiazepínicos são amplamente utilizados.

Atualmente, tem-se em mãos fármacos sedativos como a dexamedetomina, que por não ter atuação no centro respiratório, gera a chamada sedação consciente[34] sem comprometimento ventilatório, porém seu alto custo pode limitar sua utilização.

Avaliação da sedação

O uso de escalas de sedação se tornou cada vez mais prioritário após estudos que mostraram o impacto da sedação profunda na morbidade e mortalidade dos pacientes, desencadeando propostas de sedação que priorizassem o conforto do paciente sem impedi-los de interagir com o ambiente, familiares e profissionais da unidade[32].

A escala de Ramsay é amplamente utilizada nas UTIs, especialmente em pacientes que recebem analgesia com opioides, associado ao risco de depressão respiratória. Nos graus 1 e 2, o paciente se mantém desperto e apresenta baixo risco de depressão respiratória no grau 3 apresenta risco moderado de depressão respiratória; nos graus 4, 5 e 6, a resposta do paciente depende de estímulo, sendo 4 e 5 com alto risco de depressão respiratória, recomendando-se a não utilização de opioides, e em 6 o paciente apresenta depressão respiratória.

Em 2002, um estudo realizado em Richmond, Virginia, USA, validou uma nova escala de sedação para pacientes adultos em UTI, hoje conhecida como RASS – *Richmond Agitation-Sedation Scale*[35] (Figura 17.1).

Tabela 17.1 Escala de Richmond de agitação e sedação (RASS). Sessler.Am J Respir Crit Care Med.2002;166:1338-44.

Grau de Sedação	Risco para depressão respiratória
+4 combativo	Claramente combativo ou violento. Perigo iminente para equipe
+3 muito agitado	Puxa ou tira sondas e cateteres, ou tem comportamento agressivo com equipe
+2 agitado	Movimento frequentes sem finalidade, ou não sincroniza com o ventilador
+1 intranquilo	Ansioso e apreensivo, mas sem movimentos rigorosos, nem agressivos
0 alerta e calmo	
-1 sonolento	Não total alerta, mas com uma ordem, mantém-se acordado (> 10 seg) com contato visual
-2 levemente sedado	Com uma ordem, acorda brevemente (<10 seg) mantendo contato visual
-3 moderadamente sedado	Com uma ordem, realiza qualquer movimento, mas não mantém contato visual
-4 profundamente sedado	Com uma ordem, não responde, mas não se mexe com estimulação física
-5 não despertável	Não responde a ordens nem a estímulos físicos

Entre os efeitos deletérios da sedação prolongada, as alterações de consciência vêm sendo amplamente estudadas, em particular, o *delirium*, descrito como uma síndrome de disfunção cerebral aguda ou estado confusional decorrente de um distúrbio de consciência. A avaliação diária dos pacientes quanto aos sedativos utilizados (dose e quantidade), a aplicação da Escala de agitação e sedação de Richmond e avaliação da confusão mental contribuem para reduzir os índices de *delirium*. O método CAM –ICU, *Confusion Assessment Method in the Intensive Care Units* (Figura 17.3), avalia os pacientes em relação a quatro características; o diagnóstico de *delirium* requer três dessas características[36].

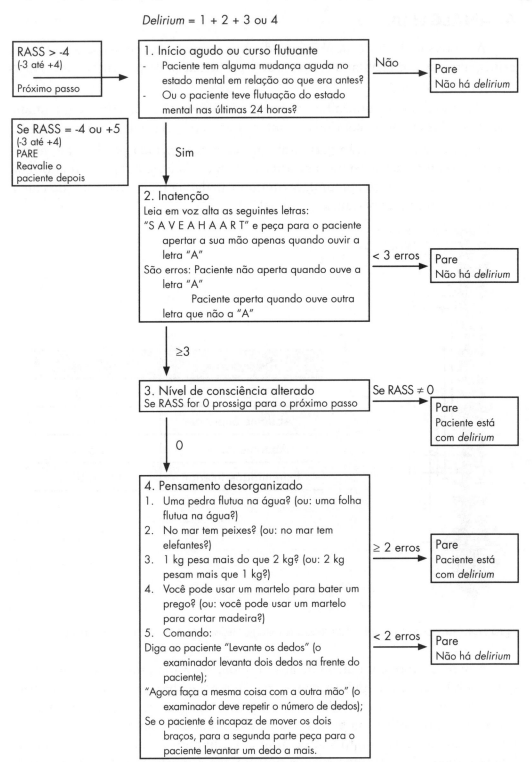

Figura 17.3 Método de avaliação da confusão mental em UTI (Confusion Assessment Method in the ICU_CAM-ICU).

4. ANALGESIA

A supressão da dor é amplamente discutida e realizada em pacientes críticos, principalmente por facilitar a cooperação e participação do pacientes nas terapias multiprofissionais.

Os opioides mais utilizados em terapia intensiva são a morfina e o fentanil, administrados de forma contínua ou intermitente, por via central ou peridural[37].

A via de administração peridural apresenta ação rápida por ligação do fármaco a receptores da substância gelatinosa da medula espinhal pelo líquido cefalorraquidiano no espaço epidural, permitindo analgesia regional de acordo com a localização do cateter peridural (Figura 17.4).

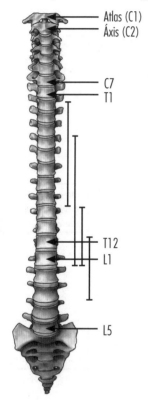

Tipo de cirurgia	Localização
Tórax	T2 a T8
Abdome Superior	T4 a L1
Abdome Inferior	T10 a L1
Extremidade Inferior	T12 a L3

Figura 17.4 Localização de punção de cateter peridural para analgesia regional de acordo com a abordagem cirúrgica.

A morfina apresenta início de ação rápida, em 5 minutos, apresentando pequena solubilidade em lipídeos, com excreção renal e liberação de histamina. Seus derivados sintéticos são: petidina, fentanil, dextropropoxifeno, pentazocina, meperidina, buprenorfina, nalbufina, tramadol, alfentanila, sufentanila, remifentanila. O Fentanil apresenta início de ação em 2 minutos, grande solubilidade em lipídeos, sendo 50 a 100 vezes mais potente que a morfina. Apresenta excreção hepática e não estimula a produção de histamina[31].

Dor, sedação, analgesia: aspectos relevantes à atuação da Fisioterapia

5. FISIOTERAPIA E INTERAÇÕES MEDICAMENTOSAS

No pós-operatório imediato, com a eliminação de agentes anestésicos seguido do despertar, a contratilidade da musculatura respiratória retoma sua função na presença de comando neural. Muitas vezes, nessa fase, a presença de hiperalgesia pode comprometer a ventilação pulmonar, seguida de agitação psicomotora, taquicardia, taquipneia, aumento do consumo de oxigênio associado ou não a hipoxemia, aumento do pico de pressão inspiratória e assincronia ventilatória, retardando o processo de desmame. Nesse momento é importante a adequada analgesia para que o paciente retome o mais rápido à sincronização respiratória e autonomia ventilatória. O paciente, quando sob efeito anestésico, recebe assistência fisioterapêutica pela aplicação de manobras para remoção de secreção brônquica e para expansão pulmonar.

Em pacientes que necessitam de ventilação mecânica por tempo prolongado, recomenda-se a realização de exercícios ativos em indivíduos capazes de executá-lo, a fim de diminuir a sensação de dispneia, aumentar a tolerância ao exercício, reduzir a rigidez e as dores musculares e preservar a amplitude articular[38]. Muitas vezes, no entanto, o simples contato manual do terapeuta em regiões de drenos e da incisão cirúrgica é suficiente para que desencadeie resposta álgica, impossibilitando a continuidade da terapia por recusa ou agitação do paciente. O uso de analgésicos nessa fase se torna bastante comum, sendo administrado em uso continuo ou em *bolus*, associado ou não a sedativos. O fármaco comumente utilizado em unidades de terapia intensiva é o citrato de fentanila, entretanto, sua administração pode desencadear efeitos colaterais como rigidez muscular, principalmente de músculos torácicos, broncoconstrição e movimentos mioclônicos, geralmente durante a administração em *bolus*. O fisioterapeuta deve estar atento às alterações ventilatórias, pois, durante a rigidez muscular, poderá apresentar picos de pressão inspiratória elevados e redução do VC, o que pode desencadear rapidamente diminuição na SpO_2. Nessas situações, o uso da ventilação por meio do ressuscitador manual auxilia na sincronização da ventilação e no retorno dos parâmetros aos valores prévios. À equipe médica é notificada sua atuação, pois, em alguns casos, a rigidez só é reversível com o uso de bloqueador neuromuscular compatível com o estado cardiovascular do paciente. Frequentemente também se observa hipotensão e bradicardia, necessitando de atenção à monitorização hemodinâmica durante o atendimento. Em pacientes submetidos à sedestação e ortostatismo, a hipotensão postural ortostática pode intensificar, aumentando o risco de instabilidade hemodinâmica, desmaios e queda da própria altura.

Nos pacientes em ventilação espontânea, a analgesia torna-se um aliado muitas vezes imprescindível para o sucesso da terapia. A realização de exercícios respiratórios aumenta a coordenação dos músculos respiratórios e mobiliza a caixa torácica. Na presença de dor, a limitação do esforço inspiratório torna a tosse ineficaz, que, associada à diminuição da função ciliar presente no pós-operatório, favorece o acúmulo de secreções pulmonares.

O fentanil e a morfina são as drogas comumente utilizadas por via venosa ou peridural. Entretanto, o fisioterapeuta deve estar mais uma vez atento aos efeitos colaterais da medicação. O disparo da PCA ou administração em *bolus* pode provocar náuseas e vômitos, principalmente durante o estímulo da tosse. A tosse pode provocar o reflexo de vômito, possibilitando o risco de broncoaspiração. O posicionamento do paciente em decúbito elevado ou lateral é sempre empregado durante a terapia.

Agentes anestésicos como a morfina e o cloridrato de tramadol geram distensão abdominal e constipação pela diminuição da motilidade intestinal. A distensão abdominal também agrava a contração do diafragma por elevar a cúpula, diminuindo a pressão transdiafragmática.

Vários estudos comprovam a eficiência da VNI na terapêutica do desmame e manutenção da ventilação espontânea, promovendo o decréscimo do trabalho respiratório, diminuição de índice de dispneia e aumento do volume residual, prevenindo, portanto, a presença de atelectasias, favorecendo o recrutamento alveolar e incremento da PaO_2[39]. Entretanto, sabe-se também do risco de aerofagia e distensão abdominal[40].

Durante o uso da pressão positiva não invasiva, o diafragma é deslocado no sentido caudal durante a inspiração, gerando maior volume pulmonar. Entretanto, soma-se o risco de distensão abdominal pelo uso medicamentoso e aerofagia da VNI, causando maior desconforto ao paciente. Por isso, é importante avaliar o grau de distensão abdominal prévia e o benefício real do uso da pressão positiva nessa condição. Em alguns casos é valido discutir com a equipe médica sobre o uso de sonda nasogástrica aberta a fim de minimizar a aerofagia.

O trabalho conjunto entre a Fisioterapia e a equipe responsável pela terapêutica medicamentosa para alívio da dor é de grande importância para a programação de técnicas respiratórias e de mobilização afim de reduzir as complicações pulmonares pós-operatórias.

Respeitar os limites da dor e buscar seu alívio tornam a assistência global ao paciente crítico mais humanizada e de excelência. A Fisioterapia integra essas ações.

REFERÊNCIAS BIBLIOGRÁFICAS

1. Le Bars D, Willer IC. Physiologia de La douleur. EMC-Anesthésie Réanimation. 2004; (1):227-66.

2. IASP – Classification of chronic pain. Pain. 1986; Suppl 3:S1-S226.

3. Souza JB. Poderia a atividade física induzir analgesia em pacientes com dor crônica? Rev Bras Med Esporte. 2009;15(2):145-50.

Dor, sedação, analgesia: aspectos relevantes à atuação da Fisioterapia

4. Aissaoui Y, Zeggwagh AA, Zekraoui A, Abidi K, AbouqalR. Validation of a Behavioral Pain Scale in Critically ill, sedated, and mechanically ventilated patients. Anesth Analg. 2005;101:1470-6.

5. Kabes AM, Graves JK, Norris J. Further validation of the nonverbal pain scale in intensive care patients. Crit Care Nurse. 2009;29:59-66.

6. Gelinas C, Fillion L, Puntillo KA, Viens C, Fortier M. Validation of the critical--care pain observation tool in adult patients. Am J Crit Care. 2006;15: 420-27.

7. Jaber S, Delay JM, Chanques G, Sebbane M, Jacquet E, Souche B, Perrigault PF, Eledjam JJ.Outcomes of patients with acute respiratory failure after abdominal surgery treated with noninvasive positive pressure ventilation. Chest. 2005;128:2688-95.

8. Arcêncio L, Souza MD, Bortolin BS, Fernandes ACM, Rodrigues AJ, Evora PRB. Cuidados pré e pós-operatórios em cirurgia cardiotorácica: uma abordagem fisioterapêutica. Rev Bras Cir Cardiovasc 2008:23(3):400-410.

9. Pasquina P, Tramer MR, Granier JM, Walder B. Respiratory physiotherapy to prevent pulmonary complications after abdominal surgery.: A systematic review. Chest 2006; 130:1887-99.

10. Verteegh MIM, Braun J, Voigt PG, Bosman DB, Stolk J, Rabe KF, Dion RAE. Diaphragm plication in adult patients with diaphragm paralysis leads to longterm improvement of pulmonary fuction and level of dyspnea. Eur J Cardiothorac Surg. 2007;32:449-56.

11. Ford GT, Whitelaw WA, Rosenal TW, et al. Diaphragm fuction after upper abdominal surgery in humans. AM Rev Respir Dis. 1983;127:431-36.

12. Fernandes CR, Neto PPR. O sistema respiratório e o idoso: Implicações anestésicas. Rev Bras Anestesiol.2002; 52(4):461-70.

13. Fratacci MD, Kimball WR, Wain JC et al – Diaphagmatic shortening after thoracic surgery in humans:effects of mechanical ventilation and thoracic epirural anesthesia. Anesthesiology. 1993; 79:654-65.

14. Herbet RD, Maher CG, Moseley AM, Sherrington C. Clinical Review – Effective physiotherapy. BMJ 2001; volume 323.

15. Feine JS, Lund JP. An assessment of the efficacy of physical therapy and physical modalities for the control of chronic musculoskeletal pain. Pain, 1997:715-23.

16. Van Baar ME, Assendelft WJ, Dekker J, Oostendorp RA, Bijlsma JW. Effetiveness of exercise therapy in patients with osteoarthritis of the hip or knee: a systematic review of randomized clinical trials. Arth Rheum 199; 42:1361-9.

17. Furlan AD, Brosseau L, Wcich V, Wong J. Massage for low back pain. Cochrane Database Syst Rev 2001 (3):CD001254.

18. Domenico G, Wood EC. Técnicas de Massagem de Beard. São Paulo: Manole, 1998.

19. European Respiratory Society and European Society of Intensive Care Medicine.

20. Nerbass FB, Souza SA, Mosay JA,Ykeda AS, Lorenzi-Filho G, Feltrim MZF. Efeitos da massagem terapêutica na qualidade do sono de pacientes no pós-operatório de cirurgia de revascularização do miocárdio. Rev Bras Fisioter 2010; 14 (supl 1):187.

21. Van Tulder MW, koes BW, Bouter LM. Conservative treatment of acute and chronic nonspecific low back pain: A systematic review of randomized controlled trials of the most common interventions. Spine 1997; 18:2128-56.

22. Van den Ende CHM, Vlieland TPM, Munneke M, Hazes JMW. Dynamic exercise therapy for rheumatoid arthritis. Cochrane Database Syst Rev 2001;(3):CD000322.

23. Melzack R, Wall PD. Pain mechanisms: a New theory. Science. 1965 Nov 19; 150(699):971-9.

24. Rooney SM, Jain S, Goldiner PL. Effect of transcutaneous nerve stimulation on postoperative pain after thoracotomy. Anesth Analg. 1983;62(11): 1010-12.

25. Benedetti F, Amanzio M, Casadio C, Cavallo A, Cianci R, Giobbe R, Mancuso M, Ruffini E, Maggi G. Control of postoperative pain by trancutaneous electrical nerve stimulation after thoracic operations. Ann Thorac Surg, 1997;63:773-776.

26. Freynet A, Falcoz PE. Is transcutaneous electrical nerve stimulation effective in relieving postoperative pain after thoracotomy? Interact Cardio Vasc Thorac Surg. 2010;10:283-288.

27. Wang B, Tang J, White PF. Effect of intensivity of transcutaneous acupoint electrical stimulation of the postoperative analgesic requirement. Anesth Analg, 1985: 406-13.

28. Associação de Medicina Intensiva Brasileira AMIB. Recomendações da Associação de Medicina Intensiva Brasileira sobre Analgesia, sedação e bloqueio neuromuscular em terapia intensiva. http://www.huwc.ufc.br/arquivos/biblioteca_cientifica/1179857336_98_0.pdf

29. Benseñor FEM, Cicarelli DD. Sedação e analgesia em terapia intensiva. Rev Bras Anestesiol. 2003;53(5):680-93.

30. Pandharipande PP, Pun BT, Herr DL, Maze M, Girard TD, Miller RR, et AL. Effect of sedation with dexmedetomidine VS lorazepam on acute brain dysfunction in mechanically ventilated patients: the MENDS randomized controlled Trial. JAMA.2007;298(22):2644-53.

31. Jornal Brasileiro de Medicina. DEF 2009/10– Dicionário de Especialidades Farmacêuticas. Editora de Publicações Científicas, 2009.

32. Neto AC. Sedação do paciente grave: uma mudança de paradigma. Segmento Farma Editores Ltda. Cód. Publicação 9472.06.09, 2009.

33. Kress JP, Pohlman AS, O'Connor MF, Hall JB. Daily interruption of sedative

infusions in critically ill patients undergoing mechanical ventilation. N Engl J Med. 2000;342:1471-7.

34. Riker RR, Shehabi Y, Bokesch PM, Ceraso D, Wisemandle W, Koura F, et al; SEDCOM (Safety and efficacy of dexmedetomidine compared with midazolam) study group. Dexmedetomidine VS midazolan for sedation of critically ill patients: a randomized trial. JAMA. 2009;301(5):489-99.

35. Sessler CN, Gosnell MS, Grap MJ, Brophy GM, O'Neal PV, Keane KA, Tesoro EP, Elswick RK. The Richmond Agitation-Sedation Scale. AM J Respir Crit Care Med.2002;166:1338-44.

36. Girard TD, Pandharipande PP, Ely EW. Delirium in the intensive care unit. Crit Care.2008;12 (supl.3):S3.

37. Barash PG, Cullen BF, Stoelting RK. Opioides. Anestesia Clinica. 4ª edição. Barueri – SP: Ed. Manole, 2004;14:345-76.

38. Feltrim MIZ, Jatene FB, Bernardo WM. Medicina baseada em evidências: em pacientes de alto risco, submetidos a revascularização do miocárdio, a fisioterapia respiratória pré-operatória previne as complicações pulmonares? Rev Assoc Med Bras. 2007;53(1):8-9.

39. Müller AP, Olandoski M, Macedo R, Costantini C, Guarita-Souza LC. Estudo comparativo entre a pressão positiva intermitente (reanimador de Müller) e contínua no pós-operatório de cirurgia de revascularização do miocárdio. Arq Bras Cardiol. 2006;86(3):232-9.

40. Consenso Brasileiro de Ventilação Mecânica (III). J Bras Pneumol. 2007;33(2):S137-41.

Sobre os autores

ORGANIZADORAS

Maria Ignêz Zanetti Feltrim

Fisioterapeuta Diretora do Serviço de Fisioterapia do Instituto do Coração do Hospital das Clínicas da Faculdade de Medicina da Universidade de São Paulo (InCor - HCFMUSP)

Doutora em Ciências da Saúde pela Universidade Federal de São Paulo (UNIFESP - EPM)

Administração Hospitalar e de Sistemas de Saúde pela Fundação Getulio Vargas (FGV)

Emilia Nozawa

Fisioterapeuta Chefe do Serviço de Fisioterapia do InCor – HCFMUSP

Doutora em Ciências da Saúde pela Faculdade de Medicina da Universidade de São Paulo

Administração Hospitalar e de Sistemas de Saúde pela FGV

Ana Maria Pereira Rodrigues da Silva

Fisioterapeuta Chefe do Serviço de Fisioterapia do InCor – HCFMUSP

Especialista em Fisioterapia Neurológica pela Faculdade de Medicina da Universidade de São Paulo

Especialista em Fisioterapia Cardiorrespiratória pela ASSOBRAFIR

REVISOR TÉCNICO

Rafael de Moraes Ianotti

Fisioterapeuta do Serviço de Fisioterapia do InCor – HCFMUSP – UTI Cirúrgica

Aprimoramento/Especialização em Fisioterapia Cardiorrespiratória pelo InCor – HCFMUSP

Graduado em Fisioterapia pela Pontifícia Universidade Católica de Campinas (PUC)

COLABORADORES

Alcino Costa Leme

Fisioterapeuta do Serviço de Fisioterapia do InCor – HCFMUSP – UTI Cirúrgica

Doutorando em Ciências da Saúde pela Faculdade de Medicina da Universidade de São Paulo

Aprimoramento/Especialização em Fisioterapia Cardiorrespiratória pelo InCor – HCFMUSP

Andressa Campos

Fisioterapeuta do Serviço de Fisioterapia do InCor – HCFMUSP – UTI Cirúrgica

Aprimoramento/Especialização em Fisioterapia Cardiorrespiratória pelo InCor – HCFMUSP

Angela Sachiko Inoue

Fisioterapeuta do Serviço de Fisioterapia do InCor – HCFMUSP – UTI Cirúrgica

Doutora em Ciências da Saúde pela Faculdade de Medicina da Universidade de São Paulo

Aprimoramento em Fisioterapia Cardiorrespiratória pelo HCFMUSP – Ribeirão Preto

Sobre os autores

Arthur Eduardo Oliveira da Silva

Fisioterapeuta do Serviço de Fisioterapia do InCor – HCFMUSP – Unidade de Internação Geral

Aprimoramento/Especialização em Fisioterapia Cardiorrespiratória pelo InCor – HCFMUSP

Graduado em Fisioterapia pela Universidade Nove de Julho.

Camila Cristina Mantovani Buzetto

Fisioterapeuta do Serviço de Fisioterapia do InCor – HCFMUSP – UTI Cirúrgica

Especialista em Fisioterapia Cardiorrespiratória pelo InCor – HCFMUSP

Carlos Eduardo Yamamoto

Fisioterapeuta do Serviço de Fisioterapia do InCor – HCFMUSP – Unidade de Internação Geral (2006-2014)

Aprimoramento/Especialização em Fisioterapia Cardiorrespiratória pelo InCor – HCFMUSP

Carolina Dobner Pereira

Fisioterapeuta do Serviço de Fisioterapia do InCor – HCFMUSP – UTI Cirúrgica (2000-2010)

Aprimoramento/Especialização em Fisioterapia Cardiorrespiratória pelo InCor – HCFMUSP

Cristiane Domingues Gonçalves

Fisioterapeuta Serviço de Fisioterapia do InCor – HCFMUSP – UTI Cirúrgica

Aprimoramento/Especialização em Fisioterapia Cardiorrespiratória pelo InCor – HCFMUSP

Especialista em Fisioterapia Respiratória pela Santa Casa de Misericórdia de São Paulo

Daniela Cristina Lago Miranda

Fisioterapeuta do Serviço de Fisioterapia do InCor – HCFMUSP – UTI Clínica

Aprimoramento/Especialização em Fisioterapia Cardiorrespiratória pelo InCor – HCFMUSP

Denise Peres Leite

Fisioterapeuta responsável pela UTI Cirúrgica do InCor – HCFMUSP

Especialista em Fisioterapia Cardiorrespiratória pelo InCor – HCFMUSP

Fabio Isaias Rodrigues

Fisioterapeuta do Serviço de Fisioterapia do InCor – HCFMUSP – Programa de Transplante Pulmonar

Aprimoramento/Especialização em Fisioterapia Cardiorrespiratória pelo InCor – HCFMUSP

Graduado em Fisioterapia pela Faculdades Integradas de Guarulhos

Fátima Cristina Siqueira

Fisioterapeuta do Serviço de Fisioterapia do InCor – HCFMUSP – Unidade de Internação Geral

Especialização em Fisioterapia Cardiorrespiratória pelo InCor – HCFMUSP

Graduação em Fisioterapia pela Universidade São Francisco – Bragança Paulista

Flávia Baggio Nerbass

Fisioterapeuta do Serviço de Fisioterapia do InCor – HCFMUSP – UTI Cirúrgica (2005-2013)

Doutora em Ciências da Saúde pela Faculdade de Medicina da Universidade de São Paulo

Aprimoramento/Especialização em Fisioterapia Cardiorrespiratória pelo InCor – HCFMUSP

Genai Carvalho Latorre

Fisioterapeuta do Serviço de Fisioterapia do InCor – HCFMUSP – UTI Cirúrgica

Especialização em Fisioterapia Cardiorrespiratória pelo InCor – HCFMUSP

Jaqueline Matos Cabral

Fisioterapeuta do Serviço de Fisioterapia do InCor – HCFMUSP – UTI Clínica (1998-2010)

Aprimoramento em Fisioterapia Respiratória pela Santa Casa de Misericórdia de São Paulo

Especialização em Fisioterapia Cardiorrespiratória pelo InCor – HCFMUSP

Sobre os autores

Karen Lucy Rodrigues

Fisioterapeuta do Serviço de Fisioterapia do InCor – HCFMUSP – UTI Cirúrgica (2008 – 2015)

Aprimoramento/Especialização em Fisioterapia Cardiorrespiratória pelo InCor – HCFMUSP

Karin Lika Degaki

Fisioterapeuta do Serviço de Fisioterapia do InCor – HCFMUSP – UTI Cirúrgica

Aprimoramento em Fisioterapia Cardiovascular pelo Instituto Dante Pazzanese de Cardiologia

Graduada em Fisioterapeuta pela Universidade Federal de São Carlos

Márcia Souza Volpe

Fisioterapeuta do Serviço de Fisioterapia do InCor – HCFMUSP – UTI Cirúrgica (2000-2009)

Doutora em Ciências da Saúde pela Faculdade de Medicina da Universidade de São Paulo com doutorado "sanduíche" pela CAPES na Universidade de Minnesota/EUA

Aprimoramento/Especialização em Fisioterapia Cardiorrespiratória pelo InCor – HCFMUSP

Marcus Vinícius Herbst Rodrigues

Fisioterapeuta do Serviço de Fisioterapia do InCor – HCFMUSP – UTI Cirúrgica (1997-2011)

Doutor em Ciências da Saúde pela Faculdade de Medicina da Universidade de São Paulo

Aprimoramento/Especialização em Fisioterapia Cardiorrespiratória pelo InCor – HCFMUSP

Marilia Travassos Bernardi

Fisioterapeuta do Serviço de Fisioterapia do InCor – HCFMUSP – UTI Cirúrgica

Aprimoramento/Especialização em Fisioterapia Cardiorrespiratória pelo InCor – HCFMUSP

Natália de Azevedo Faccio Simionato

Fisioterapeuta do Serviço de Fisioterapia do InCor – HCFMUSP – UTI Neonatal

Especialização em Fisioterapia Cardiorrespiratória pelo InCor – HCFMUSP

Paula Nubiato Bardi

Fisioterapeuta do Serviço de Fisioterapia do InCor – HCFMUSP – Unidade de Internação Geral

Aprimoramento/Especialização em Fisioterapia Cardiorrespiratória pelo InCor – HCFMUSP

Graduada em Fisioterapia pela Pontifícia Universidade Católica de Campinas (PUC)

Regiane Ferrari Castro

Fisioterapeuta do Serviço de Fisioterapia do InCor – HCFMUSP – Unidade de Internação Geral (2009-2012)

Especialização em Fisioterapia Cardiorrespiratória pelo InCor – HCFMUSP

Pós-graduada em Gestão de Negócios – SENAC

Renato André Yu

Fisioterapeuta do Serviço de Fisioterapia do InCor – HCFMUSP – UTI Cirúrgica

Especialização em Fisioterapia Cardiorrespiratória pelo InCor – HCFMUSP

Fisioterapeuta das Unidades de Emergência Adulto do Hospital do Coração (HCor)

Roberta Thatiane de Lima Boucault

Fisioterapeuta do Serviço de Fisioterapia do InCor – HCFMUSP – UTI Cirúrgica (2010-2014)

Especialização em Fisioterapia Cardiorrespiratória pelo InCor – HCFMUSP

Especialista de produtos na Fisher & Paykel – linha de Respiratory Acute Care

Roberta Veronezi Francisco

Fisioterapeuta do Serviço de Fisioterapia do InCor – HCFMUSP – UTI Clínica e UTI Neonatal

Especialização em Fisioterapia Cardiorrespiratória pelo InCor – HCFMUSP

Sobre os autores

Rodrigo de Almeida Lara

Fisioterapeuta do Serviço de Fisioterapia do InCor – HCFMUSP – UTI Clínica (2003-2009)

Aprimoramento/Especialização em Fisioterapia Cardiorrespiratória pelo InCor – HCFMUSP Graduado em Fisioterapia pela Universidade Estadual Paulista – Presidente Prudente (UNESP)

Rogério de Moraes Serafim

Fisioterapeuta do Serviço de Fisioterapia do InCor – HCFMUSP – UTI Clínica

Aprimoramento/Especialização em Fisioterapia Cardiorrespiratória pelo InCor – HCFMUSP Graduado em Fisioterapia pela Universidade Estadual de Londrina (UEL)

Silvia Gaspar

Fisioterapeuta responsável pela Unidade de Internação Geral do Serviço de Fisioterapia InCor – HCFMUSP

Especialista em Fisioterapia Respiratória e Terapia Intensiva pela ASSOBRAFIR

Graduada em Fisioterapia pela Faculdade de Fisioterapia da Universidade de São Paulo

Tatiana Fleury Boromello de Medeiros

Fisioterapeuta do Serviço de Fisioterapia do InCor – HCFMUSP – UTI Cirúrgica (2005-2010)

Especialização em Fisioterapia Cardiorrespiratória pelo InCor – HCFMUSP

Graduada em Fisioterapia pela Universidade Bandeirante de São Paulo

Tatiana Satie Kawauchi

Fisioterapeuta do Serviço de Fisioterapia do InCor – HCFMUSP – Unidade de Internação Geral (2005-2013)

Doutoranda em Ciências da Reabilitação pela Universidade de São Paulo

Especialista em Fisioterapia Cardiovascular pelo Instituto Dante Pazzanese de Cardiologia

Thiago Martins Lara

Fisioterapeuta do Serviço de Fisioterapia do InCor – HCFMUSP – UTI Cirúrgica (2004-2012)

Doutor em Ciências da Saúde pela Faculdade de Medicina da Universidade de São Paulo

Aprimoramento/Especialização em Fisioterapia Cardiorrespiratória pelo InCor – HCFMUSP

Vera Regina de Moraes Coimbra

Fisioterapeuta responsável da UTI Cirúrgica do Serviço de Fisioterapia do InCor – HCFMUSP

Aprimoramento/Especialização em Fisioterapia Cardiorrespiratória pelo InCor – HCFMUSP

Veruska Del Vecchio Domeneghetti

Fisioterapeuta do Serviço de Fisioterapia do InCor – HCFMUSP – UTI Cirúrgica (2005-2011)

Especialização em Fisioterapia Cardiorrespiratória pelo InCor – HCFMUSP

Formação em Pilates